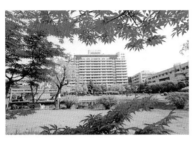
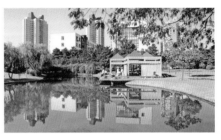

上海市第六人民医院
上海交通大学附属第六人民医院

就医指南

（2013版）

贾伟平 方秉华 主编

上海交通大学出版社

内 容 提 要

本书详细介绍上海市第六人民医院、上海交通大学附属第六人民医院33个临床科室和9个医技科室的专业特色，并介绍300余位具有高级技术职称的专家简况。本书能为广大市民有的放矢地选择专科和专家就诊提供帮助。

图书在版编目（CIP）数据

上海市第六人民医院就医指南：2013版／贾伟平，方秉华主编. — 5版. — 上海：上海交通大学出版社，2013

ISBN 978-7-313-03544-8

Ⅰ．①上… Ⅱ．①贾… ②方… Ⅲ．①医院—上海市—指南 Ⅳ．①R199.2-62

中国版本图书馆 CIP 数据核字（2013）第 227017 号

上海市第六人民医院就医指南
（2013版）第 5 版

贾伟平　　方秉华　**主编**

上海交通大学出版社出版发行

（上海市番禺路 951 号　邮编 200030）

电话：021-64071208　出版人：韩建民

常熟市华通印刷有限公司　全国新华书店经销

开本：787mm×1092mm　1／16　印张：24.25　插页：4　字数：568千字

2004 年 3 月第 1 版　2013 年 11 月第 5 版

2013 年 11 月第 5 次印刷

ISBN 987-7-313-03544-8／R　　定价：68.00 元

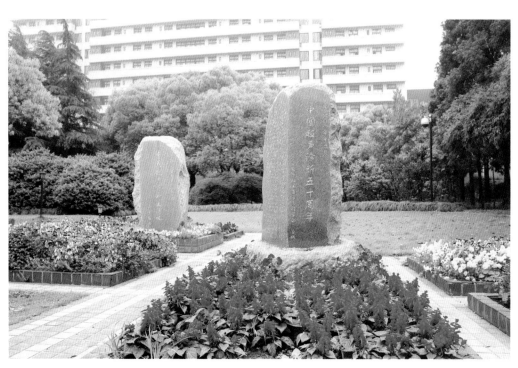

中国超声诊断发源地纪念碑

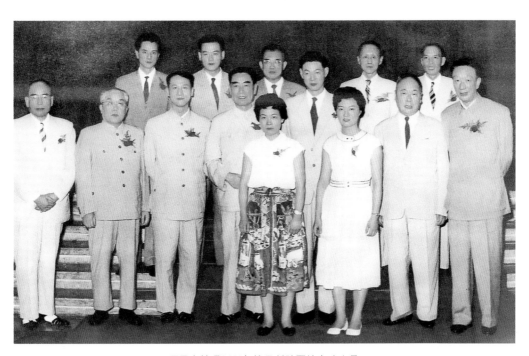

周恩来总理1963年接见断肢再植有功人员

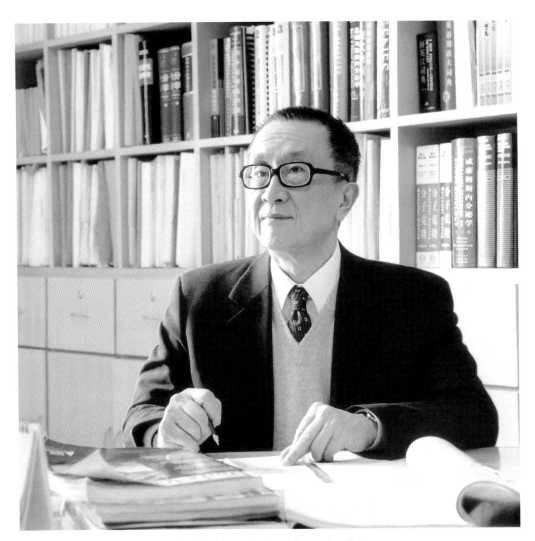

著名糖尿病学家、内分泌学家项坤三院士

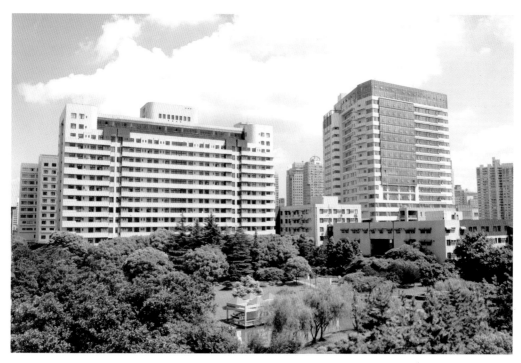

病房南大楼和门诊医技综合大楼

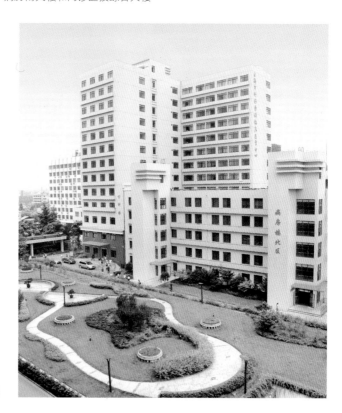

骨科大楼和病房北楼

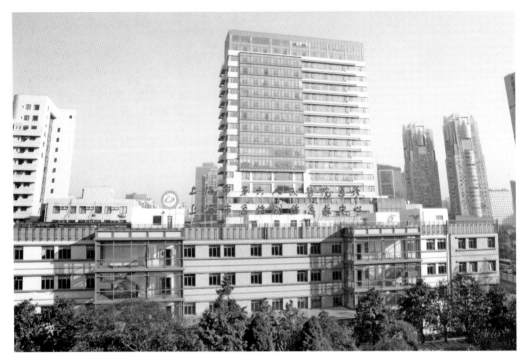

急诊楼

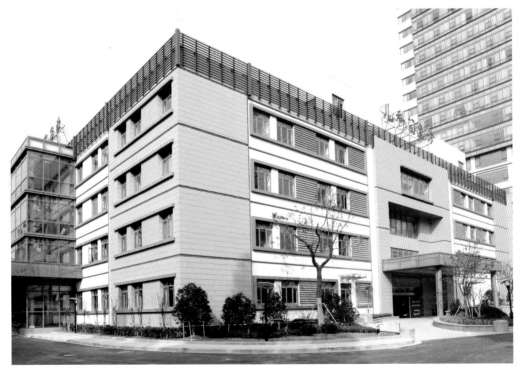

儿科门急诊

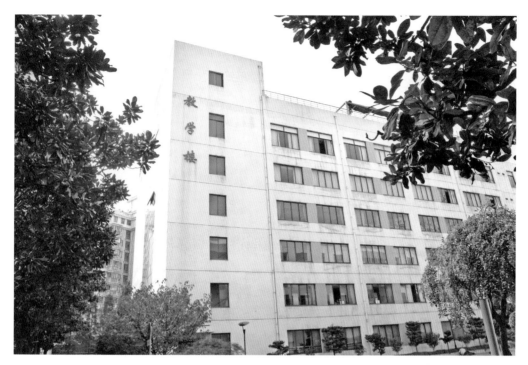

教学楼

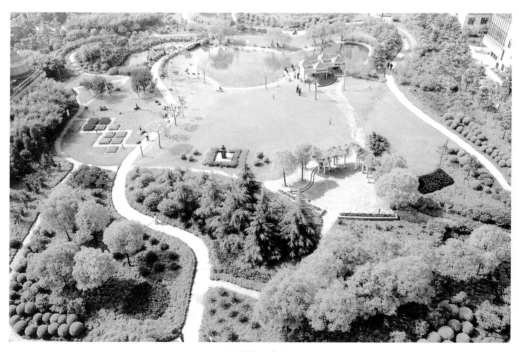

医院中心花园

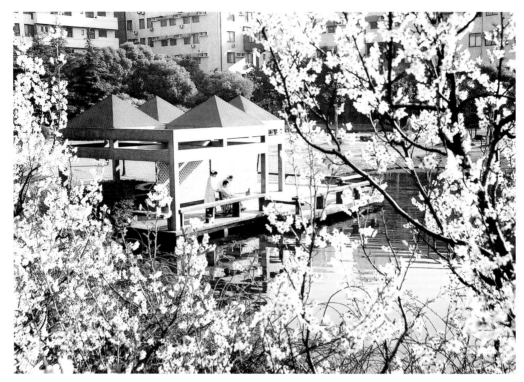

樱花时节

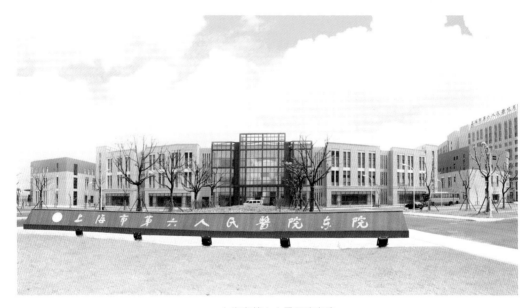

上海市第六人民医院东院

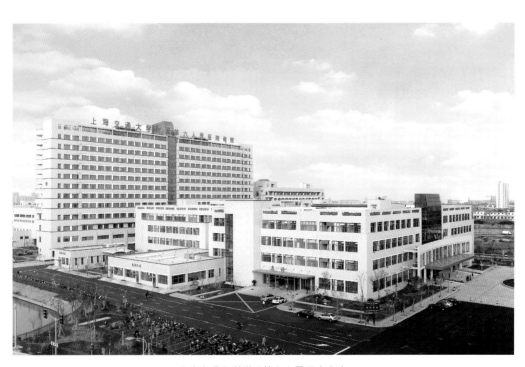

上海交通大学附属第六人民医院南院

编委会名单

编纂说明

《上海市第六人民医院就医指南》问世以来，在市六医院与市民之间架起了一座桥梁，增进沟通和了解，向社会介绍市六医院的医疗特色和优秀专家，在引导、方便患者就医方面起到了积极的作用。

为解决人民群众最关心的就医看专家难问题，全面贯彻落实"病人至上，质量第一"的办院宗旨，规范医疗行为，改善医务人员服务态度，积极主动地为广大群众提供准确的医疗信息，系统、全面地介绍上海市第六人民医院的专业、学科、特色及专家，进一步方便市民就医，构建和谐的医患关系，医院决定编辑2013版《上海市第六人民医院就医指南》。现将本版编纂过程说明如下：

1. 2013版《上海市第六人民医院就医指南》在2010版基础上进行更新编辑。

2. 2013版《上海市第六人民医院就医指南》收录专家范围：

（1）2013年7月以前医院聘用的临床、医技科室具有高级专业技术职称人员；

（2）国家临床重点专科、上海市临床医学中心、上海市医学领先专业重点学科、市级研究所中聘用的高级专业技术职称人员；

（3）医院回聘并开设专家门诊或特需门诊的退休专家；

3. 收录专家的专业技术职称以医院下发的聘任决定为准。

4. 收录专家的教学职务、发表论文以及科研获奖情况以医院科教处审核为准。

由于时间仓促，能力有限，书中存在的不足，希望广大市民及各位专家批评指正。

《上海市第六人民医院就医指南》编委会

2013年7月

院长简介

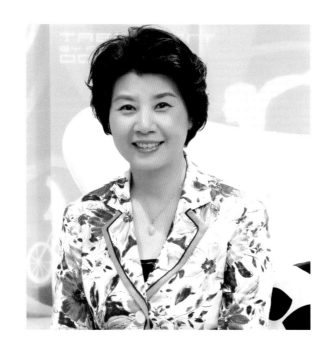

贾伟平

医学博士，主任医师，教授，博士研究生导师，"973"首席科学家。现任上海市第六人民医院、上海交通大学附属第六人民医院院长，兼任上海市第六人民医院东院院长。上海市糖尿病临床医学中心主任、上海市糖尿病重点实验室主任和上海市糖尿病研究所所长，兼任中华医学会糖尿病学会候任主任委员、中华医学会内科分会常委、亚洲糖尿病协会理事。

近年来，主持973、国家自然基金重点项目等各类重大科研项目20项；在国内外杂志发表论文400余篇，其中以第一或通讯作者发表SCI收录论文100余篇，包括《BMJ》、《Diabetes》等。担任《中华内科杂志》总编辑、《中华医学杂志》副总编辑、亚洲糖尿病学会会刊《Journal of Diabetes Investigation》副主编、《中华糖尿病杂志》副主编，《Diabetes Technology Therapy》《Chinese Medical Journal》《Journal of Diabetes》享受国务院特殊津贴。以第一完成人获国家、上海市等各级科技进步奖6项，其中第一完成人6项。2006年获卫生部有突出贡献中青年专家称号，2007年获得上海市劳动模范称号，2008年被评为上海市"三八"红旗手标兵，2009年被评为全国"三八"红旗手，2010年获得全国先进工作者称号，2011年获上海市科技精英，2012年获全国优秀科技工作者称号。

党委书记简介

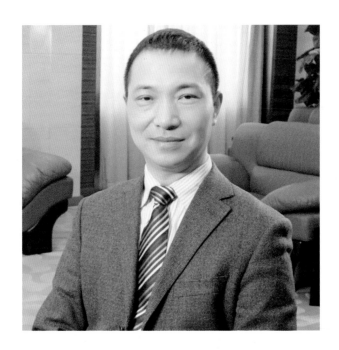

方秉华

主任医师，教授。

上海市第六人民医院党委书记，兼上海市第六人民医院东院党委书记。

1985 年毕业于上海第二医科大学，长期从事心血管内科临床及医院管理工作。1986 年走上医院管理岗位，历任上海市第六人民医院团委书记、医务处长、副院长，上海市儿童医院院长，上海市儿童保健所所长。现任上海市第六人民医院党委书记。

主要社会兼职：中国卫生思想政治工作促进会省级医院分会副会长、上海市优生优育科学协会副会长、上海市儿童健康基金会副理事长、上海医药卫生海外联谊会副会长、上海市医院协会常务理事、上海市医学伦理学会常务理事、上海市医学会常务理事、上海市医师协会理事、上海市卫生系统青年人才奖励基金会理事；上海市医学会医务社会工作学专科分会主任委员、上海市医学会罕见病专科分会副主任委员、上海市医院协会医院文化建设专业委员会副主任委员、上海市医院协会医院社会工作与志愿服务工作委员会副主任委员；上海市第十次党代会代表、徐汇区第十五届人大代表。

获奖情况：全国省级医院思想政治工作先进个人、全国医院（卫生）文化建设先进个人、上海市新长征突击手、上海市志愿者活动优秀组织者、上海市卫生系统优秀共产党员、上海市卫生系统精神文明建设优秀组织者。

上海市第六人民医院简介

上海市第六人民医院、上海交通大学附属第六人民医院建于 1904 年，是一所三级甲等大型综合性教学医院。核定床位 1 766 张，实际开放床位 1 950 张，设有 33 个临床科室、9 个医技科室。

20 世纪 50 年代末周永昌教授等开创了超声医学事业，被誉为"中国超声诊断发源地"。1963 年陈中伟教授、钱允庆教授等在市六医院成功施行了国际医学史上第一例断肢再植手术，从此医院被誉为中国断肢再植的摇篮。1978 年，于仲嘉教授研究成功"手或全手指缺失的再造技术"，荣获国家发明一等奖。1980 年林超鸿教授成功培养了中国第一株胃癌细胞株。2003 年，项坤三教授因长期从事及参与世界第一个青年起病的成人型糖尿病致病基因染色体定位和世界第一个 2 型糖尿病相关基因的研究，并首次在国内发现了线粒体基因突变糖尿病而当选为中国工程院院士。

医院设有上海交通大学市六临床医学院、上海市四肢显微外科研究所、上海市糖尿病研究所、中国上海国际四肢显微外科培训中心、上海市医学超声培训中心、上海交通大学影像医学研究所、上海交通大学耳鼻咽喉研究所、上海交通大学创伤骨科研究所和上海交通大学糖尿病研究所。市六医院是上海交通大学、上海中医药大学及苏州大学的研究生教育基地，有博士培养点 34 个，博士生导师 73 位，硕士培养点 45 个，硕士生导师 139 位。也是全国医学进修基地之一，每年承担近 60 项国家级继续医学教育项目。医院的骨外科、内分泌代谢科、耳鼻咽喉科为国家临床重点专科；骨外科、内分泌与代谢病学、心血管病学是国家教育部重点学科；四肢显微外科、内分泌代谢科、介入影像学是上海市重点学科；先后经上海市人民政府批准设立上海市创伤骨科临床医学中心和上海市糖尿病临床医学中心；国家中医药管理局批准设立全国综合性医院示范中医科；上海市卫生局批准成立上海市急性创伤急救中心、上海市传染病专科诊治中心和上海市危重孕产妇会诊抢救中心；普通外科、泌尿外科、妇产科、麻醉科、超声医学科、血液内科、心血管内科为上海交通大学医学院重点学科；普通外科、泌尿外科、妇产科、麻醉科、骨质疏松专科、超声医学科、肿瘤内科、肾脏风湿科、血液内科、心血管内科为院级重点学科。

医院 2012 年门急诊量达 308.1 万人次，出院病人数 8.2 万人次，手术 7.9 万人次。医院从 1963 年以来获得国家、省部（市）等各级各类奖项 221 项，其中国家发明一等奖 1 项、国家科技进步二等奖 2 项、其他国家级奖 13 项、省部（市）及其他级奖项 207 项；2012 年 SCI 及 EI 论文收录 341 篇，统计源

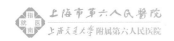

论文 760 篇。医院 2004 年获全国卫生系统先进集体、2005 年获全国文明单位、2006 年获全国"五一"劳动奖状、2007 年获全国厂务公开民主管理先进单位、2008 年获 2005—2007 年度全国医院管理年活动先进单位称号、2009 年蝉联全国文明单位、2011 年再次蝉联全国文明单位。

医院将深入贯彻落实党的十八大精神，围绕"十二五"规划的重点，坚持公立医院公益性办院方向，遵循医院建设的基本规律，深化医院改革，强化内涵建设、健全长效机制，进一步提高医院运行效率，推进学科和人才建设，提高医疗质量和服务水平，增强医院综合实力，为加快发展我国卫生事业和保障广大人民群众身体健康作出更大的贡献！

地址：上海市宜山路 600 号　　　邮编：200233

电话：021-64369181　　　　　　网址：www.6thhosp.com

交通：公交 89、93、205、732、830、224、909、927 直达，轨道交通 3、4、
　　　9 号线可达

（数据截至 2013 年 7 月）

门诊就医流程

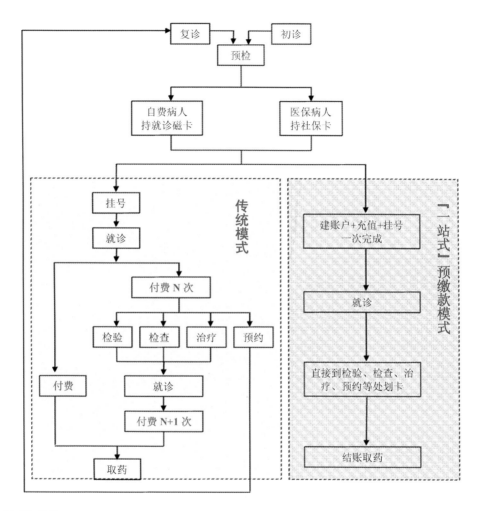

挂号时间:

普通门诊:周一至周六 7:15-16:15　周日 7:30-11:00

专家门诊:周一至周五 7:00-挂完为止　11:15-挂完为止
　　　　　　周六 7:15-挂完为止

特需门诊:周一至周五 7:30-16:15,挂号地点:门诊 13 楼

特需门诊预约电话:54972001,64369181×58613

应诊时间:

普通门诊:周一至周六 8:00-16:45　周日 8:00-12:00

专家、专病、特需门诊:上午 8:00-11:45,下午 13:00-16:45(夏令时 13:30-16:45)

门诊就诊须知

1. 初诊的病人请到预检处填写"初诊病人登记表"，无病历卡病人请同时填写"上海市第六人民医院门急诊病历"，预检后挂号。

2. 预约免费，预约患者就诊号序优先于现场挂号患者。

3. 专家、特需门诊号源有限，请先预约后挂号；下午专家门诊实行全预约，需看下午专家门诊的患者请先到预约中心预约，约完为止。

4. 挂号窗口：

- 凡是已经预约过的当日就诊患者，请持预约相关凭证，到挂号处 1 至 4 号窗口挂号；
- 普通门诊——普通门诊挂号窗口；
- 专家门诊——专家门诊挂号窗口；
- 特需门诊——门诊 13 楼特需门诊挂号窗口；
- 入职体检和居住证体检请到挂号处 12 号窗口办理；
- 70 岁以上老人、离休干部，优抚及伤残对象，请本人凭有效证件到挂号处 9 号窗口挂号。

复诊病人持就诊卡可同时在各楼层收费处挂号。

5. 自助挂号：持有本市医保卡（带芯片）、本院就诊磁卡的普通门诊和已经预约的复诊病人，可选择自助挂号机完成挂号。

6. 挂号后，请到候诊区域安静候诊，开诊时间是 8 时整，就诊顺序请根据挂号发票下方的号序。

7. 挂号后当日就诊有效，隔日作废；每次挂号只能对应看一个科室，请根据需要挂号。

8. 对老年人等在内的特殊人群优先服务措施：挂号、收费、取药有专门的窗口，各诊区根据自身实际情况，有相应的便利措施。

9. 提供常见疾病健康教育的时间、地点：就诊区域有可供取阅的健康教育宣传小册子。

10. 合理用药咨询服务的时间、地点：

周一－周五 8:00－16:30 西药房药物咨询窗口和 9:00－16:00 药物咨询室

目　录

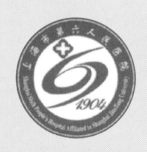

临床科室

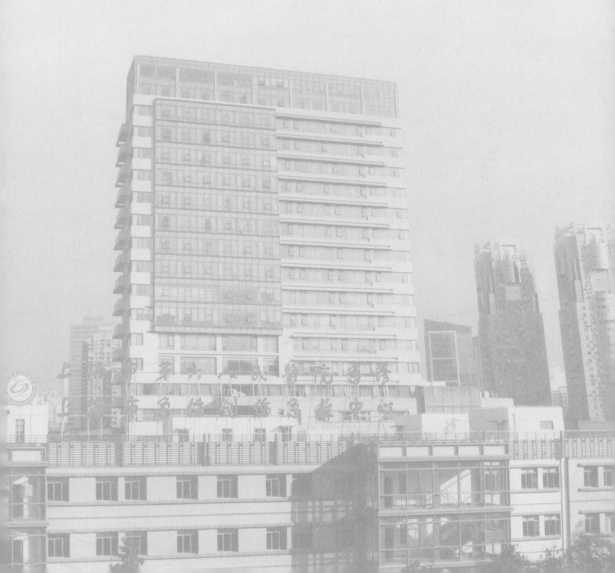

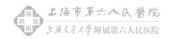
骨 科
（上海市创伤骨科临床医学中心）

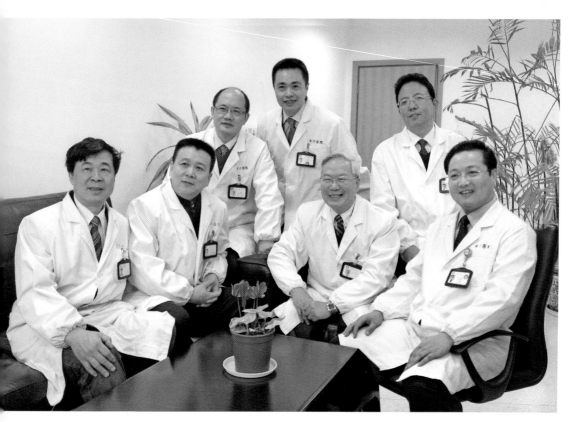

骨科领导班子

  1963 年 1 月，骨科前主任陈中伟院士与钱允庆教授合作，发挥集体的智慧，成功地进行了世界首例断肢再植。自那以后，骨科几代人不懈努力，在断肢再植领域里艰苦探索、辛勤耕耘，解决了保存离断肢体、延长肢体缺血时限、解除血管痉挛、防治再植肢体肿胀等技术难题，扩大再植的指征，提高断肢再植成功率，积累了丰富的临床经验，成为"世界上最大的再植中心"，被誉为"我国断肢再植的摇篮"。

  1978 年 10 月，于仲嘉教授在世界历史上首次把患者自己的足趾移植到前臂截肢的残端，再造出了有感觉、能活动的新手，新手被国际友人誉为"中国手"。他先后研究成功"手或全手指缺失的再造技术"、"桥式交叉吻合游离组织移植术"

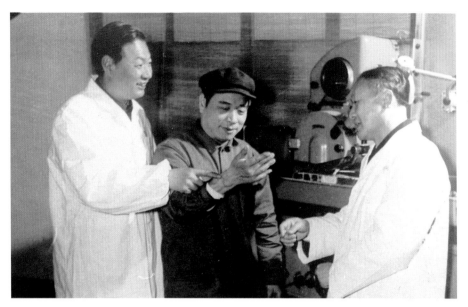

世界首例断肢再植

和"游离组织组合移植术"，使缺失的肢体得以再造，使缺损的组织得到修复，使许多严重毁损的肢体免除了截肢的厄运、残缺不全的肢体恢复了有用的功能，市六医院骨科成为"中国手"发源地。在肢体缺失的再造和组织缺损的修复领域所取得的卓越成就，丰富和发展了四肢显微外科技术，为使我国显微外科技术水平继续处于国际领先地位，做出巨大贡献。

1987年，上海市四肢显微外科研究所在市六医院成立。同时设在医院内的"中国上海国际四肢显微外科培训中心"成为传授显微外科技术的殿堂，在这里受过训练的有来自美国、德国、意大利、奥地利、巴西、泰国和菲律宾等国的医生。1994年，四肢显微外科被评为"上海市医学领先专业重点学科"，重点学科的建设带动并促进了整个科室的发展，学科已经逐渐成为以四肢显微外科为主要特色，创伤骨科、关节外科、脊柱外科、关节镜外科、骨肿瘤外科及小儿骨科等多个亚学科蓬勃发展的综合性创伤骨科。2001年6月，经上海市政府批准，上海市第六人民医院骨科成为"上海市创伤骨科临床医学中心"，2007年成为上海交通大学211重点建设单位，同年被批准为国家级重点学科。

在上海市三级综合医院中，市六医院骨科规模遥遥领先，拥有核定床位401张，实际开放床位466张。2012年门急诊量41.71万人次，出院患者2.07万人次，手术量3.55万人次。现有医生124人、专职科研人员8人，护士129人，技术员2人，专职管理人员2名，其中高级职称18人，副高级职称28人；博士43人，硕士56人，博士研究生导师11人，硕士研究生导师14人；2人担

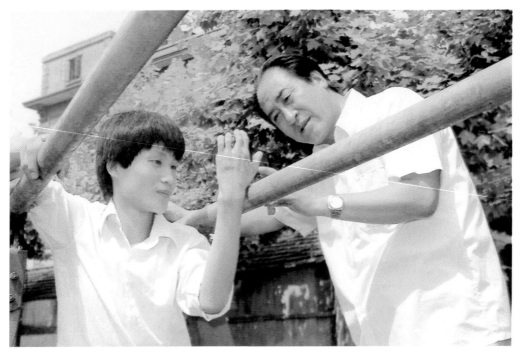

于仲嘉教授首创手或全手指缺失再造技术

任全国性学术专业委员会副主委，13 人在全国骨科学会学术任职，19 人在上海市骨科学会任职，同时有 2 人担任国家级学术期刊副总编辑或副主编。

诊疗特色

国内领先的特色学科项目包括断肢再植，手指再造、手再造、皮瓣及组合皮瓣等显微外科技术，股骨头缺血坏死治疗，骨盆及髋臼骨折的内固定治疗，关节镜下韧带重建术，人工关节置换等。

一、修复重建外科

修复重建外科主要开展断指、断肢再植及再造术，各种软组织缺损后应用皮瓣、肌皮瓣等多种显微外科技术治疗。修复重建外科是市六医院骨科传统的以显微外科技术为特色的优势专科。

1. 自体拇趾皮肤趾甲瓣移植再造拇指

拇指的缺失使患手的功能丧失近 50%，需要再造。拇指再造的方法很多,如：食指转位代拇指，游离皮瓣或皮管包裹髂骨再造拇指，第二足趾游离移植等。

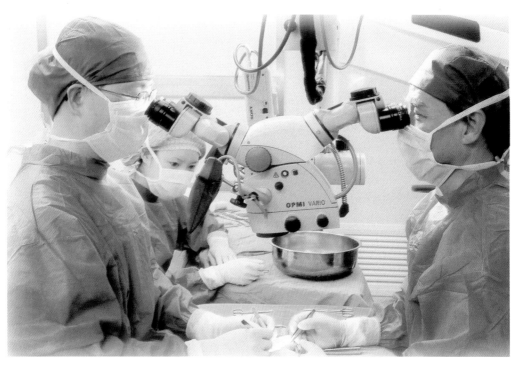

曾炳芳教授在实施四肢显微外科手术

该科利用游离移植趾皮甲瓣的方法来再造拇指，用髂骨块或相邻的第二足趾骨关节和肌腱做拇指的骨支架。新造的拇指有接近正常的功能与外形，受到拇指缺失患者的欢迎。

2. 自体足趾移植再造手指和手

手指或手的缺失常见于外伤或先天性畸形，给患者的生活及工作带来很大困难。该科应用显微外科技术进行自体足趾游离移植，为患者修复或再造缺失的手指或手，取得了很好的效果，积累了丰富的临床经验。根据患者的受伤情况及具体要求，可以为患者再造1个、2个、4个甚至5个手指，还可以为从事特殊职业、有特殊要求的患者再造手指的缺失部分。再造的手指能做伸屈活动，感觉接近正常。对于截肢平面位于掌骨基底到前臂中下1/3交界处之间的无手伤残者，该科采用自体足趾移植的方法为患者再造具有2或3个手指的新手，还可以再造双手，再造手有感觉、能活动。自体足趾移植后，供足的行走功能没有明显影响。

3. 自体组织游离移植修复肢体软组织缺损

外伤或肿瘤切除后，可能遗留较大面积的皮肤软组织缺损，如果创面内有神经、肌腱、骨骼等深部结构裸露，就需要转移或移植有正常血供的皮肤加以覆盖。该科临床上做过成百上千例游离皮瓣和肌皮游离移植手术，成功地使患者伤残的肢体恢复有用的功能。即使是那些因为原有的血管损伤或局部长时间

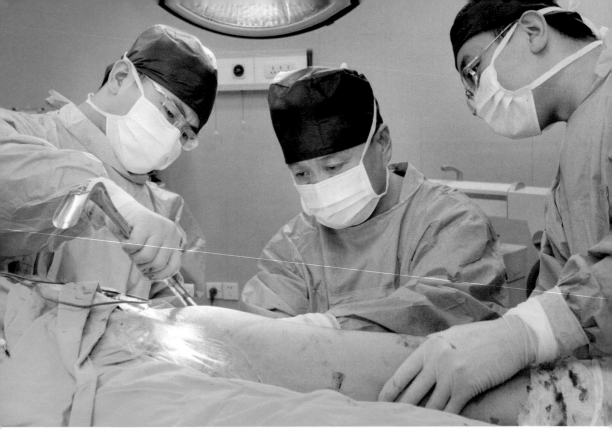

张长青教授在行吻合血管游离腓骨移植治疗股骨头坏死手术

感染导致受区没有可供吻合血管的患者，也能够采用桥式交叉吻合血管的方式进行组织瓣的游离移植，使肢体得到有效的修复。

4.肢体长骨节段性缺损的修复

外伤、慢性骨髓炎、死骨摘除、骨肿瘤（良性和低度恶性）切除，甚至某些先天性疾病（如胫骨假关节等）均可导致骨缺损，使肢体丧失支撑能力，患者无法工作，料理生活也困难。对长度超过6cm的骨缺损，该科可以通过吻合血管的游离骨移植，如吻合血管的游离髂骨、游离腓骨移植等方法来修复，也可以应用外固定支架进行骨迁徙手术来治疗，均能取得满意的临床效果。

5.急诊显微外科修复肢体复杂组织缺损

车祸或工伤往往给肢体造成复杂的组织缺损：皮肤软组织大面积挫灭，骨骼、肌腱等深部结构裸露或缺损，使创口的处理变得十分困难。一些病例因为缺乏有效的修复手段而不得不截除伤肢，而某些病例即使采用传统清创处理的方法治疗，勉强能保留肢体，后遗的肢体畸形或功能障碍需要在二期采用极其复杂的修复手段来治疗，不仅病程长，而且疗效也受到很大影响。该科自1991年开始采用显微外科技术，在急诊条件下进行自体复合组织游离移植或自体组织组合移植，一期修复肢体复杂组织缺损，保留或重建肢体功能，达到缩短病程，提高疗效的目的。研究成果获"1998年度卫生部和上海市科技进步三等奖"。

6.吻合血管的腓骨移植治疗股骨头缺血坏死

股骨头坏死的发病率较高，位居成人髋关节疾病的首位。长期大量应用皮质类固醇激素患者，股骨头缺血坏死的发生率可高达30%；股骨颈骨折后股骨头坏死的发生率为15%～30%；酒精摄入过量也是股骨头缺血坏死的重要原因。该病可发生于各个年龄段，尤其以中青年为主。该科近年来对股骨头缺血坏死集中进行临床和基础研究，取得进展，临床上应用吻合血管的游离腓骨移植来治疗股骨头缺血坏死，取得了良好的治疗效果，成为国内最大的诊治中心，处于国际领先地位。研究成果荣获2005年度"中华医学科技三等奖"和"上海市科技进步三等奖"。

二、创伤骨科

该科由三个临床科室组成（创伤外一科、创伤外二科、创伤外三科），主要从事四肢及骨盆髋臼骨折的内外固定。治疗水平居国内领先地位。

1. 四肢骨折的微创治疗及其他特色治疗

（1）微创治疗

随着微创技术在骨科领域的推广和普及，骨科医师在治疗四肢骨折时更倾向于采用闭和复位、绞锁髓内钉和经皮钢板等微创技术，以达到生物学固定的要求，而不再主张行较大的手术切口下直接复位坚强内固定。近年来，更是随着BO理论的确立，微创外科技术及桥接接骨板技术的概念，即MIPPO越来越多地被骨科医师所推崇。MIPPO概念的核心是避免直接暴露骨折端，维持适当稳定的固定，最大限度地保护骨断及其周围的血供，为骨折愈合提供良好的生物环境。由于经皮微创接骨术的手术切口较小，以恢复肢体长度、纠正骨折端的成角及旋转畸形为目的，在不直接显露骨折端的情况下，进行间接复位，然后进行髓内钉固定或通过两侧有限的皮肤切口间的皮下隧道，在肌肉下方放置钢板进行桥接固定。与传统的开放手术相比，可减少对骨折局部软组织和骨膜血供的破坏，也不干扰髓腔内的血液循环，提供了较理想的组织修复生物学环境，缩短了手术时间，降低了骨不连和感染的发生率，有利于患者术后康复，临床疗效较为满意。近年来MIPPO手术在该科室有了越来越多地应用及发展，在这方面积累了很多经验并紧跟国际领先水平，取得了较好的临床疗效。

（2）外固定支架治疗骨折

外固定器治疗骨折有操作简单、创伤小、易调节、免除再次手术痛苦的优点，尤其适合于合并广泛软组织损伤的开放性、粉碎性骨折的治疗。除了治疗骨折外，外固定支架用于关节周围的损伤、严重软组织和韧带损伤的暂时跨关节固定、肢体延长手术，以及某些骨盆环的分离、儿童骨折、关节融合术和截骨术，也可以用于做骨迁徙术治疗长骨节段性缺损。

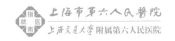

（3）内固定治疗跟骨骨折

跟骨与距骨构成跟距关节（又称距下关节），承担着约 45% 的人体体重。当跟骨发生关节内骨折时，需要手术治疗恢复关节面的平整。近年来，该科对跟骨关节内骨折采用撬拨、克氏钢针内固定以及切开复位钢板内固定方法来治疗，术后不需石膏固定，进行早期功能操练可防止关节粘连，临床上取得了较好的疗效。

（4）内固定治疗膝关节周围骨折

膝关节周围骨折包括股骨远端骨折及股骨髁间骨折、髌骨骨折、胫骨近端及胫骨平台骨折，大部分属于关节内骨折。手术治疗可以实现骨折关节面的解剖复位，提供坚强内固定，使邻近骨折部位的关节能早期主动活动，防止发生骨折病。目前该科对股骨下端及股骨髁间骨折采用股骨逆行髓内钉、股骨髁钢板和微创内固定系统（LISS）治疗，术后 2～3 天进行膝关节连续被动活动的功能操练，收到了较好的疗效。对各类型的胫骨平台骨折采用切开复位，选择适当方式的内固定，还能在关节镜下撬拨塌陷的关节面，进行有限的内固定，术后早期操练，使关节功能良好恢复，对畸形愈合的胫骨平台骨折，通过截骨矫形，重建和改善膝关节活动功能。

（5）交锁髓内钉治疗长骨干骨折

固定是治疗骨折的必要手段，用交锁髓内钉固定长骨干骨折，能有效控制旋转剪力，增加骨折端的稳定性。目前临床上应用的有治疗股骨干骨折的顺行交锁髓内钉、治疗股骨远端和股骨髁间骨折的逆行交锁髓内钉、治疗股骨近端骨折和股骨多段粉碎性骨折的股骨近端交锁髓内钉和 γ 钉、治疗胫骨干骨折的交锁髓内钉、治疗肱骨干骨折的顺行和逆行交锁髓内钉，最近又增加尺桡骨髓内钉。交锁髓内钉适合治疗闭合的长骨干骨折及部分污染及损伤较轻的开放性骨折，但这不适合治疗儿童骨折及较严重的开放骨折。

2. 手术治疗骨盆和髋臼骨折

骨盆和髋臼骨折是高能量损伤的结果，造成严重的功能损害，邻近骨折部位的结构复杂，治疗比较困难。该科应用国际通用的先进技术，对各种类型的骨盆和髋臼骨折进行针对性的手术治疗，切开复位内固定，重建骨盆的稳定性，恢复髋臼关节面的平整，重建和改善髋关节的活动功能；近年来引进并运用导航技术，不仅使手术的准确性和安全性大大提高，还可以减少损伤，使复杂的手术微创化，取得很好效果。

3. 手术治疗骨不连、骨缺损、骨畸形

骨不连、骨缺损、骨畸形是骨科领域的三大难点。由于其复杂性、多样性往往给治疗带来很大的难度，同时使患者承受巨大的身心痛苦及背负沉重的经济负担。近年来本科在治疗四肢骨不连、延迟愈合、骨缺损、创伤性骨髓炎和各种骨折畸形愈合，外伤性双小腿不等长、四肢软组织缺损等方面做了相当多的实践及研究，积累了丰富的经验。主要采用手段包括 Ilizarov 肢体牵张成骨技术、显微外科手术、截骨矫形手术等。更是根据每一名患者的不同情况设计相应的手术方案，严格遵循治疗原则，结合此前大量诊疗经验，在临床上取得了很好的效果。

三、关节外科

主要从事髋、膝关节置换、关节翻修等手术治疗。该科年均手术量在1 000例以上，手术量在上海位居首位。

1. 人工全膝关节置换术治疗严重的膝关节病变

膝关节骨关节炎、类风湿关节炎或其他非感染性关节炎的主要表现是疼痛。病变早期，可采用消炎镇痛药或滑膜切除或关节镜下关节清理、灌注冲洗、胫骨高位截骨等方法治疗。关节病变晚期，其他治疗方法无效时，可以选择人工膝关节置换来治疗，目的是减轻疼痛、矫正畸形和保持关节运动的稳定性，使患者不依赖拐杖就能行走。关节置换术后几乎能立即减轻疼痛和恢复关节运动功能，对老年患者尤其合适。近年来关节外科采用小切口微创技术进行人工膝关节置换，出血少，创伤小，术后功能恢复好；还应用定制型人工膝关节置换术治疗膝关节周围肿瘤病变切除肿瘤骨，保留肢体，改善生活质量。

2. 人工全髋关节置换术治疗严重髋关节病变

骨关节炎、类风湿性关节炎、股骨头缺血性坏死和强直性脊柱炎常常累及髋关节。关节病变较严重时，关节面磨损破坏，甚至出现变形，导致关节疼痛，功能受限。保守治疗往往无效，人工关节置换术是比较好的治疗选择。此外，老年人股骨颈陈旧性骨折，髋关节半脱位、脱位，髋臼发育不良合并严重继发性骨关节炎患者，以及关节周围的肿瘤（良性和恶性）切除后也可行人工关节置换术。人工全髋关节置换术可以解除髋关节疼痛，保持关节稳定，改善关节功能，提高患者生活质量。目前，它作为一种成熟的治疗方法已成为治疗关节严重病变的主要手段。除了常规的人工髋关节置换和翻修之外，关节外科还致力于微创技术的应用，采用小切口和计算机导航技术进行髋关节置换，提高手术的精确度，减少损伤，改善功能效果；该科还开展髋关节表面置换技术，为较年轻的患者提供手术治疗的机会。

四、脊柱外科

1. 内固定治疗脊柱骨折脱位

道路交通及高空作业坠落伤常导致脊柱严重骨折、脱位甚至合并脊髓损伤，肢体瘫痪，危及患者生命。对不稳定性脊柱骨折或脱位，特别是合并脊髓损伤者，该科积极采取手术治疗，恢复骨折椎体高度、矫正脱位畸形、扩大椎管、减压神经组织并重建脊柱的稳定性，从而缩短治疗周期，减轻腰背畸形疼痛，最大

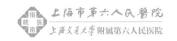

限度地恢复神经功能，还可以应用微创技术经椎弓根椎体成形植入自体骨或人工骨，有效防止术后骨折椎体复位度的丢失以及椎弓根螺钉断裂发生，取得良好效果。

2. 手术治疗慢性腰腿痛

腰椎管狭窄症及腰椎滑脱症是引起慢性腰腿痛的最常见原因，该科应用小切口及微创技术，进行椎管扩大神经减压治疗椎间盘突出症，必要时做腰椎稳定手术。滑脱椎体复位，植骨内固定，治疗腰椎间、腰椎管狭窄症以及腰椎滑脱症，都取得满意治疗效果。近5年累计治疗患者6 000余例，手术量位居上海前列。

五、关节镜外科

该科主要特色是通过关节镜下微创修复与运动损伤相关的韧带、半月板等重建。近5年来，每年平均收治的患者在1 500例以上，在上海居首位，水平国际领先。

1. 膝关节疾患的关节镜治疗

随着社会老龄化，膝关节疾患的发病率有升高趋势，严重影响患者的工作能力和生活质量。该科应用微创技术治疗膝关节的滑膜病变、半月板损伤、关节软骨损伤，还能重建膝关节前、后交叉韧带。主要特点是手术创伤小，通过关节镜观察整个关节腔，对关节内的病变做出诊断与处理，不需要切开关节，对术后关节功能的恢复十分有利。该科关节镜手术技术发展迅速，近5年来，年均手术量超过1 000例，开展膝关节稳定的临床系列研究，成果获"2006年度上海市科技进步三等奖"，研究应用的新技术在国际学术会议上报告引起反响。

2. 肩关节疾患的关节镜治疗

肩关节反复脱臼会明显影响日常生活和运动，并且因为每次脱臼都会造成进一步损伤，使下一次脱臼更容易发生而造成恶性循环，手术进行肩关节修复是必要的选择。在关节镜下进行肩关节修复因为创伤小、有利于功能康复，在国际上日益得到推崇；但其所采用的方法存在操作复杂、修复可靠性不肯定等缺点。该科首先创立了穿肩胛骨肩胛冈固定的特殊的肩关节修复技术，操作简单，修复可靠性高，最大限度地避免了脱位的复发。

六、骨肿瘤外科

四肢恶性骨肿瘤的保肢治疗

对四肢恶性骨肿瘤，以前常规的治疗是截肢，现在改为"保肢"，即术前化疗将肿瘤包块缩小，同时杀灭肺部的微小转移灶，手术将骨肿瘤完整切除，缺损的部分用异体骨或人工金属假体替代，或者切下的肿瘤骨，去除肿瘤组织，剩余骨壳用酒精浸泡或加热处理杀灭肿瘤细胞，植回到原处，用内固定重建骨支架，结果避免截肢，患肢的部分功能得到保留。术后再化疗继续杀灭残余的肿瘤细胞和防止肺部转移。使骨肿瘤患者有生之年的生活质量得到提高。

七、小儿骨科

近年来因为其"高风险、压力大"的特点，使得小儿骨科专业医生成为"稀有动物"，据统计，在中国有超过 1 亿之众的儿童，而竟然只有不足 300 名经过严格训练的小儿骨科专职医生（只治 16 岁以下骨骺未闭合的小患者）。该科专长为青少年特发性脊柱侧凸、儿童先天性脊柱畸形及各种脊柱创伤和脊柱肿瘤的治疗、婴幼儿发育性髋关节异常的早期诊断和治疗。肢体延长、大龄儿童髋关节疾病和各种儿童骨关节肌肉疑难病症的治疗。特别是在治疗小儿脊柱畸形领域有所专长：骨骼尚未发育成熟的儿童发生严重的脊柱畸形在临床治疗上是骨科医生所面临的一个严峻的问题，如何在不影响患儿生长发育的同时达到对脊柱畸形的控制和矫正一直是众多学者研究的方向和重点。传统的手术矫正畸形和脊柱融合会使一个 5 岁的儿童丧失 12.5cm 左右的躯干高度，治疗的缺点暴露无遗。非融合性脊柱手术以及器械的应用期待在控制和矫正脊柱畸形的同时保持脊柱的继续生长能力，是年幼儿童矫正脊柱畸形的主要方法。该科在本领域已积累了一定的诊疗经验，在临床上治疗效果良好。

近年来六院骨科承担国家级课题项目 11 项，省部级课题 23 项；主编、主译出版专著共 28 部；获专利 19 项；发表 SCI 论文 116 篇，EI 论文 2 篇，总影响因子 165.45 分，发表统计源期刊论文 485 篇。每年承担上海交通大学医学院本科生骨科教学带教 40 余名及硕士生博士生的培养带教任务。近 5 年来本科生毕业 200 余名，已培养博士后 7 人、博士 31 人、硕士 58 人。目前在读的硕士、博士及博士后共 72 人；举办骨科专业各类学习班 45 届，共计学员 2 665 人次。

骨科

获奖项目

1985

手或全手指缺失的再造技术：国家发明一等奖。

桥式交叉吻合血管游离组织移植术：国家科技进步三等奖。

1987

游离组织组合移植术：卫生部科技进步一等奖、上海市科技进步二等奖

1988

游离组织组合移植术：国家科技进步三等奖。

1997

单侧多功能外固定支架：上海市科技进步三等奖。

急诊显微外科修复肢体缺损 16 例：上海市临床医疗成果集体三等奖。

1998

四肢显微血管外科学（著作）：上海市科技进步二等奖。

急诊显微外科修复肢体复杂组织缺损：卫生部科技进步三等奖、上海市科技进步三等奖。

1999

关节镜下自体髌韧带重建膝关节后交叉韧带：上海市临床医疗成果三等奖。

2004

动脉液压扩张的实验研究和临床应用：上海市科技进步三等奖、上海医学科技三等奖。

四肢显微外科学课程建设：上海市教委教学成果二等奖。

2005

人工膝关节置换中以股骨上髁线为标准行轴向力线测量可靠性研究：上海市医学科技三等奖。

股骨头缺血性坏死显微外科治疗的基础和临床研究：上海市科技进步三等奖、上海市医学科技二等奖、中华医学科技三等奖。

2006

膝关节稳定性重建的系列临床研究：上海市科技进步三等奖、上海市医学科技三等奖。

2007

富血小板血浆修复骨组织和软组织的基础和临床研究：中华医学科技三等奖。

2008

单足供趾再造手技术改进的相关研究和临床应用：上海医学科技三等奖。

富血小板血浆修复骨组织与软组织的基础研究和临床应用：高等学校科学研究优秀成果奖科技进步二等奖。

2010

慢性骨髓炎治疗技术的临床应用：上海市科技进步二等奖。

微创人工髋关节置换的解剖和临床研究：上海市医学科技二等奖。

慢性骨髓炎临床治疗的研究：上海市医学科技二等奖。

2011

胫腓骨骨折的系列研究及临床应用：国家科技进步二等奖。

慢性骨髓炎治疗的临床与基础研究：教育部科技进步二等奖。

微创人工髋关节置换的解剖和临床研究：上海市科技进步三等奖。

2012

吻合血管的游离腓骨移植治疗股骨头坏死的临床应用与修复机制：教育部科技进步一等奖。

微创人工髋关节置换的解剖和临床研究：中华医学科技进步三等奖。

专家介绍

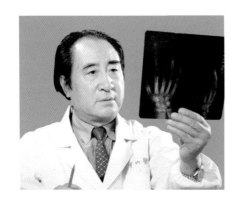

于仲嘉 主任医师，终身教授，世界外科学会会员。首批享受国务院特殊津贴。现任中国上海国际四肢显微外科训练中心主任、上海市创伤骨科临床医学中心名誉主任、上海市四肢显微外科研究所名誉所长、骨科名誉主任、上海交通大学教授和机械与动力工程学院兼职教授、安徽医科大学兼职教授。中华医学会显微外科学分会顾问，上海市医学会显微外科专科委员会顾问和手外科专科委员会顾问。

长期从事骨科和四肢显微外科技术的实验研究和临床应用，取得多项具有国际先进水平的科研成果：发明的"手或全手指缺失的再造技术"在1985年被授予国家发明一等奖，被外国友人誉为"中国手"；研究的"桥式交叉吻合血管游离组织移植术"和"游离组织组合移植术"分别获得国家科技进步三等奖；单侧多功能外固定支架和关节治疗器系列获上海市科技进步三等奖；从事新型的滚动式系列人工关节的研究，取得初步成果，获得国家专利保护。他是我国首批有突出贡献的中青年专家，"五一"劳动奖章获得者，连续四次被评为上海市劳动模范，带领骨科1993年荣获上海市劳动模范集体，1997年荣获上海市第二届医学荣誉奖，1998年荣获上海市第四届科技功臣。发表论文近百篇，其中15篇为SCI收录。专著4部（其中1部专著中英文版），参加编写的著作8部。

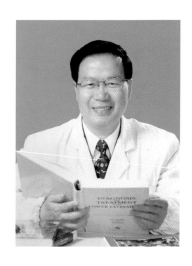

曾炳芳 上海市创伤骨科临床医学中心主任，主任医师，教授，博士研究生导师，享受国务院特殊津贴。

1970年毕业于上海第一医学院。现任中华医学会骨科学分会副主任委员，上海市医学会常务理事、骨科专科分会前任主任委员，中国医师协会骨科医师分会会长；中华骨科杂志、中华创伤骨科杂志、临床骨科杂志副总编辑。从事骨科显微外科的临床和研究，致力于应用显微外科技术，进行肢体缺失的再造与组织缺损的修复，先后荣获国家科技进步二等奖（2011）、三等奖（1988）、教育部科技进步二等奖（2009）、卫生部科技进步三等奖（1998）、上海市科技进步二等奖（1987，1998，2010）、上海市教学成果二等奖（2004）、上海市科技进步三等奖（1998，2004，2005）、中华医学科技三等奖（2005，2007）和上海医学科技三等奖（2004，2005，2009）；1993年由德国 Springer Verlag 出版公司和上海科学技术出版社联合在德国出版英文译著《Microvascular Surgery of the Extremities》，先后在国内外学术杂志上发表论文186篇，合作主编专著6部。1997年10月应邀出席保加利亚手外科协会第35届年会并作特邀报告。在普列文（PLEVEN）医科大学讲学，被授予荣誉博士学位。

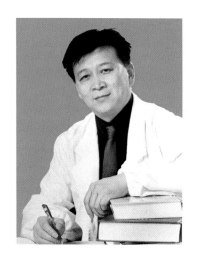

张长青 上海市第六人民医院副院长，骨科行政主任，四肢显微外科研究所所长，上海市创伤骨科临床医学中心常务副主任。主任医师，教授，医学博士，博士研究生导师。

1986年本科毕业于兰州医学院，1996年博士研究生毕业于上海医科大学，1998年第二军医大学博士后出站。中华医学会骨科分会委员、中华医学会显微外科学分会候任主任委员、中华医学会骨科分会创伤学组副组长、中国医师协会创伤委员会副主任、中国医师协会骨科医师分会创伤学组副组长、上海市医学会显微外科分会名誉主任委员、上海市医学会骨科分会副主任委员、上海市医学会骨科分会创伤学组组长；担任中国修复重建外科杂志副主编、JBJS（Br）特邀审稿专家等多个杂志编委。承担并完成国家重点项目及市级各类科研项目10余项，发表论文100余篇，其中SCI论文60余篇，主编专著7部。

主要致力于骨科疑难疾病和骨科生物材料的研究。在国内率先开展了吻合血管游离腓骨移植的临床工作，目前已完成近1 800例病例，成功率达80%以上，居国际先进水平，该项手术已在国内推广，解决了大批股骨头坏死病人的疾苦。全年手术量已超过美国Duke大学，处于国际第一的位置。在国内首先引入PRP技术，经十年努力，已实现产业化，解决大量疑难病的治疗。

研究成果先后获教育部科技进步一等奖1次、中华医学科技三等奖2次、教育部高校优秀成果科技进步二等奖2次、上海市医学科技二等奖2次、上海科技进步二等奖、三等奖各1次。2006年以来先后入选上海市优秀学科带头人、上海市医学领军人才、上海市领军人才等计划、卫生部中青年优秀专家等。

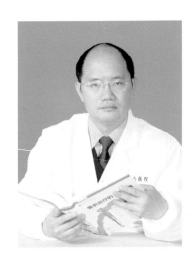

柴益民 骨科行政副主任，上海市创伤骨科临床医学中心行政副主任，修复重建外科行政主任。主任医师，博士研究生导师，医学博士。现为上海市医学会显微外科分会主任委员，上海市修复重建外科专业委员会副主任委员，中华医学会手外科学分会委员，中华医学会显微外科分会委员，中国康复医学会修复重建外科专业委员会委员，上海市手外科专业委员会常委，华东地区手外科委员；美国《Annals of Plastic Surgery》杂志、《中华显微外科杂志》《中国修复重建外科杂志》、《解剖与临床杂志》编委，《中华实验外科杂志》特约审稿。从事创伤骨科、手外科和显微外科的临床与基础研究，在四肢复杂性骨与关节损伤（重点：肩、肘关节）的手术治疗、骨不连或骨缺损的手术治疗、复杂性断指（肢）再植及组织块离断的再植、手功能重建及肢体复杂组织缺损的显微外科修复方面取得较大成绩；发表论文70余篇，主持课题获省级科技进步一等奖1项，二等奖2项（第一完成人），三等奖1项，上海市医学科技三等奖1项。先后获得"全国卫生系统青年岗位能手"及"全国卫生系统先进工作者"等荣誉称号。

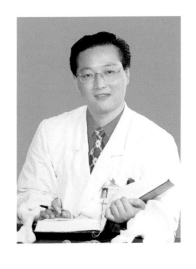

张先龙 上海创伤骨科临床医学中心关节外科行政主任，骨科党支部书记，骨科行政副主任。主任医师，教授，医学博士，博士研究生导师。从事关节外科的临床和研究工作，曾在新加坡、美国及英国进修学习人工关节置换术；承担并完成各类科研课题共9项，曾获安徽省科技进步一等奖、第九届上海市卫生系统"银蛇奖"与先进工作者，上海市医学科技成果二等奖，教育部高校科技进步二等奖，上海市科技进步三等奖。先后在国内外学术期刊上发表第一作者及通讯作者论文90余篇，其中SCI收录论文34篇。主编专著5部，主译2部。现任JOA中文版、中华关节外科杂志电子版、解剖与临床杂志副总编辑。《Journal of Orthopaedic Surgery and Research》《中华医学杂志》英文版（CMJ)、《中华骨科杂志》《中华外科杂志》《中国矫形外科杂志》《国际骨科学杂志》、《中国骨与关节外科》及《临床骨科杂志》等杂志编委。华裔骨科学会理事，亚太人工关节学会中国分会理事，中国医师学会骨科学分会常委，总干事；中华医学会骨科分会关节外科学组委员、髋关节工作组组长。

　　擅长人工髋关节、膝关节置换和翻修手术，在国内首先开展小切口微创髋、膝关节置换、髋关节表面置换及导航支持下微创膝关节置换。

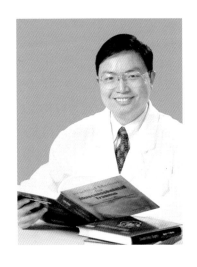

范存义　上海市第六人民医院副院长，上海市第六人民医院东院常务副院长，上海交通大学创伤骨科研究所副所长，上海市四肢显微外科研究所副所长。主任医师，教授，博士研究生导师，医学博士。在国内外杂志发表文章50余篇。先后荣获上海市医学科技三等奖，上海市科技进步三等奖，上海市教委二等奖，中华医学会第十届中青年优秀论文三等奖，中华医学会显微外科分会中青年优秀论文二等奖，上海市手外科学会第一、二届中青年优秀论文一等奖，1999年入选上海市"医苑新星"培养计划，2005年度上海市徐汇区"十佳青年"，2008年获"全国抗震救灾先进模范"称号，上海市科教党委抗震救灾优秀党员。现任中华医学会手外科学分会常务委员，全国标准化委员会外科内植入物分技委员会委员，中国康复协会肢残委员会委员，上海市医学会手外科专科委员会副主任委员。《中华手外科杂志》、《中国矫形外科杂志》、《中华创伤骨科杂志》编委，《实用手外科杂志》编委、美国《Microsurgery》杂志编委。

　　擅长肢体复杂创伤，周围神经损伤及骨髓炎的治疗。在肢体骨不等长与骨不连、骨外露、腕与手部疾患的治疗，特别是肘关节僵硬与功能障碍的治疗方面积累了丰富的经验。

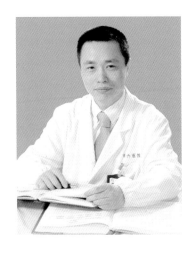

罗从风　骨科行政副主任，创伤外三科行政主任。上海市四肢显微外科研究所副所长，上海交通大学创伤骨科研究所副所长。主任医师，教授，博士研究生导师，医学博士。

　　1998年赴德国奥格斯堡总院创伤骨科进修，1999—2001年获卫生部笹川医学奖学金赴日本专修膝关节外科，并获得日本横滨市立大学医学博士学位。在国内、外杂志及国际性学术会议发表学术论文40余篇，由于在膝关节疾病治疗上的成绩突出，曾获得2000年度西太平洋膝关节学会"医师成就奖"；于2004年受英国膝关节学会杂志——《The Knee》的邀请担任国内唯一的国际编委。

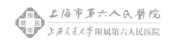

目前其他主要学术任职包括：国际内固定学会技术委员会（AOTK）委员，国际内固定学会中国理事（AO Trustee），中华医学会创伤学会委员，中华医学会骨科学会创伤骨科分会秘书，上海医学会创伤专业委员会副主任委员，上海医学会骨科专科委员会秘书、中华创伤骨科杂志编委。

擅长于膝、踝、髋臼、骨盆等各种复杂创伤骨折的治疗，尤擅长于膝关节周围疾病，包括膝关节周围退行性病变和膝关节周围创伤骨折的治疗。

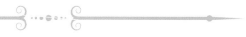

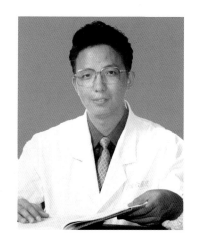

赵金忠 骨科行政副主任，关节镜外科行政主任。主任医师，教授，博士研究生导师，医学博士。现任国际关节镜外科杂志《Arthoscopy》正式编委，中华医学会骨科学分会关节镜外科学组委员，上海医学会骨科分会关节镜外科学组组长。

2002年入选"上海市医苑新星"培养计划。曾先后赴奥地利、德国和韩国工作深造。主要创新技术包括：①采用8股腘绳肌肌腱双束重建前交叉韧带，使前交叉韧带重建的成功率从单束重建的85%成功率跃升为98%。在此基础之上实施的保留并牵张残留纤维的前交叉韧带双束重建能够实现超强度前交叉韧带重建。②三明治式后交叉韧带重建，即保留残留纤维的后交叉韧带双束重建（采用8股腘绳肌肌腱）。该技术为国际报道难度最大亦是成功率最高的重建方法。在此基础上实施的后交叉韧带重建加强技术使后交叉韧带重建的效果有了更可靠的保证。③后交叉韧带胫骨止点撕脱的关节镜下复位固定技术。通过双后内侧入路、"8"字缝线固定、Y形骨隧道设计等创新，使该损伤能够得到微创、安全、高效的治疗。④复发性肩关节脱位的关节镜下肩胛盂重建技术。在微创的前提下，大大降低了肩关节脱位特别是带有肩胛盂骨缺损的肩关节脱位关节镜治疗后的复发率。⑤肩袖损伤的无锚钉双排修复技术。在最大限度降低内植入物使用亦即患者经济负担的基础上实现了可靠的肩袖修复。

编著《膝关节重建外科学》，主译《肩关节镜手术技术》。在国际专业学术期刊发表SCI论文20余篇。参加研究自体髌韧带重建前交叉韧带，于1999年获上海市临床医疗成果三等奖；主持膝关节稳定性重建的系列临床研究，获2005年度上海医学科技三等奖、上海市科技进步三等奖。建立了"中华关节镜外科论坛"（http://bbs.arthroscopy.cn），为医生之间切磋技艺、医患交流创立了极好的平台。

擅长各种复杂的膝关节韧带损伤的治疗，在前交叉韧带断裂、后交叉韧带断裂、前后交叉韧带附着点的撕脱骨折、膝关节后外侧韧带结构损伤的诊断和治疗方面尤有特长；在肩关节脱位、肩袖损伤、肩肘关节挛缩的治疗方面颇具经验。

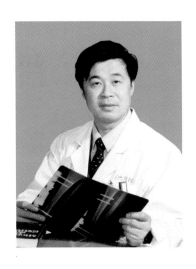

蒋垚 主任医师，教授，博士研究生导师，医学硕士。1976年毕业于安徽医科大学。现为中华骨科学会上海分会委员、上海市中西医结合学会副主任委员、上海市运动创伤医学学会委员、中华骨科学会创伤学组委员、《中华创伤骨科杂志》特约审稿人等。从事骨科、关节外科的临床和研究工作，先后在日本横滨市立大学医学院附属医院骨科，美国匹兹堡大学运动医学中心进修，学习并掌握先进的关节外科和关节镜技术，在临床实际应用，成功地治疗了一大批患者。主持研究"自体髌韧带重建膝前交叉韧带"，获上海市临床医疗成果三等奖。在国内外发表学术论文10余篇，参加编写3部骨科专著。

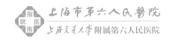

修复重建外科

　　修复重建外科是上海市创伤骨科临床医学中心下属的亚学科之一，现有床位 63 张，病区另设显微外科后疗室，内设床位 10 张。学科以"修复缺损、重建功能、改善外形"为宗旨，以断肢断指再植与手功能重建、四肢创伤后组织缺损及重建肢体功能、四肢畸形矫正为主要方向。特别是在应用显微外科技术进行手功能重建及修复复杂组织缺损方面有明显特色，在国内、外具有较高知名度。

　　1963 年，陈中伟教授、钱允庆教授等在市六医院成功地施行了国际医学史上第一例断肢再植手术，从此市六医院被誉为中国断肢再植的摇篮。经过几代人的不懈努力，在显微外科领域不断创新，已建设成为一个集临床医疗、科研、教学为一体的综合性科室；1978 年，于仲嘉教授研究成功"手或全手指缺失的再造技术"，被誉为"中国手"，并荣获国家发明一等奖。 1980 年在国内率先应用游离趾皮甲瓣移植； 1983 年创造性应用"桥式交叉吻合血管游离组织移植" 获国家科技进步三等奖、"游离组织组合移植"技术进行肢体复杂组织缺损的修复，获卫生部科技进步一等奖（1986）、上海市科技进步二等奖（1987）、国家科技进步三等奖（1988）、急诊显微外科修复肢体复杂组织缺损获卫生部科技进步三等奖（1998 年）、上海市科技进步三等奖（1998）、动脉穿支组织瓣的研究与应用获上海市医学科技三等奖（2009）。

　　学科同时开展上肢骨折治疗以及人工关节置换重建肩、肘部及手指关节功能工作；开展肢体神经肌腱损伤后的修复工作；开展肢体创伤性或先天性畸形的矫形和功能重建工作及糖尿病足的治疗等。

　　学科承担每年两期的全国四肢显微外科学习班，至今已举办 38 期。

诊疗特色

手及手指再植与再造

　　显微外科一直作为该科的传统和特色。自世界首例断肢再植手术以及"中国手"再造技术在市六医院诞生以来，经过几代人的不懈努力，显微外科水平一直处于国际先进水平。该科利用显微外科技术进行断指（肢）再植、足趾移植再造手指和手、多种游离皮瓣移植修复肢体软组织缺损、游离腓骨移植修复肢体长段性骨缺损及股骨头坏死、治疗复杂骨折合并的周围血管、神经损伤取得了良好的疗效，多次受到国家和上海市的奖励及广大群众的高度赞扬。

随着显微外科的发展及再植技术的不断改进与创新，断指再植的适应证也随之不断扩大，对断指的分类也提出了新的要求，该科在常规断肢断指再植基础上开展了 9 种复杂类型的断肢断指再植手术，成活率均超过 90%（91.7% ~ 100%），达到了国际先进水平。其中吻合指掌侧静脉的指尖断指再植技术及手指复合组织块离断再植技术，更是达到了顶尖水平。手术中开展了微血管移植、转位、静脉动脉化、动静脉转流等极高水平的再植技术，创新应用逆行桡动脉掌浅弓皮瓣转位术解决再植中遇到的皮肤与血管缺损问题，应用指背中央静脉顺行动脉化法为指背复合组织块离断再植提供了实用性的新方法，填补了国内外相关技术的多项空白。

手指或手的缺失常见于外伤或先天性畸形，给患者的生活及工作带来很大困难。该科利用游离移植拇趾皮甲瓣的方法来再造指，用髂骨块或相邻的第二足趾骨关节和肌腱做指的骨支架。新造指有接近正常的功能与外形，广受指缺失患者的欢迎。

该科还应用显微外科技术进行自体足趾游离移植，为患者修复或再造缺失的手指或手，取得了很好的效果，积累了丰富的临床经验。根据患者的受伤情况及具体要求，可以为患者再造 1 个、2 个、4 个甚至 5 个手指，还可以为从事特殊职业、有特殊要求的患者再造手指的缺失部分。再造的手指能做伸屈活动，感觉接近正常。对于截肢平面位于掌骨基底到前臂中下 1/3 交界处之间的无手伤残者，该科采用自体足趾移植的方法为患者再造具有 2 或 3 个手指的新手，还可以再造双手，再造手有感觉、能活动。自体足趾移植后，供足的行走功能没有明显影响。

上肢创伤外科、手外科

诊治上肢骨关节创伤、手外伤为该科主要临床任务和研究方向之一，积累了大量研究成果和临床经验。对肩胛带及上肢复杂骨折的处理、肩肘人工关节置换、腕关节镜治疗腕关节损伤及疾病、臂丛及周围神经损伤的治疗及晚期重建、肌腱缺损修复、手部骨折及先天畸形和手部肿瘤方面有丰富的临床经验和良好的疗效，治疗水平居国内、国际先进水平。

肢体复杂组织缺损的修复与功能重建

严重外伤或肿瘤切除后，可能遗留较大面积的皮肤软组织缺损，如果创面内有神经、肌腱、骨骼等深部结构裸露，就需要转移或移植有正常血供的皮瓣

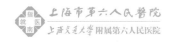

加以覆盖。该科每年开展超过 200 例的皮瓣和肌皮瓣游离移植手术，成功地使许多患者伤残的肢体恢复有用的功能。其中"桥式交叉吻合血管游离组织移植"、"游离组织组合移植"、"游离腓骨移植修复肢体长段性骨缺损"技术蜚声国内外，近年还开展了穿支皮神经营养血管皮瓣、穿支复合骨皮瓣及复合肌肉皮瓣等新技术，进行肢体复杂组织缺损的多元修复，取得了成功。

急诊显微外科修复肢体复杂组织缺损

车祸或工伤往往给肢体造成复杂的组织缺损：皮肤软组织大面积挫灭，骨骼、肌腱等深部结构裸露或缺损，使创口的处理变得十分困难。一些病例因为缺乏有效的修复手段而不得不截除伤肢，而某些病例即使采用传统清创处理的方法治疗，勉强能保留肢体，后遗的肢体畸形或功能障碍需要在二期采用极其复杂的修复手段来治疗，这不仅病程长，而且疗效也受到很大影响。该科自 1991 年开始采用显微外科技术，在急诊条件下进行自体复合组织游离移植或自体组织组合移植，一期修复肢体复杂组织缺损，保留或重建肢体功能，达到了缩短病程，提高疗效的目的。尤其是利用截肢肢体中的废弃组织瓣游离移植进行保肢或延长肢体的重建手术，扩大了显微修复重建技术的适应证，最大限度地挽救了患者的肢体。

肢体畸形矫正

该科还从事各种先天性及外伤后遗留的骨与关节畸形疾病的诊断和治疗工作。主要开展的关节周围截骨术、三关节融合术、肌腱移位术、股骨头坏死、各种先天性及外伤后遗骨与关节畸形的矫正、功能重建术等。

骨折并发症处理

随着机械化程度的提高和交通业的发展，高能量损伤所致的骨与软组织严重复合损伤发生率大幅度上升。这类损伤往往骨折粉碎严重、污染重、皮肤软组织挫灭或缺损及合并周围血管、神经损伤，处理相当棘手。如果处理不当常常导致伤口感染、骨和肌腱外露、大段骨缺损或骨折不愈合等并发症，严重的不得不行截肢术，给患者带来极大痛苦。该科利用先进的显微外科优势，在患者就诊早期就注意预防此类并发症的发生；利用先进的显微外科修复重建及矫形技术，对已发生严重并发症的患者尽量保全肢体或最大限度地恢复受伤肢体的功能。外伤、慢性骨髓炎、死骨摘除、骨肿瘤（良性和低度恶性）切除，甚至某些先天性疾病（如胫骨假关节等）均可导致骨缺损，使肢体丧失支撑能力，患者无法工作、生活。对长度超过 6cm 的骨缺损，该科可以通过吻合血管的游离骨移植，如吻合血管的游离髂骨、游离腓骨移植等方法来修复，也可以应用外固定支架进行骨迁徙手术来治疗，均能取得满意的临床效果。

糖尿病足处理

糖尿病足是指糖尿病患者由于合并神经病变及各种不同程度末梢血管病变而导致下肢感染、溃疡形成和（或）深部组织的破坏。该科联合市六医院优势学科——上海市糖尿病临床医学中心，对糖尿病足早期诊断和治疗，积极控制糖尿病，从源头上阻断糖尿病足产生与发展；对病情严重无法保全患肢的病例，利用该科显微外科优势对患足进行系统分级并制定最佳手术方案及系统的后续治疗，最大限度地减轻患者的痛苦。

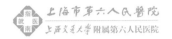

专家介绍

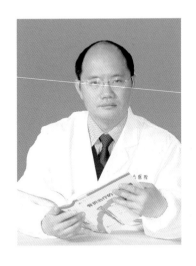

柴益民 骨科行政副主任，上海市创伤骨科临床医学中心行政副主任，修复重建外科行政主任。主任医师，博士研究生导师，医学博士。现为上海市医学会显微外科分会主任委员，上海市修复重建外科专业委员会副主任委员，中华医学会手外科学分会委员，中华医学会显微外科分会委员，中国康复医学会修复重建外科专业委员会委员，上海市手外科专业委员会常委，华东地区手外科委员；美国《Annals of Plastic Surgery》杂志、《中华显微外科杂志》、《中国修复重建外科杂志》、《解剖与临床杂志》编委，《中华实验外科杂志》特约审稿。从事创伤骨科、手外科和显微外科的临床与基础研究，在四肢复杂性骨与关节损伤（重点：肩、肘关节）的手术治疗、骨不连或骨缺损的手术治疗、复杂性断指（肢）再植及组织块离断的再植、手功能重建及肢体复杂组织缺损的显微外科修复方面取得较大成绩；发表论文70余篇，主持课题获省级科技进步一等奖1项，二等奖2项（第一完成人），三等奖1项，上海市医学科技三等奖1项。先后获得"全国卫生系统青年岗位能手"及"全国卫生系统先进工作者"等荣誉称号。

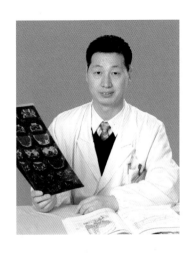

盛加根 修复重建外科行政副主任，主任医师，硕士研究生导师，医学博士，上海医学会显微外科专科委员会委员，《中华显微外科杂志》通讯编委，《中华临床医师杂志》审稿专家。

主持及参与上海市医学领先专业重点学科、上海市创伤骨科临床医学中心、上海市科委、卫生局、卫生部课题及国家自然基金课题多项。近年来以第一作者或通讯作者发表论文20余篇，SCI论文1篇，参编专著3部，申请专利3项。

从事骨科临床工作近30年，擅长四肢骨折的各种复位固定技术及四肢创伤的显微外科修复。在股骨头坏死、骨折不连接、骨缺损、骨折畸形愈合、骨髓炎及手部伤患的诊断和治疗方面积累了丰富的经验。在临床工作中，能针对每个患者的具体情况提出个性化的治疗方案，疗效显著。

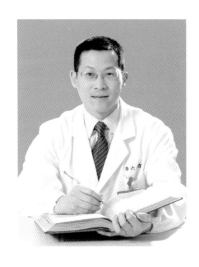

施忠民 副主任医师，医学硕士。1995年毕业于上海第二医科大学。长期从事足踝外科的临床和研究工作，曾先后赴瑞士、法国、德国、北美等著名足踝外科中心访问学习。现为中华医学会骨科学分会足踝学组委员，上海市医学会骨科专业委员会足踝学组委员，美国骨科足踝外科协会（AOFAS）国际会员，国际足踝生物力学（iFAB）会员。同时担任国际内固定协会（AO）讲师团成员，中华创伤骨科杂志特邀审稿专家。擅长诊治足踝部非创伤性疾患如外翻、平足症、踝关节不稳，以及足踝部的骨折和复杂损伤，尤其对足踝部陈旧骨折、创伤后遗症有丰富的临床经验。发表论文10余篇，参编译论著5部。2005和2008年获邀出席在意大利和巴西举行的世界足踝外科联合会（IFFAS）第二、三届大会并作大会发言。屡次受邀在全国学术会议如COA、CICO和全国足踝外科学术大会上作专题发言。2009年荣获AOFAS访问学者奖赴美国、加拿大四大著名足踝中心参观交流。

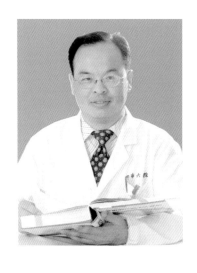

康庆林 副主任医师，副教授，硕士研究生导师，医学博士。1992年第四军医大学军医系毕业。2008—2012年曾先后赴俄罗斯、美国、意大利研修肢体延长与矫形技术。发表论文100余篇，主编专著2部，参编专著8部，获得省级科技进步三等奖4项，拥有国家实用新型专利2项。承担国家及市级科研课题3项。现任中国解剖学会临床解剖学分会委员，中国老年学学会脊柱与关节疾病委员会委员，中国康协肢残康复专业委员会常委，中国修复重建外科分会皮瓣外科学组委员，中华医学会显微外科分会再植再造学组委员；实用手外科杂志编委，中国矫形外科杂志编委，中华显微外科杂志通讯编委。

擅长：四肢创伤后遗症（骨不连、骨髓炎、骨缺损）的治疗；四肢畸形矫正与骨延长。

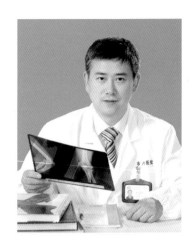

施慧鹏 副主任医师。1992 年毕业于上海医科大学医学系。曾在德国接受正规骨科专业培训，并多次赴美国、中国香港等地进行学术交流。具有 20 多年的临床工作经验，擅长四肢软组织损伤和骨干骨折的治疗。对于中、老年骨质疏松性骨折和关节周围骨折有相当的治疗经验。目前参加中老年肩、腕、胸腰部骨折、疼痛的治疗和预防老年人跌倒等国家级、国际间合作科研项目。获得国家发明专利 5 项。参编专著 5 部，主编与主译专著 3 部。就中老年骨折、骨质疏松性骨折、关节周围骨折手术和康复训练、糖尿病性骨质疏松性骨折的预防和治疗等专题发表文章 40 余篇。

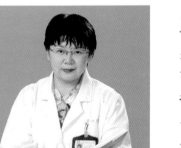

孙鲁源 副主任医师，医学硕士。上海市医学会手外专科委员会委员兼秘书，显微外科专科委员会委员。1993 年毕业于山东医科大学。从事骨科临床工作近 20 年，掌握娴熟的手外科和显微外科技术，参与数百例的断肢、断指再植及手指再造手术。尤其擅长腕关节疾病的微创治疗，率先开展腕关节镜的应用。对肢体损伤的急诊和二期修复有丰富的经验。

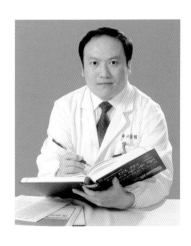

郑宪友 副主任医师，医学博士，硕士研究生导师。2005 年复旦大学附属华山医院手外科专业毕业，获博士学位。

2005—2007 年在第二军医大学附属长征医院临床医学博士后流动站工作。曾前往美国马里兰 Shock Trauma Center 短期研修。长期从事创伤骨科与显微修复重建的临床与科研工作，尤其擅长急诊复杂创伤救治、显微修复重建、手外科及周围神经损伤等疾病的诊治。现主持承担国家自然科学基金、上海市科委等多项科研课题；在国内外学术期刊发表论文 20 余篇；以主要完成人获中华医学科技一等奖、上海医学科技一等奖各1项；曾3次获上海医学会显微外科、手外科、修复重建外科学术会议优秀中青年论文竞赛一等奖。目前为中华医学会手外科学分会第六届委员会青年委员，上海市医学会显微外科分会第五届委员会青年委员，上海市康复医学会修复重建专业委员会委员；《中华显微外科杂志》特约编委,《中国神经再生研究（英文版）》《创伤外科杂志》通讯编委。2010年12月被医院列入"优秀青年人才培训计划"；2011年4月被上海交通大学列入"新百人计划"。

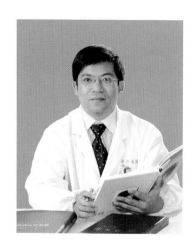

韩 培 副主任医师，2004年同济大学骨科专业毕业，获硕士学位。

上海市中西医结合学会顾上专科委员会委员。长期从事创伤骨科与显微修复重建的临床工作，擅长急诊复杂创伤救治、断肢断指再植、四肢显微修复重建及手外科疾病的诊治，包括手外科的急诊和后期救治；四肢骨不连、骨感染、骨缺损的治疗；四肢骨及软组织损伤的显微外科修复重建；手再造；手及外部骨折及骨病等。学术与研究；主持局级课题2项，在国内外杂志发表论文10余篇，其中SCI收录1篇，参编专著1部。研究方向：医用金属材料的生物相容性。

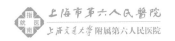
创伤外一科

　　创伤外一科是上海市创伤骨科临床医学中心下属的亚学科，主要从事四肢创伤骨折的救治，重点发展方向为上肢创伤外科，在复杂肩、肘、腕关节周围骨折以及老年骨质疏松性骨折的治疗方面达到国际先进水平。

　　本亚学科秉承病人优先，质量第一为宗旨，不断引进和发展创伤骨科国际先进理念和技术，在保证疗效的前提下应用微创手术技术，最大限度减少了手术创伤和患者痛苦，缩短了组织修复、骨折愈合和功能康复的时间。以优质的医疗使患者放心，以优良的服务使患者称心，以优美的环境使患者舒心。

　　学科负责人李晓林现为中华医学会骨科学分会骨质疏松学组委员，中华医学会上海市骨科学分会创伤学组委员，中国康复医学会骨与关节及风湿病专业委员会委员，上海市康复医学会理事，上海市医学会骨质疏松专科委员会委员。亚学科中还有副主任医师3名，主治及住院医师3名，其中医学博士3名，硕士7名，硕士研究生导师2名，1名国际内固定协会讲师团成员，同时还拥有经验丰富的创伤骨科护理队伍。

诊疗特色

老年骨质疏松骨折的综合治疗

　　随着社会人口老龄化，骨质疏松及骨质疏松性骨折的发生率不断增加，老年骨质疏松患者在轻微暴力甚至没有外伤情况下即可所造成的骨折，常见的骨折部位是脊柱、髋部、肱骨近端和桡骨远端。髋部骨折危害最大，约20%的病例造成死亡，大约一半患者导致永久性残疾。世界卫生组织将其与糖尿病、心血管疾病共同列为影响老年人身体健康的三大杀手之一。

　　老年髋部骨折保守治疗易发生严重并发症甚至危及生命，手术治疗能使早期功能恢复，提高生活质量，减少并发症。但老年患者易合并多种疾病，骨质量极差，复位固定困难，易发生松动失败，手术风险明显增大。本亚学科联合老年科、内科、骨质疏松科、麻醉科，在全面评估基础上，积极治疗并发症，保护重要器官功能，合理选择手术时机及手术方法，应用微创技术，以方法简便、安全有效为原则，使患者尽早恢复到伤前生活质量。

复杂肘关节周围骨折的手术治疗

肘关节周围骨折是骨科的常见病，其直接导致局部解剖结构的创伤。在治疗过程中，无论手法复位外固定还是手术治疗，均对局部再次产生损伤，易产生畸形愈合的骨性阻挡物、创伤后异位骨化、关节周围软组织的粘连挛缩、关节囊粘连挛缩等，从而导致肘关节功能障碍。该科依据解剖学、生物力学原理，在尽可能保护肘关节周围软组织情况下对骨折进行解剖复位后采用先进内固定器械牢固固定骨折，并根据关节稳定性情况选用活动关节的外固定支架固定技术，术后允许关节早期屈伸活动锻炼能最大限度地恢复肘关节功能。

骨科体外震波治疗技术

体外震波疗法作为近年来骨科领域的崭新非侵入性治疗方法，可促进骨愈合治疗骨不连、股骨头缺血性坏死及肩关节钙化性肌腱炎、骨外上髁炎及足底筋膜炎等顽固性骨骼肌肉系统病变。这些疾病都是临床常见病、多发病。传统的保守治疗方法（包括：药物、一般理疗、电刺激、电磁场、超声波、局部封闭治疗）周期长、疗效不稳定、易复发；甚至需要手术治疗。相对于传统的治疗和外科手术，该项技术有许多优势：①损伤轻微，可替代某些外科手术疗法；②一般采用简单麻醉或不必麻醉；③治疗时间短，风险小，可在门诊进行治疗；④无需特殊的术后处理，且术后恢复较快；⑤治疗费用远低于开放式手术。

桡骨头假体置换术

桡骨头骨折是关节内骨折，如果有移位，可以切开复位内固定，但如果骨折粉碎无法复位和固定，以往因为切除桡骨小头会导致桡骨上移，尺骨小头相对过长，在腕关节尺侧发生撞击，引起疼痛和无力。桡骨头假体置换，维持桡骨长度，重建前臂旋转功能。

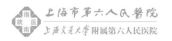

专家介绍

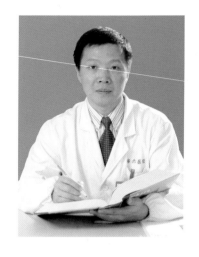

李晓林　创伤外一科行政主任。医学博士，主任医师，教授，博士研究生导师。

中华医学会骨科学分会骨质疏松学组委员，中华医学会上海市骨科学分会创伤学组委员，中国康复医学会骨与关节及风湿病专业委员会委员，上海市康复医学会理事，上海市医学会骨质疏松专科委员会委员，《中国骨质疏松杂志》、《中华新医学》杂志编委，《中国组织工程研究与临床康复杂志》编委，《中华关节外科》杂志、《实用骨科》杂志、《广东医学》杂志审稿专家。长期从事创伤骨科的临床与科研工作：擅长四肢复杂骨与关节创伤的诊治，特别是在老年骨质疏松性骨折，骨折延迟愈合、骨不连以及复杂肩、肘关节周围骨折的诊治方面有丰富经验；曾主持承担并完成多项国家自然科学基金、及省、市级科研课题；参编学术专著3部；获广东省科技进步奖1项、广州市科技进步奖2项。

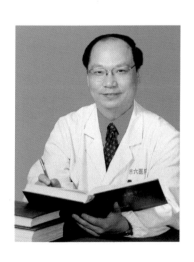

夏荣刚　副主任医师。擅长四肢骨折及创伤的诊断与治疗，特别对关节周围骨折及创伤后遗畸形的诊断与治疗有丰富的经验。

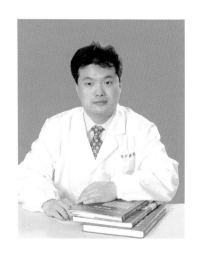

陈云丰 主任医师，医学博士，硕士研究生导师。1992年上海第二医科大学毕业，长期工作在临床第一线，注重创伤骨科领域的研究和临床实践，积累了丰富的经验，曾经在奥地利格拉茨创伤医院和德国美因兹大学附属医院创伤骨科工作和学习，并获国际AO Fellow培训证书。现为AO和OTC中国Faculty成员，中华医学会上海市创伤专科委员会委员，上海市中西医结合学会骨伤专科委员会委员。研究方向：四肢创伤骨科的实验研究与临床治疗。已熟练掌握四肢复杂骨折及骨折不愈合、延迟愈合等的临床诊断和治疗。

擅长关节周围骨折的诊断和治疗，以及微创治疗各种骨折。在国内创新开展应用钛制弹性钉治疗成人锁骨骨折和运用人工韧带结合纽扣钢板治疗肩锁关节脱位的临床与基础研究。在国内外杂志上发表论文40余篇，SCI论文5篇，EI论文3篇。承担市科委、局级和院级课题7项，其中第一承担人4项，专利2项。

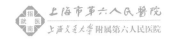

创伤外二科

创伤外二科是上海市创伤骨科临床医学中心下属的亚学科之一。

现有主任医师 2 名，副主任医师 1 名，主治医师 6 名，在编医护人员 22 名。其中博士研究生导师 1 名，博士 2 名，硕士 7 名，床位 45 张。2009 年出院人数 1 548 人次，手术 1 600 余例。目前承担多项国家及市级课题。

诊疗特色

骨盆和髋臼骨折

骨盆骨折是一种严重的损伤，每 10 万人群发生率约 20 ～ 37 人次，约占所有骨折的 0.3% ～ 6%，未合并软组织或内脏器官损伤的骨盆骨折死亡率约为 10.8%，复杂的骨盆骨折死亡率约为 31.1%。骨盆骨折多见于交通事故、压砸伤及高处跌落伤，往往为高能量创伤所致，可引起骨盆环完整性的破裂和髋臼骨折，严重影响脊柱与下肢之间力的传导枢纽关系及髋关节的功能。传统上对骨盆骨折采取保守治疗，如骨牵引、骨盆悬吊、石膏固定等方法，致残率高达 50% ～ 60% 。对于不稳定的移位骨折及时手术解剖复位，可大大缩短其住院和卧床时间，早期进行功能锻炼，减少并发症，可获得良好的治疗效果。髋臼骨折作为骨盆骨折的一个特殊类型，如果关节软骨面移位大于 3 mm ，应尽可能解剖复位和内固定，以确保关节面的平整，减少后期创伤性关节炎的发生。

该科在骨盆骨折的急救和治疗方面已达到国内领先水平，现已开展前后联合入路治疗复杂骨盆和髋臼骨折、复杂骶骨骨折和骶髂关节脱位的后路固定、陈旧性髋臼骨折等高难度的骨盆和髋臼手术，取得很好疗效。

四肢骨折的微创治疗

四肢骨折的微创治疗是近年肢体骨骼创伤修复的主要进展之一。四肢骨折的微创外科技术包括：微创接骨板技术、髓内钉固定术、外支架固定术、关节镜技术和计算机辅助的导航技术等。该科现已开展微创接骨板技术治疗股骨转子下骨折、股骨远端骨折、股骨干骨折、股骨粗隆骨折、胫骨远近端骨折、肱骨近端骨折等的微创治疗。例如应用经皮接骨板固定技术治疗股骨和胫骨骨折：手术时只在骨折远近两侧做皮肤切口，闭合复位骨折后从皮下或肌层下插入接骨板，在两个切口内完成接骨板固定。手术中仅暴露处于骨折部位远侧和近侧的正常骨骼，不直接暴露骨折部位，使骨折周围的成骨性组织和软组织的血运得以保留，达到促进骨折愈合的目的。

骨不连和畸形

骨不连是骨折术后常见并发症，又称为骨折不愈合，是骨折端在某些条件影响下，骨折愈合功能停止，骨折端已形成假关节，X 线显示骨折断端分离，间隙较大，骨端的吸收硬化，骨质疏松，髓腔封闭。骨不连的手术治疗包括：稳固的复位固定以减少断端活动、对骨折块之间加压以闭合断端间隙，切除硬化骨，打通髓腔，修复骨缺损，松质骨植骨，显微外科复合性组织游离移植和血管修复以重建断端血运。该科在治疗四肢骨不连方面有着丰富的经验，尤其在吻合血管游离腓骨移植治疗股骨颈骨折骨不连方面：通过改良简化手术技术、发明特殊手术器械以及加强相关的理论基础研究，减少了手术创伤和出血，使得该术式更便于大规模应用及推广，该方面研究已达国际领先水平。曾先后获上海市医学科技奖（2004）、上海市科技进步奖（2005）和中华医学科技奖（2005）。骨不连的诊断和锁定固定治疗获市六医院临床医疗成果一等奖。

慢性骨髓炎

创伤后骨髓炎是指开放性骨折或骨折手术切开固定后并发感染所致的骨髓炎。急性期有炎症感染症状、高热和局部红肿、疼痛；碎骨片形成死骨、暴露骨折端表面形成薄层坏死。慢性化脓性骨髓炎是急性化脓性骨髓炎的延续，往往全身症状大多消失，只有在局部引流不畅时，才有全身症状表现，一般症状限于局部，往往顽固难治，甚至需要多次手术治疗。创伤性骨髓炎不仅具有一般骨髓炎的基本特征，还有明显的严重骨缺损，因此治疗更加棘手。创伤后骨髓炎治疗的目的是固定肢体、获得无感染的骨骼愈合和功能的恢复。近年来，该科在手术治疗＋应用庆大霉素聚甲基丙烯酸甲酯缓释珠链以及 PRP（富血小板血浆）治疗创伤性骨髓炎的治疗方面积累了丰富的经验，取得了很好的疗效。PRP 修复骨组织与软组织的基础与临床研究分别获得中华医学科技三等奖（2007）和教育部科技进步二等奖（2008）。

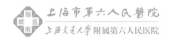
专家介绍

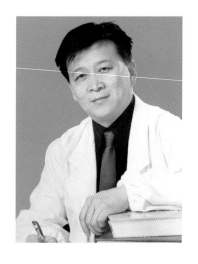

张长青 　上海市第六人民医院副院长，骨科行政主任，四肢显微外科研究所所长，上海市创伤骨科临床医学中心常务副主任。主任医师，教授，医学博士，博士研究生导师。

1986年本科毕业于兰州医学院，1996年博士研究生毕业于上海医科大学，1998年第二军医大学博士后出站。中华医学会骨科分会委员、中华医学会显微外科学分会候任主任委员、中华医学会骨科分会创伤学组副组长、中国医师协会创伤委员会副主任、中国医师协会骨科医师分会创伤学组副组长、上海市医学会显微外科分会名誉主任委员、上海市医学会骨科分会副主任委员、上海市医学会骨科分会创伤学组组长；担任中国修复重建外科杂志副主编、JBJS（Br）特邀审稿专家等多个杂志编委。承担并完成国家重点项目及市级各类科研项目10余项，发表论文100余篇，其中SCI论文60余篇，主编专著7部。

主要致力于骨科疑难疾病和骨科生物材料的研究。在国内率先开展了吻合血管游离腓骨移植的临床工作，目前已完成近1800例病例，成功率达80%以上，居国际先进水平，该项手术已在国内推广，解决了大批股骨头坏死病人的疾苦。全年手术量已超过美国Duke大学，处于国际第一的位置。在国内首先引入PRP技术，经十年努力，已实现产业化，解决大量疑难病的治疗。

研究成果先后获教育部科技进步一等奖1次、中华医学科技三等奖2次、教育部高校优秀成果科技进步二等奖2次、上海市医学科技二等奖2次、上海科技进步二等奖、三等奖各1次。2006年以来先后入选上海市优秀学科带头人、上海市医学领军人才、上海市领军人才等计划、卫生部中青年优秀专家等。

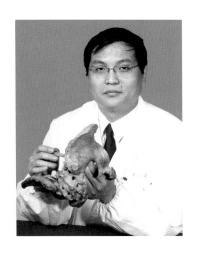

孙玉强 创伤外二科行政副主任，主任医师。1985 年毕业于上海第二医科大学，长期从事骨科的临床工作，具有丰富的临床经验。现任中华医学会创伤分会全国青年委员、上海创伤分会委员，《中华创伤骨科杂志》通讯编委等工作，已发表了专业论著 10 余篇。经历了显微外科、关节外科的国内外专业培训。特别是 1995 年以后，专业从事创伤骨科的工作，对四肢骨折和脱位的处理，有独特的临床经验。曾作为国际内固定协会（AO）在国内第一位派往美国哈佛大学附属麻省总院的学者。2001 年开始了对骨盆和髋臼骨折的手术治疗研究，尤其是复合型髋臼骨折的手术优良率近 90%，比国外的报道高出 10～20 个百分点，截至 2009 年底，已成功地手术治疗了 800 多例骨盆与髋臼骨折患者，且手术治疗患者数正以每年高于 100 的数量递增。在这领域中，不论是手术病例数、经验，还是临床结果，在国内已处于领先，达到了国际先进水平。

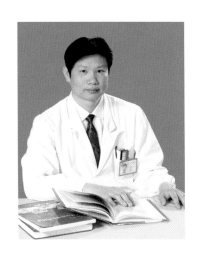

高 洪 副主任医师，医学博士。长期从事骨与关节创伤的诊治工作，对骨盆和四肢骨折的治疗有着丰富的临床经验，研究方向：关节周围骨折、骨不连、导航技术在创伤骨科的应用。曾获上海市科技进步二、三等奖，上海市手外科分会优秀论文三等奖，先后在国内外核心期刊发表论文 10 余篇，其中 SCI 收录 6 篇。

擅长四肢复杂骨折和骶骨骨折的微创治疗以及导航下骨盆骨折和骶髂关节脱位的微创治疗等。

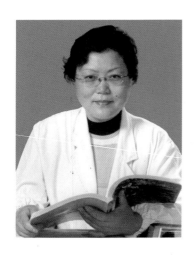

于晓雯 副主任医师。1978年毕业于上海第二医学院。

从事骨科临床工作30多年，擅长于骨与关节损伤的诊断与治疗，以及骨折内固定治疗后并发症的处理。

创伤外三科

创伤外三科是上海市创伤骨科临床医学中心下属的亚学科之一，科室以治疗骨与关节损伤为重点，以严重多发伤的救治为专科特色，先后开创了膝关节周围骨折治疗、创伤控制、创伤导航治疗等一系列的新技术新项目，并成立了多个国际创伤培训中心，如 AO/ASIF 创伤骨科培训中心，Stryker（中国）骨科导航培训中心等，是我国培训高级创伤医师的重点基地之一。

该科技术力量雄厚，目前拥有主任医师 1 名，副主任医师 4 名，经验丰富的医护人员 20 余名，具有培养博士、硕士的带教资格。创伤三科的全体同事将团结合作，努力为患者提供一个先进高质的医疗水平和温馨舒适的住院环境，实现"除人类之病痛，助健康之完美"的神圣职责。

临床特色

复杂膝关节周围骨折的治疗

随着交通工具的演变，复杂膝关节周围骨折成为临床常见的创伤骨折之一。如何用最少的损伤去达到治疗效果，是创伤骨科医生一直追求的目标。在总结既往对膝关节周围骨折患者的影像学特征及治疗经验后，以罗从风主任为学科带头人的创伤三科在国际上首次提出了胫骨平台骨折的三柱分型理论。该理论不仅为骨折的评估提供了立体形态的概念，还可以对骨折的损伤机制进行更为准确的推断。

这种诊断分型的优势最重要的作用在于为临床复杂平台骨折治疗方案的制定提供全新的理念。基于这种分型，该科首创了内侧双钢板治疗骨折脱位型胫骨平台骨折的技术。同时，针对严重粉碎的胫骨平台骨折，该科改进了传统的固定方式，即提供了稳定的固定，又有效地防止了骨折的移位，使得市六医院胫骨平台骨折的治疗领先于国际水平。

多发伤及骨盆骨折的创伤控制技术

外伤导致骨盆骨折常合并全身多发性骨折，伴有后腹膜血肿及多脏器的损伤，这类患者有着很高的死亡率。如何在第一时间挽救患者生命，向来都是一个棘手的难题。该科在国内率先开展创伤控制技术，并保持了与国际水平的同

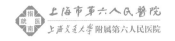
步发展。

骨科创伤控制技术是通过控制和稳定损伤来改善患者的全身状况的一种手段，其目的在于挽救生命，避免由处理过程引发的"二次打击"所致使的患者情况进一步恶化，待全身状况稳定时再给予骨折的固定。根据这一理念，该科对多发骨折、骨盆骨折的患者使用外固定架和骨盆填塞技术，在最短的时间内稳定骨折、控制出血，不仅挽救了患者的性命，更是在二期手术中以娴熟的骨折内固定技术，使患者尽快回归日常的生活和工作中。开展该技术以来，已成功从死亡线上挽回了许多伤者宝贵的生命，多次受到新闻媒体的关注。

创伤骨科导航下的微创治疗

伴随医疗水平的提高和科学技术的进步，计算机辅助技术已成为骨科发展的一个主要方向。骨科导航技术，如同军事中的精确的导弹定位系统一样，能够帮助骨科医生准确地放置内固定物，避免重要神经血管损伤，减少术中 X 线透视，同时还具有切口小、出血量少、大大提高手术一次性成功率的特点。

该科已成功将此技术应用于创伤骨科的各个领域，如骨盆髋臼骨折、胫骨或股骨的髓内钉空心钉治疗等等，将以前复杂的手术变得更加容易和精确。同时，作为国内首批引进骨科导航技术的单位之一，该科十分注重仪器设备的更新，目前拥有最先进的三维 C 臂仪器，使得髋臼骨折的 3D 导航下治疗已达到了国际先进水平。先进的技术和多年的经验使该科成为 Stryker（中国）骨科导航培训中心，每年都接受全国各地的创伤医师前来学习培训。

不换膝关节也能走路

中老年人的膝关节骨性关节炎是由于关节退行性病变引起的关节应力改变，下肢承重力改变，关节软骨磨损引发疼痛，保守治疗无效时不少患者常求助于膝关节置换来改善生活质量。事实上，对于一些年纪较轻，关节破坏不严重，因下肢力线改变而引发的骨性关节炎患者，可以采用胫骨高位截骨术来治疗。

胫骨高位截骨术通过微创技术实施，在膝关节内侧仅切开 5cm 左右的小口子，由此纠正膝关节的应力作用，减轻胫骨与股骨之间的软骨磨损引发的疼痛。该科在导航监测下进行截骨，使得下肢力线的纠正更加精确。这种技术与关节置换相比，创伤更小，价格更加低廉，副作用更少。据文献统计，20 年的存活率可达 80%，换句话说，患者可以用自己的膝关节再走 20 年的路。

专家介绍

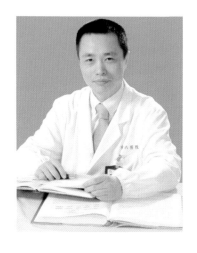

罗从风 骨科行政副主任，创伤外三科行政主任。上海市四肢显微外科研究所副所长，上海交通大学创伤骨科研究所副所长。主任医师，教授，博士研究生导师，医学博士。

1998 年赴德国奥格斯堡总院创伤骨科进修，1999—2001 年获卫生部笹川医学奖学金赴日本专修膝关节外科，并获得日本横滨市立大学医学博士学位。在国内、外杂志及国际性学术会议发表学术论文 40 余篇，由于在膝关节疾病治疗上的成绩突出，曾获得 2000 年度西太平洋膝关节学会"医师成就奖"；于 2004 年受英国膝关节学会杂志——《The Knee》的邀请担任国内唯一的国际编委。

目前其他主要学术任职包括：国际内固定学会技术委员会（AOTK）委员，国际内固定学会中国理事（AO Trustee），中华医学会创伤学会委员，中华医学会骨科学会创伤骨科分会秘书，上海医学会创伤专业委员会副主任委员，上海医学会骨科专科委员会秘书、中华创伤骨科杂志编委。

擅长于膝、踝、髋臼、骨盆等各种复杂创伤骨折的治疗，尤擅长于膝关节周围疾病，包括膝关节周围退行性病变和膝关节周围创伤骨折的治疗。

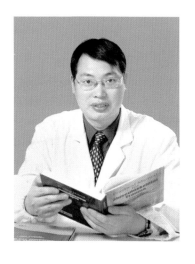

陆男吉 副主任医师。擅长各类复杂性、陈旧性及难治性骨创伤疾患的治疗，尤其是对于骨缺损、骨不连及骨髓炎等有其独到的见解和治疗方法。

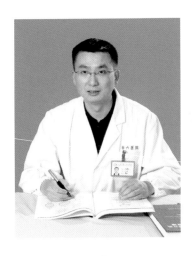

仲飙 副主任医师，医学硕士。1995年毕业于上海第二医科大学。现任国际内固定学会（AO）国际和国内讲师。

曾在奥地利格拉茨创伤医院工作，还赴美国、日本、泰国、中国香港和台湾等地学习交流，吸取国内外同道的先进技术用于骨与关节创伤的诊治。

擅长复杂四肢骨与关节创伤的治疗、骨折的微创手术、陈旧性骨折和骨不连的治疗。特别是在创伤性肘关节不稳定、膝、踝、肩、肘关节周围骨折的治疗中，运用先进的理念和技术，解除患者的病痛，取得良好的效果。

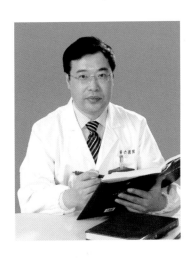

宋飒 副主任医师。长期从事创伤骨科临床工作，对关节周围复杂骨折、骨不连及其他骨科常见病多发病有丰富的诊疗经验，尤其擅长髋、膝、肩、肘等关节周围骨折及骨不连的诊治。

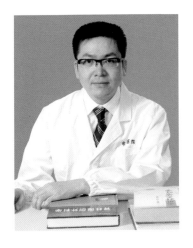

章暐 副主任医师，医学硕士。1993年本科毕业于上海第二医科大学。

1997年获上海医科大学硕士学位，长期工作在临床第一线。曾经在德国柏林洪堡大学附属 Charite 医院创伤骨科工作和学习，获国际 AO Fellow 培训证书。熟练掌握四肢复杂骨折及骨折并发症后遗症的诊断和治疗，擅长肩、肘关节周围骨折和创伤疾病的诊断和治疗。

关节外科

关节外科是上海市创伤骨科临床医学中心下属的亚学科之一。在领衔专家张先龙教授的带领下在原有的基础上得到了进一步的发展，人工关节置换数量增长至 2 000 台，其中翻修手术超过了 10%，全膝关节置换术的数量较上一年度有明显增长，达 800 台以上。

该科将新技术应用于临床，包括导航结合微创人工膝关节置换术、髋关节翻修打压植骨技术、金属对金属髋关节置换术等；另一方面，继续加强原有的一些优势技术的实施，如髋关节表面置换术、微创人工关节置换术、人工关节感染翻修等技术。这些工作在国内率先开展，处于国内领先地位。

该科针对老年患者多、疑难患者多、全身情况差、术后并发症发生率高的特点，建立了一套较为完整的髋、膝关节置换临床路径，有效地控制了手术风险，提高了治疗效果。制定并严格执行人工髋、膝关节置换单病种管理规范和要求，在多次卫生部及上海市临床医疗质量控制检查中，均获得满意好评。较为完善地建立了人工关节置换术患者术前术后评估、随访的资料收集系统。

该科连续 5 年每年举办 4 项国家级继续教育项目，并且每年举办 5 项针对全国各地高年资医生的人工关节置换高级研修班及 2 次全国人工关节高锋论坛。

主编《髋关节表面置换》、《微创人工髋、膝关节置换》、《人工关节感染》、《人工髋关节外科学——从初次置换到翻修手术》、《人工关节置换外科：临床实践与思考》，主译《人工膝关节置换技术》、《人工髋关节表面置换》等专著。先后获得：上海市临床医学成果二等奖、教育部高校科技进步二等奖、上海市科教进步三等奖、中华医学奖三等奖。

该科现有博士研究生导师 2 名。在读博士 1 名、硕士研究生 5 名。接受进修医师 100 余名。

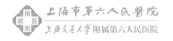

专家介绍

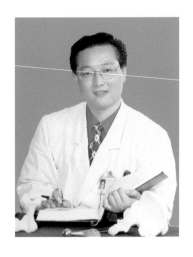

张先龙 骨科行政副主任，关节外科行政主任，外科第二党支部书记。主任医师，教授，医学博士，博士研究生导师。

从事关节外科的临床和研究工作，曾在新加坡、美国及英国进修学习人工关节置换术；承担并完成各类科研课题共9项，曾获安徽省科技进步一等奖、第九届上海市卫生系统"银蛇奖"与先进工作者，上海市医学科技成果二等奖，教育部高校科技进步二等奖，上海市科技进步三等奖。先后在国内外学术期刊上发表第一作者及通讯作者论文90余篇，其中SCI收录论文34篇。主编专著5部，主译2部。现任JOA中文版、中华关节外科杂志电子版、解剖与临床杂志副总编辑。《Journal of Orthopaedic Surgery and Research》、《中华医学杂志》英文版（CMJ）、《中华骨科杂志》、《中华外科杂志》、《中国矫形外科杂志》、《国际骨科学杂志》、《中国骨与关节外科》及《临床骨科杂志》等杂志编委。华裔骨科学会理事，亚太人工关节学会中国分会理事，中国医师学会骨科学分会常委，总干事；中华医学会骨科分会关节外科学组委员、髋关节工作组组长。

擅长人工髋关节、膝关节置换和翻修手术，在国内首先开展小切口微创髋、膝关节置换，髋关节表面置换及导航支持下微创膝关节置换。

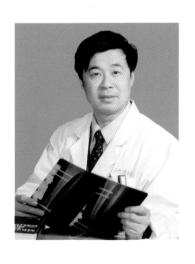

蒋垚 主任医师，教授，博士研究生导师，医学硕士。1976年毕业于安徽医科大学。现为中华骨科学会上海分会委员、上海市中西医结合学会副主任委员、上海市运动创伤医学学会委员、中华骨科学会创伤学组委员、《中华创伤骨科杂志》特约审稿人等。从事骨科、关节外科的临床和研究工作，先后在日本横滨市立大学医学院附属医院骨科，美国匹兹堡大学运动医学中心进修，学习并掌握先进的关节外科和关节镜技术，在临床实际应用，成功地治疗了一大批患者。主持研究"自体髌韧带重建膝前交叉韧带"，获上海市临床医疗成果三等奖。在国内外发表学术论文10余篇，参加编写3部骨科专著。

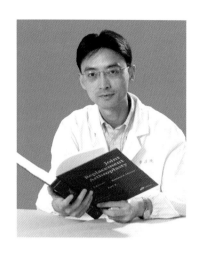

王琦 副主任医师，医学硕士。1995年毕业于上海市第二医科大学。

现为上海市医学会骨科学分会关节学组委员、上海市中西医结合学会骨伤科专业委员会委员。从事关节外科的临床和研究工作，曾赴韩国三星医学中心关节和运动医学科、德国 St. Vincentius 医院、澳大利亚悉尼 Nepean 医院、John Flynn 医院、荷兰 Nijmegen St Radboud 大学医学中心骨科等处学习，师从著名关节外科专家 W.K.Chung、Gardeniers 等人学习髋、膝、肩关节关节初次置换及翻修技术。与张先龙教授共同主编《髋关节表面置换》，参编书籍有《微创人工关节置换》、《人工关节感染》、《人工髋关节外科学——从初次置换到翻修手术》，参译书籍《人工膝关节置换术》。发表学术论文10余篇。

擅长髋、膝、肩关节疾病诊断和关节置换治疗。在国内较早在髋关节翻修术中使用打压植骨技术治疗伴严重骨缺损的关节置换失败患者，临床结果达到国内领先水平。

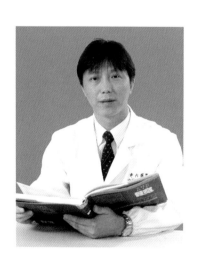

陈云苏 副主任医师，医学博士。上海医学会会员，上海市医学会骨科学分会关节学组委员，上海中西医结合学会青年委员。

从事创伤骨科和关节外科的临床和研究工作10余年，2001年赴美国哈佛大学附属麻省总院进修成人关节外科。在国内核心期刊发表学术论文10余篇。目前是"髋关节表面置换术后步态分析"研究的项目负责人，主编关节外科专著《人工髋关节外科学——从初次置换到翻修手术》，参加编写骨科专著6本。

擅长各种髋、膝、肩关节疾病的诊治及髋、膝关节的人工关节置换术。

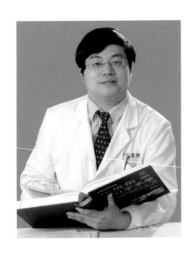

沈灏 副主任医师。1999年毕业于上海第二医科大学，医学硕士。

长期从事关节外科的临床和研究工作。曾在美国费城杰斐逊大学ROTHMAN骨科中心，德国汉堡ENDO KLINIC医院，德国法兰克福DK风湿病医院和香港玛丽医院学习人工关节置换技术和假体周围感染处理技术。在国内较早开展可活动间隔物治疗膝关节假体周围感染的二期翻修术。第一作者发表论文18篇，其中SCI3篇。主编和参编专著6部。主持局级以上课题1项，完成2项成果鉴定，获得上海市医学科技奖二等、三等奖各1项，科技进步三等奖1项。

擅长各种髋、膝关节疾病的诊治及髋、膝关节的人工关节置换术。

脊柱外科

　　脊柱外科是上海市创伤骨科临床医学中心下属的重要亚学科之一，自2003年5月成立至今已成功手术治疗各类脊柱脊髓疾患15 000余例，包括枕颈部疾患，各型颈椎病，颈椎管狭窄症，颈椎后纵韧带骨化症，胸椎间盘突出症，胸椎管狭窄症，腰椎间盘突出症，腰椎管狭窄症，腰椎滑脱症，脊柱骨折脱位、脊髓损伤，脊柱结核、肿瘤，脊柱侧弯及后凸畸形等疾病，手术疗效达到国际先进水平。

　　脊柱外科现有主任医师1名、副主任医师5名，主治医师2名，其中医学博士5名，医学硕士3名，拥有博士研究生导师1名，硕士研究生导师3名，病区床位47张。配有进口脊柱手术导航仪、脊柱外科专用手术床、德国蛇牌脊柱外科专用手术器械、皮层诱发电位监护仪、腰椎间盘镜、脊柱外科手术放大镜、进口冷光源头灯等先进设备，有力保障了各类疑难脊柱脊髓疾患手术的成功开展。

　　脊柱外科每年接待来自国内外门、急诊患者2万余人，完成各类疑难脊柱外科手术2 000余例，取得了满意疗效。

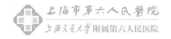
专家介绍

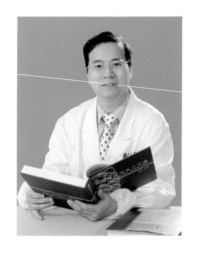

徐建广 脊柱外科行政主任。主任医师，教授，博士研究生导师，医学博士。

曾多次前往美国、德国、法国、澳大利亚等国家的脊柱外科中心访问学习，回国后一直从事脊柱外科的临床与科研工作，擅长治疗各种原因引起的慢性颈肩腰腿痛及脊柱脊髓损伤。专业治疗各型颈椎病，颈椎管狭窄症，颈椎后纵韧带骨化症，胸椎间盘突出症，胸椎管狭窄症，胸椎黄韧带骨化症，腰椎间盘突出症，腰椎管狭窄症，腰椎滑脱症，脊柱骨折脱位、脊髓损伤，脊柱结核、肿瘤以及严重脊柱侧弯及后凸畸形等疾病。已在各类专业学术期刊上发表相关论文 70 余篇（其中 SCI 及 EI 收录论文 10 篇），参编学术专著 8 部；主持国家自然科学基金、卫生部基金及上海市科委、教委重点医学项目基金多项，获上海市科技进步三等奖 1 项，获上海交通大学附属第六人民医院医疗成果奖 5 项，新技术、新项目奖 5 项；现为"中华显微外科杂志"、"中国骨与关节损伤杂志"、"中国矫形外科杂志"及"脊柱外科杂志"编委，"中华实验外科杂志"特邀编辑，"中华外科杂志"特约通讯员，现任中国医师协会脊柱外科工作委员会常委、中华医学会骨科学分会微创学组委员、中华医学会运动医学分会脊柱运动损伤学组委员、国际脊柱功能重建学会中国分会委员、中国残疾人康复协会肢体残疾康复专业委员会脊柱外科学组常委、上海市医学会骨科专业分会委员、上海市中西医结合学会脊柱外科分会副主任委员、上海市康复医学会脊柱脊髓损伤专业委员会副主任委员、上海市医学会骨科学分会脊柱外科学组成员。2007 年为备战"2008 北京奥运会"而意外导致"颈椎 2、3 骨折脱位、高位颈脊髓损伤"的浙江体操小将王燕成功进行了手术治疗，受到国家体委及上海市领导的多次表扬，为此获得上海交通大学附属第六人民医院临床医疗成果"特别奖"。

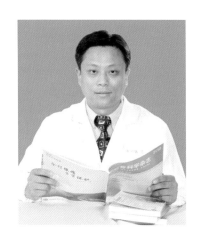

周蔚 副主任医师，医学硕士。1992年毕业于上海第二医科大学，曾在美国、德国及日本的骨科和脊柱外科进修学习。擅长各类脊柱脊髓损伤的手术治疗，慢性颈肩痛、腰腿痛的诊治及颈椎病、腰椎间盘突出症、腰椎管狭窄症及腰椎滑脱的手术治疗，脊柱肿瘤的手术治疗、青少年脊柱侧弯的矫形治疗。

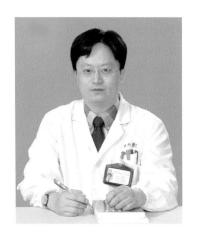

孔维清 副主任医师。1994年6月毕业于上海医科大学，在职医学博士研究生，硕士研究生导师。从事骨科临床工作近20年。专业研究方向为脊柱外科，在美国、德国、荷兰等欧美国家的脊柱中心作为访问学者长期交流。主持上海交通大学科技处、市科委及市卫生局课题研究5项，获市六医院临床医疗成果奖及新技术、新项目奖4项。参编学术著作5部，发表SCI文章5篇，在中文核心期刊上发表专业论文30余篇。擅长枕颈部畸形、颈椎病、胸椎管狭窄症、腰椎间盘突出症、腰椎管狭窄症、腰椎滑脱症、脊柱侧弯、脊柱肿瘤、脊柱结核及脊柱骨折脱位、脊髓损伤等疾病的诊治。

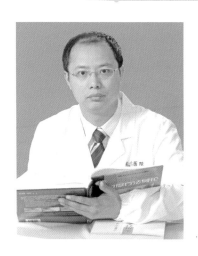

赵必增 副主任医师，医学博士。1993年本科毕业于浙江大学医学院，2002年博士毕业于第二军医大学，师从脊柱外科前辈李家顺、贾连顺教授。之前工作于上海长征医院脊柱外科临床第一线，实际操作能力强，解决本专业复杂问题经验较丰富。第一完成人获得军队医疗成果三等奖1项，参与获得上海市医疗成果一等奖1项；以第一作者发表学术论文近30篇，SCI收录2篇，参编著作8部；主持或参与局级以上课题3项。擅长各种原因引起的脊柱伤病，专业治疗腰椎病、颈椎病、脊柱肿瘤、脊柱结核、脊柱退变性畸形及强直性脊柱炎畸形等。

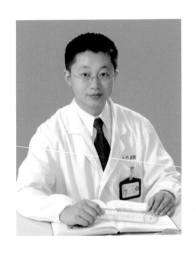

傅一山 副主任医师，副教授，硕士研究生导师，医学博士。

自 2000 年进入市六医院骨科工作至今。擅长脊柱外科领域创伤及疾患的诊治。在国际权威杂志及国内核心期刊发表 15 篇论著，参与编写专著 4 本，担任多份国际及国内专业期刊的特约编委和审稿人，主持完成上海市卫生局及市六医院科研课题 2 项，获国家发明专利 2 项，2003 年起列入市六医院青年临床技术骨干培养，多次赴欧美出国交流访问，至今成功完成颈椎、胸椎及腰椎各类手术千余例。

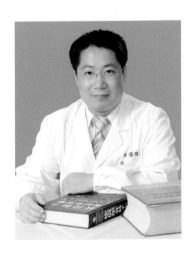

张涛 副主任医师，博士。2005 年获第二军医大学博士学位。长期从事脊柱外科临床工作，曾接受了系统严格的脊柱外科专业训练，具有良好的专业知识结构、较强的实际操作能力和解决本专业复杂问题的经验。尤其擅长：颈椎病、颈椎创伤、胸腰椎创伤、腰椎间盘突出、腰椎管狭窄及腰椎滑脱等疾病的手术治疗。在颈椎创伤的手术及综合治疗有一定心得。发表学术论文 20 余篇，参与国家自然科学基金 2 项，并发表脊髓损伤修复相关文章 8 篇。

关节镜外科

关节镜外科是上海市创伤骨科临床医学中心下属的亚学科之一。关节镜手术工作起始于 1990 年。2000 年成立了关节镜外科和运动医学特色专业,拥有病床 12 张。2002 年正式成立关节镜外科,病床 45 张。作为市六医院优势特色专业,在近年有显著发展,年手术量从 10 年前的年约 300 例增加到目前的年 3 000 余例。

该科立足于技术创新,团队成员刻苦钻研、勤练内功,依托市六医院骨科这一平台,形成了以严重关节创伤的微创治疗、各种创伤及手术后遗症的治疗,以及各种复杂运动伤治疗为主的优势特色专业。开展工作涉及肩关节、肘关节、腕关节、髋关节、膝关节、踝关节等各关节。

关节镜外科的技术水平得到国际同行的推崇,目前为 Aesculap,Linvetec,Smithnephew,Arthrex,Mitek 等国际关节镜公司的客户技术培训基地。作为一个国际性关节镜培训中心,每年接受 60 余名来自国内及国外的医生进修关节镜技术。

关节镜外科现有主任医师 2 名,副主任医师 1 名,主治医师 3 名,轮转住院医师若干,博士研究生导师 1 名。

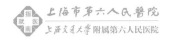

专家介绍

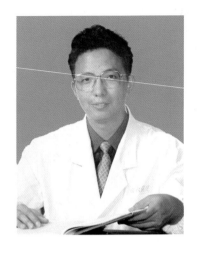

赵金忠 骨科行政副主任，关节镜外科行政主任。主任医师，教授，博士研究生导师，医学博士。

现任国际关节镜外科杂志《Arthoscopy》正式编委，中华医学会骨科学分会关节镜外科学组委员，上海医学会骨科分会关节镜外科学组组长。

2002年入选"上海市医苑新星"培养计划。曾先后赴奥地利、德国和韩国工作深造。主要创新技术包括：①采用8股腘绳肌肌腱双束重建前交叉韧带，使前交叉韧带重建的成功率从单束重建的85%成功率跃升为98%。在此基础之上实施的保留并牵张残留纤维的前交叉韧带双束重建能够实现超强度前交叉韧带重建。②三明治式后交叉韧带重建，即保留残留纤维的后交叉韧带双束重建（采用8股腘绳肌肌腱）。该技术为国际报道难度最大亦是成功率最高的重建方法。在此基础上实施的后交叉韧带重建加强技术使后交叉韧带重建的效果有了更可靠的保证。③后交叉韧带胫骨止点撕脱的关节镜下复位固定技术。通过双后内侧入路、"8"字缝线固定、Y形骨隧道设计等创新，使该损伤能够得到微创、安全、高效的治疗。④复发性肩关节脱位的关节镜下肩胛盂重建技术。在微创的前提下，大大降低了肩关节脱位特别是带有肩胛盂骨缺损的肩关节脱位关节镜治疗后的复发率。⑤肩袖损伤的无锚钉双排修复技术。在最大限度降低内植入物使用亦即患者经济负担的基础上实现了可靠的肩袖修复。

编著《膝关节重建外科学》，主译《肩关节镜手术技术》。在国际专业学术期刊发表SCI论文20余篇。参加研究自体髌韧带重建前交叉韧带，于1999年获上海市临床医疗成果三等奖；主持膝关节稳定性重建的系列临床研究，获2005年度上海医学科技三等奖、上海市科技进步三等奖。建立了"中华关节镜外科论坛"（http://bbs.arthroscopy.cn），为医生之间切磋技艺、医患交流创立了极好的平台。

擅长各种复杂的膝关节韧带损伤的治疗，在前交叉韧带断裂、后交叉韧带断裂、前后交叉韧带附着点的撕脱骨折、膝关节后外侧韧带结构损伤的诊断和治疗方面尤有特长；在肩关节脱位、肩袖损伤、肩肘关节挛缩的治疗方面颇具经验。

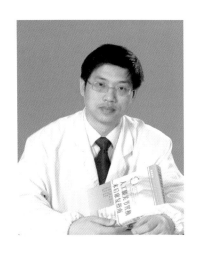

何耀华　主任医师，教授，硕士研究生导师，博士。现任中华医学会骨科分会肩肘关节外科协作组委员，上海医学会骨科分会关节镜学组委员，上海医学会运动医学学组委员，中国骨与关节损伤杂志编委，中华临床医师杂志特邀编委。自1998年7月起一直在上海市第六人民医院骨科工作，于2001年和2005年先后在德国、韩国学习。2008年于美国Hospital for Special Surgery、New York University Hospital for Joint Disease和San Antonio Orthopedic Institute进修半年。在美国的学习，进一步丰富了肩关节领域的知识，更新了观念，提高了肩关节镜技术水平。目前在国内外已发表学术论文30余篇并参编多部骨科方面专著；参加完成多项医院新技术项目和上海市科委技术项目，国家自然基金面上项目3项。擅长肩、膝关节运动损伤的诊治，尤其对肩关节疾病的诊治如肩袖损伤、肩峰撞击征、肩关节脱位、盂唇损伤以及肩周炎（冻结肩）等具有丰富的临床医学经验。现肩关节镜手术量在全国已名列前茅，尤擅长巨大肩袖损伤，肩关节多向不稳以及肩关节拖尾后造成骨头缺损等复杂肩关节疾病的诊治，且具有独特的诊疗方案。

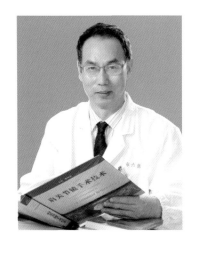

皇甫小桥　副主任医师，副教授，硕士研究生导师。

上海医学会骨科分会关节镜外科学组委员兼秘书、创伤学会关节镜学组委员。从事专业：微创治疗肩、膝、肘、踝关节的损伤及其疾患。侧重于关节镜下手术治疗肩峰撞击综合征、肩袖损伤等退变性疾患，以及镜下手术治疗复发性肩关节脱位、肩锁关节脱位、SLAP损伤等肩关节运动损伤。近年在国内外学术期刊发表相关论文近40篇，多次参加国内国际学术交流，与国际关节镜技术发展保持一致。参编关节镜技术相关著作多部，参编《膝关节重建外科学》，参译国际著名肩关节镜外科专家Burkhart博士的《肩关节镜手术技术》。

擅长膝关节韧带损伤、止点撕脱骨折及其关节疾患的治疗，关节镜下双束四隧道重建前、后交叉韧带等技术，能最大限度恢复患者膝关节的稳定性；在关节镜辅助下治疗髌骨脱位、各种疑难性弥漫性滑膜炎的关节镜手术治疗方面积累了丰富的经验。

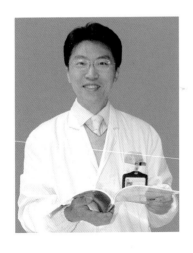

刘旭东 副主任医师，医学博士。曾作为上海市高级访问学者在全美国排名第一的波士顿麻省总医院（Massachusetts General Hospital）运动医学中心学习1年。主要从事运动性损伤的诊治。擅长关节镜下微创治疗：膝关节半月板损伤，前交叉韧带，后交叉韧带，内外侧副韧带损伤以及髌骨脱位；肩关节周围炎（肩周炎），肩袖损伤，肩峰撞击症，以及肩关节脱位。2009年被评为上海市青年科技"启明星"，上海交通大学"晨星"优秀青年教师，上海交通大学医学院优秀青年教师，入选上海交通大学医学院"新百人"计划。近年来主持国家自然基金1项，上海市自然基金2项，在国际上发表学术论文20余篇，参加多次国内外会议。

骨肿瘤外科

骨肿瘤外科是上海交通大学附属第六人民医院骨科的亚学科之一，是从事骨肿瘤诊疗的专业机构，诊治范围包括：脊柱、骨盆、四肢骨与软组织肿瘤诊断和治疗，尤其在恶性骨肿瘤的保肢治疗方面具有国际领先水平。

市六医院骨肿瘤外科集临床、科研、教学为一体。与影像科、病理科、化疗科等密切合作，建立了骨肿瘤三结合诊治病例讨论制度。拥有多位骨肿瘤诊治专家。每年诊治大量来自全国各地的骨肿瘤患者，恶性骨肿瘤的保肢治疗已作为常规手术开展。骨肿瘤保肢治疗的主要目的是既彻底切除肿瘤又保留肢体功能，以改善患者的生活质量。恶性骨肿瘤的手术治疗经过 20 余年的临床研究实践，随着影像学诊断技术、病理诊断技术、外科技术和手术后康复疗法水平的提高，在化疗的基础上，根据患者的年龄、肿瘤性质、部位、外科分期、预后和要求手术达到的程度施行保肢手术已成为恶性骨肿瘤治疗的主要发展方向。术前术后新辅助化疗结合保肢手术（包括人工假体置换、同种异体骨移植、自体骨移植及瘤骨灭活再植术等），使恶性骨肿瘤的保肢率和成功率均处于国内领先水平。

该亚学科主任董扬，从事创伤骨科、骨肿瘤、骨病工作近 30 年，期间曾以访问学者身份赴瑞士、法国、德国、美国、英国等国家进行学术交流、学习、访问，擅长骨肿瘤的诊断与治疗，主要是脊柱、骨盆、四肢骨与软组织的良、恶性肿瘤的外科治疗，尤其对恶性骨肿瘤的保肢治疗有丰富的临床经验。

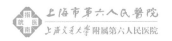

专家介绍

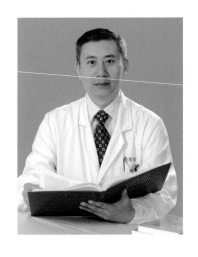

董扬 骨肿瘤外科行政主任。主任医师，教授，硕士研究生导师。

1991年上海第二医科大学硕士研究生毕业。中华医学会骨科学分会肿瘤学组委员，国际保肢学会会员，国际AO学会会员，中华医学会上海分会肿瘤学组委员，中国抗癌协会上海肉瘤专业委员会委员，中国抗癌协会肉瘤专业委员会骨盆环学组委员，中华顾上医学会理事；中华实验外科杂志特约编委，中国组织工程研究与临床康复杂志编委。从事创伤骨科、骨肿瘤、骨病工作近30年，期间曾以访问学者身份赴瑞士、法国、德国、美国、英国等国家进行学术交流、学习、访问。先后在国内外权威杂志发表论文60余篇，主编专著1部《新编腰椎间盘突出症防治问答》，参与编写专著2部《2004创伤骨科新进展》《恶性肿瘤的诊断与综合治疗》，主译专著1部《骨与软组织肿瘤外科学》。主持上海市委科研项目1项，获国家发明专利多项。

擅长骨肿瘤的诊断与治疗，主要是脊柱、骨盆、四肢骨与软组织的良、恶性肿瘤的外科治疗，尤其对恶性骨肿瘤的保肢治疗有丰富的临床经验。

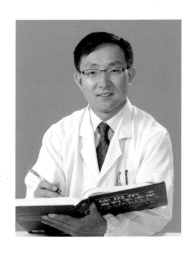

杨庆诚 骨科行政主任助理，副主任医师，临床医学博士，硕士研究生导师，上海市医学会骨科分会骨肿瘤学组委员。

从事骨科临床工作及教学20余年。1997年以来专业主攻与软组织肿瘤的外科治疗。在骨与软组织肿瘤的诊断、外科保肢重建治疗、转移癌的外科治疗、恶性肿瘤化疗等方面积累了丰富的临床经验。擅长处理复杂的四肢及骨盆肿瘤、骨转移癌的外科切除及保肢重建。主持国家自然基金、省部级及局级课题，发表SCI及核心期刊论文30余篇。获上海医学科技进步三等奖1项。

小儿骨科

小儿骨科是上海市创伤骨科临床医学中心下属的亚学科之一。小儿骨科拥有主任医师 1 名，副主任医师 1 名，主治医师 1 名和住院医师若干名。主要从事 0~14 岁儿童的四肢骨骼损伤、先天性肢体、关节和脊柱畸形、神经肌肉性疾病的临床治疗工作。在小儿创伤骨折治疗和各种关节、脊柱的畸形矫正中，该科紧密保持与当今国际、国内最先进的治疗理念与方法的同步。该科室是国内儿童骨折微创治疗的倡导者，也是发育性髋关节异常早期诊断的治疗的推动者。主要成员均有长期从事小儿骨科临床工作的经历，均接受过海外著名医疗单位的培训和学习，业务理论扎实，临床经验丰富，手术技能娴熟，年手术量约 800 例，并经常在国内外专业杂志上发表文章和专著。

诊疗特色

小儿骨科主要治疗各种儿童骨折和肢体、关节脊柱的先（后）天性畸形。在儿童骨折的治疗中，广泛采用了微创技术，保障了治疗后生长发育的持续。对发育性髋关节异常（过去称先天性髋关节脱位），注重早期诊断和早期治疗，并对各种年龄的晚期病例拥有众多的治疗方法和手段，能有效个性化地设计治疗方案，保障治疗的效果。在儿童肢体成角畸形的治疗上，能熟练应用骨骺暂时阻滞技术，生长性地调整肢体负重力线的平衡；针对肢体长度不等，Ilizarov 环形支架延长技术为许多患者重新拾回了自信。儿童及青少年各种脊柱畸形的治疗是科室业务中的强项，特别注重对治疗后脊柱继续生长能力的保护，是国内施行青少年脊柱侧凸和儿童非融合性脊柱手术治疗的主要单位。

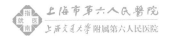

专家介绍

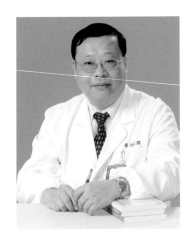

陈博昌 小儿骨科行政主任。主任医师，教授，硕士研究生导师。

中华小儿外科学会骨科组委员，上海市小儿外科专业委员会委员，上海市中西医结合学会脊柱外科专业委员会常委。《中华小儿外科杂志》编委，《临床小儿外科杂志》编委，《中华医学杂志 英文版》特约审稿人。国际内固定学会（AO学会）儿科讲师。长期从事小儿骨科的临床医疗及教学、科研工作，曾担任新华医院小儿骨科和上海儿童医学中心骨科行政主任。多次赴美国、以色列学习、进修小儿骨科专项技术。是国内儿童骨折微创治疗的倡导者，也是发育性髋关节异常早期筛查技术技术普及的推动者，是目前国内从事发育性髋关节异常早期诊断和早期干预、治疗的主要学者之一，在该病各年龄段治疗上拥有丰富的经验。近年来，致力于儿童及青少年脊柱的畸形的矫正工作，是国内开展儿童、青少年特发性脊柱侧凸手术治疗和非融合性脊柱矫正手术治疗的主要医生，尤其是治疗脊柱合并胸腔畸形导致的胸腔技能不全综合征（TIS），处于国内领先地位。同时，在儿童、青少年各类肢体力线矫正、遗传代谢性骨骼畸形矫正、先天性胫骨假关节等疑难疾病的治疗上拥有丰富的经验。还承担过上海市科委、浦东新区社发局、上海申康医院发展中心和上海市卫生局重大科研项目，在国内外主要刊物上共发表学术论文24篇，参编专著3部，担任过国家级继续教育项目《骨科学》教材副主编。

其他骨科专家介绍

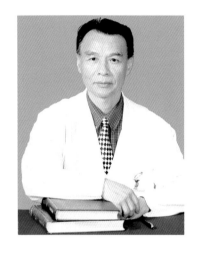

眭述平 主任医师。1970年7月毕业于上海第二医科大学。

曾任上海市医学会手外科专科委员会副主任委员。从事骨科及显微外科的临床和研究工作30余年，在拇指缺失、手指缺失和全手缺失的再造方面，以及利用桥式交叉技术在游离组织组合移植等方面积累了丰富的临床经验，还擅长创伤骨科各种疾病的诊断和治疗、人工关节的置换以及手外科、显微外科疾病的处理。曾获卫生部科技进步三等奖1项、上海市科技进步三等奖3项、上海市临床医疗成果三等奖1项、上海医学科技二等奖1项、上海医学科技三等奖2项、上海市教学成果二等奖1项。发表论文20余篇。参加编写专著2部。

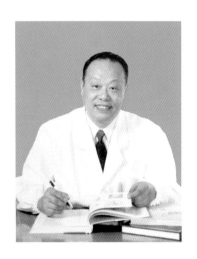

何鹤皋 主任医师，享受国务院特殊津贴。1963年毕业于苏州医学院医疗系。在国内外专业杂志发表论文20余篇。多次获得国家和卫生部及上海市科技进步奖。

在40多年的临床与教学工作中，对创伤骨科及四肢骨折的内、外固定，关节置换，断肢再植，四肢软组织及骨组织的缺损修复，以及手和手指缺失再植等有较深的研究。另外在颈、肩、腰腿痛、骨与关节损伤及炎症、小儿麻痹症等方面也有较丰富的临床经验。

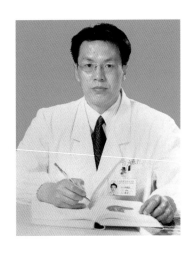

安智全　骨科主任助理，上海市第六人民医院东院骨科执行主任。主任医师，医学博士，教授，博士研究生导师。

上海市医学会显微外科专科委员会委员。从事创伤骨科的临床和科研工作近20年。在国内外学术期刊发表论文近30多篇。主持国家自然基金1项，完成上海市科委基金课题1项。

长期在临床一线工作，早期从事手外科、显微外科和断肢（指）再植工作，断指再植成活率在90%以上。近十多年来主要从事创伤骨科工作，擅长于各种四肢骨折诊断和手术治疗，尤其擅长于复杂髋臼和骨盆骨折的手术治疗，积累了接近500例髋臼和骨盆骨折的手术经验，长期随访效果良好。此外对于肩关节周围的骨折如复杂关节内肩胛骨骨折、复杂肘关节如肱骨远端关节内骨折、复杂膝关节骨折如胫骨平台骨折和股骨远端骨折以及长干骨骨折的微创内固定、骨不连的手术治疗均有丰富经验。

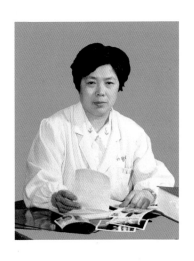

王桂英　副主任医师。1970年毕业于上海铁道医学院，从事学科临床30余年。擅长：①四肢骨、关节外伤的急诊处理和手术治疗；②骨肿瘤和其他骨疾病的诊断和治疗；③小儿先天性疾病和畸形的矫正治疗。

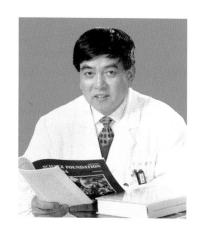

张宝云 副主任医师。擅长各种创伤性骨科疾病的诊治，矫形治疗（包括先天性畸形、椎间盘突出、骨肿瘤等）和关节镜、关节置换手术。

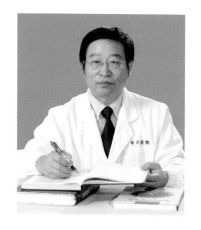

蔡培华 副主任医师。1988年毕业于武汉同济医科大学医疗系。长期从事创伤骨科、手外科和显微外科的临床工作，在复杂的上肢创伤、手部功能重建，拇、多指再造，四肢骨与软组织缺损的修复与重建等方面积累了丰富的临床经验，并具有敏锐和独到的见解和治疗方法。

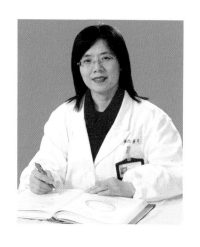

汪泱 上海市四肢显微外科研究所及上海交通大学创伤骨科研究所副所长，医学博士，研究员，博士研究生导师。

曾留学于澳大利亚干细胞中心，《实验与检验医学杂志》副主编。长期从事干细胞与再生医学领域的基础与应用研究，主要研究方向为各种成体干细胞分离培养、定向分化及修复组织器官损伤的研究与应用；人诱导多能干细胞（iPSC）及胚胎干细胞（ESC）向神经祖细胞及骨与软骨细胞的定向诱导分化及其分子调控机制研究；建立病患特异性iPS细胞系并用于疾病机制研究及药物筛选。

擅长应用干细胞及组织工程技术修复创面、神经、血管、骨与软骨等组织损伤，及应用病患特异性iPS细胞系进行药物筛选及干预疾病进展等技术。

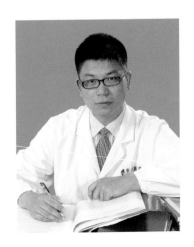

王韬　副主任医师，医学硕士，门急诊部副主任。

1997年本科毕业于上海第二医科大学，2007年获同济大学硕士学位。长期工作在医教研第一线，注重创伤骨科领域的研究和临床实践，积累了丰富的经验。研究方向：四肢创伤骨科的实验研究与临床治疗。已熟练掌握四肢复杂骨折的临床诊断和治疗。在国内外杂志上发表专业论文30余篇，参编专著1部，获国家专利4项，参与获得中华医学科技奖、上海市科技成果各1项，承担院级课题多项。

普通外科

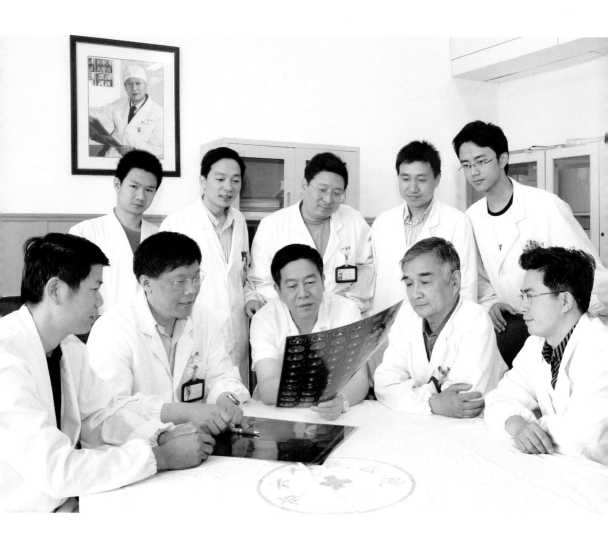

　　该科由肝胆胰外科、胃肠外科、微创外科、乳腺外科、血管外科、头颈外科、腹壁外科、门急诊外科和外科营养 9 个专业组成。1963 年与我院骨科合作共同完成世界上第一例断肢再植术，受到周总理等党和国家领导人的接见和嘉奖。开放床位数 160 张。

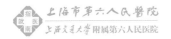

诊疗特色

肝胆胰外科

　　该专业组由上海市胆道外科学副组长郑起教授领衔，以诊治复杂肝胆胰疾病为特色，尤其是对复杂胆道疾病、胆道损伤、肝癌、胆道和胰腺肿瘤手术及门静脉高压症等外科治疗都有丰富临床经验和良好疗效。胰腺肿瘤诊治在国内享有盛誉，如胰头癌手术联合门静脉血管切除及血管重建；胰腺内分泌肿瘤诊治；胰腺肿瘤损伤控制性手术；在国内率先开展胰腺癌放射性 ^{125}I 粒子植入治疗等。该专业为本院特色专科，设有博士后流动站、硕士研究生和博士研究生培养点。为上海交通大学胆道疾病诊治中心成员。

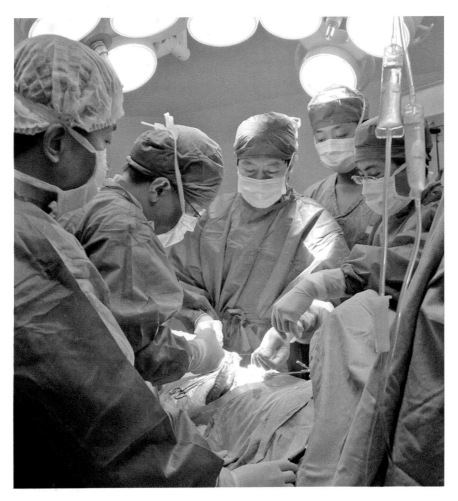

郑起教授在行肝移植手术

胃肠外科

该专业组主要从事胃肠良、恶性疾病的外科治疗，培养了中国第一株胃癌细胞株，率先开展了胃癌淋巴规范清扫的根治手术，胃癌治疗在同行中具有较高的学术地位。

在全国率先开展消化道肿瘤术中放疗已有 20 年，提高了胃肠道肿瘤的疗效。近年来对胃肠疾病的营养支持治疗和研究也取得进展。对结直肠肿瘤尤其是直肠癌的保肛手术取得了良好的临床疗效，开展了腹腔镜下胃肠道肿瘤微创治疗，在上海率先开展经肛门结直肠肿瘤微创切除术（TEM）。为上海交通大学大肠肿瘤诊治中心成员。

微创外科

微创外科有腹腔镜、胆道镜、腔镜下直肠手术设备和内窥乳腺导管镜等微创外科诊治器械，可行内镜下十二指肠乳头胰胆管造影、切开、置管引流和放置支架等，微创外科以手术创伤小、恢复快为主要特点。目前主要开展的手术有：胃肠转流手术治疗 2 型糖尿病、胆囊切除术、结直肠肿瘤切除术、急性重症胰腺炎引流术、胃穿孔修补术、胃癌根治、甲状腺肿瘤切除、切口疝和腹壁疝修补术、肝脏胰腺手术和减肥手术等。在全国率先开展经乳晕单孔道甲状腺微创外科治疗，伤口小，恢复快，深受患者好评。为上海交通大学甲状腺疾病诊治中心成员。

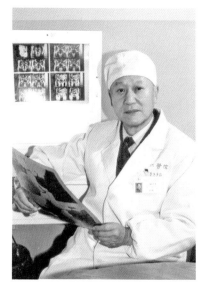

著名外科专家钱允庆教授

乳腺外科

乳腺疾病是妇女常见的疾病，乳癌发病率逐年上升，目前已占女性恶性肿瘤发病率的第一位。外科乳腺专业包括乳腺疾病诊治中心门诊和专门病房。该专业诊治医师临床经验丰富，手术技巧娴熟，诊疗设施先进。乳腺外科实行门诊病房服务一条龙，形成多科室、多个专家协作诊治的特色，以最短的时间、最合理的费用使每一个患者得到最好的治疗。

血管外科

血管外科是传统的特色专业。20 世纪 60 年代首创断肢小血管吻合法完成了世界上首例断肢再植手术，对腹主动脉瘤、动静脉瘘、血管外伤以及各种血

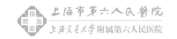

管疾病的诊治在国内具有较高的学术地位。近年大量开展了各种血管疾病的微创疗法，90%以上的血管病采用微创小切口或无切口、无疤痕手术治愈，形成了鲜明的微创特色。例如，在全国率先开展了静脉曲张激光治疗，该方法无切口、恢复快，是静脉曲张患者的最佳选择，目前已治疗 2 000 余例患者，在国内位居第一。于国内首批开展了夹层动脉瘤、腹主动脉瘤的微创腔内修复术和糖尿病足（"老烂脚"）的综合修肢手术；对常见的下肢动脉缺血、血管性脑中风、各种血管病的微创手术也积累了丰富经验。改良或独创了多种微创手术技术，并获得 5 项国家专利。

头颈和腹壁疝外科

开展颈部小切口和胸乳途径三孔、二孔或单孔的腔镜甲状腺与甲状旁腺手术，微创和美容效果好。对危重疑难复发甲状腺癌、巨大甲状腺肿瘤、甲亢和甲旁亢的手术规范、经验丰富。开展甲状腺癌院内多科协作诊治，是上海交通大学甲状腺疾病诊治中心牵头单位。

开展各种术式的开放和腔镜腹股沟疝与腹壁切口疝手术，规范疗效好，并发症极低，对腹壁肿瘤切除重建也经验丰富，是上海交通大学疝与腹壁外科疾病诊治中心成员。

专家介绍

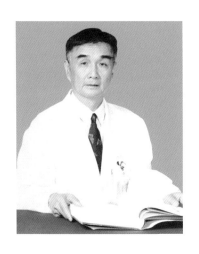

冯昌宁 主任医师，享受国务院特殊津贴。1964年毕业于上海第二医科大学。现任上海市医学会普外科学会委员，上海市医疗事故鉴定委员会专家库成员，《外科理论与实践》杂志编委，曾担任普通外科主任。1998年赴美国伊利诺伊大学考察和访问，1990年赴日本大阪国立医学院进修。从事外科临床、教学、科研近40年，对外科常见疾病和疑难病例的诊治积累了丰富的临床经验。擅长胃肠肿瘤、胰腺肿瘤及血管疾病的诊治。尤其擅长胰腺肿瘤合并门静脉等多脏器联合手术切除和门静脉高压症的各种手术；对血管疾病如腹主动脉瘤切除、人造血管移植及各种动脉瘤、动静脉瘘的治疗具有较高的造诣；对胃肠肿瘤尤其是贲门癌的手术和综合治疗也具有较高的治疗水平。在国家级和省市级专业刊物上发表或指导他人论文数10篇。

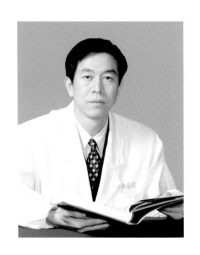

郑起 普通外科行政主任，大外科教研室主任。主任医师，教授，博士研究生导师，医学博士。

1997年博士毕业于上海医科大学。有30多年丰富的普通外科临床经验，手术细致，技术精湛，尤其擅长各种肝胆胰外科手术，主要有肝癌、胆囊癌、胆管癌、胰腺癌及胆道复杂疾病的外科手术治疗，对肝癌早诊断、早治疗及针对不同个体的合理治疗有其独特的风格和疗效。目前从事外科临床工作和肿瘤复发转移机制研究，先后在国内外专业杂志上发表包括SCI在内的学术论著50余篇，主编和参编专著10本，先后主持和主要负责国家自然科学基金5项和市、局级课题多项，曾获中华科技奖二等奖和上海市科学技术进步奖一等奖等奖项。多次赴欧美国家相关医学中心考察学习。目前为国际肝胆胰协会中国分会委员、上海市外科学会委员、上海市器官移植协会委员、上海市高级职称评审委员会委员、中国肝癌协会委员、上海市普外科专业委员会委员、上海市胆道外科学组副组长、上海市医学会感染与化疗协会委员、肿瘤外科和跨学科治疗专业委员会委员，《肿瘤》、《外科理论与实践》等杂志编委。已培养博士后1人，博士研究生15人，硕士研究生12人。

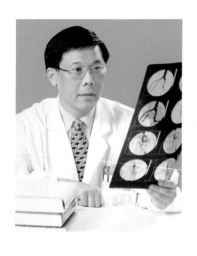

汪昱 普通外科行政副主任。主任医师，教授，硕士研究生导师。

普通外科胃肠专业学科带头人。上海交通大学结直肠癌诊治中心副主任、上海市疾病预防控制中心（SCDC）大肠癌防治委员会专家组成员、上海市疾病预防控制中心肿瘤外科和跨学科治疗专业委员会、上海市抗癌协会胃肠专业委员会委员、上海市肛门大肠疾病学组委员、上海市中西医结合学会围术期专业委员会委员。致力于胃肠道肿瘤的临床诊治及研究近30年，擅长胃肠肿瘤的诊治。尤其擅长胃癌、结直肠癌的手术及术后综合治疗、擅长胃肠肿瘤合并多脏器联合切除，手术技术精湛、娴熟、细致，临床经验丰富。对外科疑难杂症和血管疾病的诊治也积累了丰富的临床经验。在上海市和市六医院较早开展早期胃癌内镜下染色诊断、胃癌前哨淋巴结染色、腹腔镜下胃癌及大肠癌根治手术、双吻合器法切除低位直肠癌、进展期胃癌及大肠癌新辅助化疗，大肠癌的靶向治疗等前沿项目。主持并完成多项治疗大肠癌的药物临床试验。曾与上海交通大学药学院合作，从事胃肠道肿瘤转移及术后复发的分子机制研究及化疗药物引起肠黏膜屏障损伤的相关基因筛选工作。参编《胃肠肿瘤治疗学》、《胃肠肿瘤手术学》、《肠屏障功能基础与临床》等著作，主持或主要参与完成上海市卫生局课题1项、国家自然科学基金课题2项、上海市科委课题2项。发表论文30余篇，其中SCI收录8篇，培养研究生10余名。多次应邀赴美和欧洲参加ASCO、GI-ASCO、ESMO等进行学术交流。

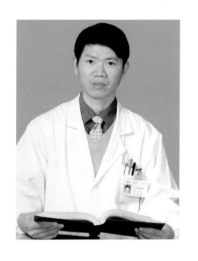

黄新余 普通外科行政副主任。主任医师，教授，硕士研究生导师，医学硕士。

师从国际著名外科学专家钱允庆教授。1998年、2000年两次赴美国访问、学习，主攻胰腺肿瘤的诊断及手术治疗。从事普通外科临床工作26年，对普通外科常见病、多发病以及胃肠道肿瘤和甲状腺疾病诊断和外科治疗经验丰富。尤其擅长肝脏肿瘤、胆道肿瘤、胰腺肿瘤及复杂胆道疾病、门静脉高压症的外科手术治疗，手术细致，技术精湛。开展了CT引导下32F导管后腹膜穿刺引流微创方法治疗急性重症胰腺炎，显著提高了其抢救成功率。对胰岛素瘤的诊断和治疗有着丰富的经验。近年来开展了保留十二指肠的胰头切除术和保留脾脏的胰腺体尾部切除术等损伤控制手术。成功开展了数十例高龄胰腺癌患者的胰十二指肠切除术，手术并发症低。承担国家自然科学基金以及市、局级课题多项，在核心期刊上发表专业学术论文 30 余篇，其中 SCI 收录论文 5 篇。参编《胰腺外科学》《胰腺外科疾病诊断治疗学》等专著 2 部。培养硕士生 8 名。

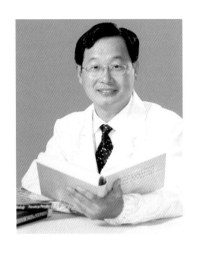

艾开兴　主任医师，教授，博士研究生导师，医学博士。

1987 年毕业于江西医学院，1995 年毕业于华中科技大学同济医学院（原同济医科大学），获医学博士学位。上海市第六人民医院党委副书记。上海交通大学硕士、博士研究生导师和苏州大学医学院硕士研究生导师，主攻胆道结石防治和胆胰肿瘤复发转移机制研究，主持和参加国家自然科学基金、市科委基金、市教委基金和卫生局科研基金课题多项，发表 SCI 收录论文 9 篇、统计源期刊论文 30 余篇，出版《实用肝胆胰脾手术学》（副主编）和《恶性肿瘤的诊断与综合治疗》（参编）。1999 年至 2002 年作为第三批援疆干部支援新疆 3 年，担任阿克苏市人民医院业务副院长兼外科主任，开展了南疆第一例半肝切除和胰十二指肠切除术；2005 年参加中国第一支医疗卫生救援队奔赴泰国海啸灾区执行救援任务并担任救援队副队长。医疗专长：肝脏血管瘤、肝包虫病、肝癌等肝脏占位性病变，胆道结石、胆道畸形和胆道肿瘤，急慢性胰腺炎和胰腺肿瘤的诊断和外科治疗。在国内率先开展 ^{131}I 放射性粒子置入联合动脉灌注化疗治疗晚期胰腺癌。对胃肠道肿瘤、甲状腺疾病、乳腺癌的诊断具有丰富经验。工作责任心强，关心关爱患者，手术操作细致。

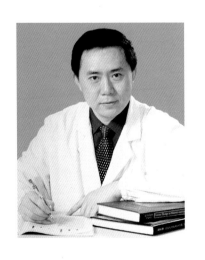

邹扬　主任医师，教授，硕士研究生导师。1982 年从事普通外科工作以来，在甲状腺疾病、乳房疾病、胆道常见病和胃肠道肿瘤的诊断和治疗等方面积累了丰富的经验，近年来主要从事大肠癌的诊断和综合治疗、便秘和肛肠疾病的治疗。

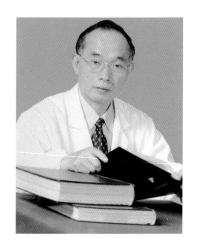

黄玉耀 主任医师。1970年7月毕业于上海第二医学院。

1991年赴日本东京国立癌中心学习进修消化道肿瘤的诊治，从医40年，具有丰富临床经验和较高的诊治水平。在疑难病例的诊治方面积累了许多经验，在危重及重大手术患者的抢救治疗中，具备很强的处理能力。长期从事外科肿瘤的临床诊治，尤其擅长消化道肿瘤的外科治疗和综合治疗。技术全面、手术规范。经治的肿瘤病例中，不少患者获得长期生存。

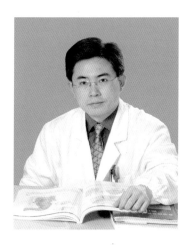

王志刚 主任医师，普通外科行政主任助理，胃肠专业组组长，外科学博士，博士研究生导师。

上海市医学会普外专业委员会青年委员，上海市胃肠专业委员会委员，上海交通大学结直肠疾病诊治中心委员，上海市第六人民医院胃肠肿瘤多学科诊治协作组主要负责人之一。从事临床工作近20年，在普外科常见病如甲状腺、胆囊、疝气等的手术治疗方面积累了丰富的经验，手术技术娴熟，并发症极低。在六院普外科率先全面开展了胃癌、结直肠癌、胃肠道间质瘤、巨脾切除等各种类型的腔镜微创外科手术，取得了良好的微创效果。2006年在香港中文大学李嘉诚微创外科中心学习腹腔镜微创外科技术，2007年在美国著名的克利夫兰基金会医院（Cleveland Clinic Foundation）胃肠外科中心学习工作，师从美国结直肠外科协会主席、著名的结直肠疾病外科专家Victor Fazio教授。2005入选上海市优秀青年医学人才培养计划，2006年入选上海交通大学百人计划，2007年并被评为上海市青年岗位工作能手和上海交通大学优秀教师。主持国家自然科学基金等课题4项，参加上海市科委课题研究多项。先后在国内外权威学术期刊上发表论文60余篇，其中20篇为SCI收录，担任《世界华人消化杂志》、《中华结直肠疾病杂志》等杂志编委，参编专著3部。擅长胃肠肿瘤的经典根治手术和腹腔镜微创外科手术治疗。

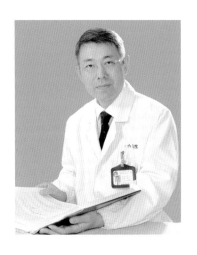

张频 主任医师，教授，硕士研究生导师，医学硕士。1987年毕业于上海第二医科大学，从事普通外科临床工作20余年。普通外科微创外科学科负责人，上海市中西医结合学会外科围术期专业委员会委员，上海浦东新区科委专家组成员。20世纪90年代在国内率先开展腹腔镜微创手术，是国内最早开展腹腔镜手术的医师之一。在市六医院普通外科首先开展肝、胆、脾、胃肠、疝、甲状腺、甲状旁腺等器官疾病的微创治疗，并取得了很好的临床治疗效果，至今已积累了数千例的临床手术经验。擅长普通外科疑难重症患者的救治，积累了丰富的临床经验，总结出的个体化救治方案成功救治数百例患者，得到广大患者的好评。学术方面：由于开展微创手术的突出贡献，获得医院新技术、新项目以及科技成果奖等多项奖励；经常参加国内外重要学术会议并作重要发言；临床工作经验的积累，在SCI和统计源期刊发表了20余篇学术论文、论著；参编《外科病理生理学》、《实用肝胆胰脾手术学》等多部著作；承担上海市卫生局课题多项。

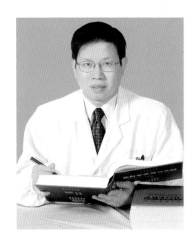

樊友本 主任医师。教授，硕士研究生导师，博士（在职）。

先后毕业于湖南医科大学和上海医科大学，曾到美国西南医学中心做访问学者。从事普通外科临床工作26年。在急腹症、腹部外伤、肝胆胰脾、胃肠和乳腺疾病积累了较丰富的诊治经验。在国内较早规模开展开放或腔镜微创无张力疝修补术，累计完成腹股沟疝和切口疝手术近2 000例，取得很好疗效。近年来在颈部肿块、甲状腺和旁腺肿瘤的诊治和研究取得较大成绩，其中腔镜辅助甲状腺和旁腺微创美容手术国内外领先，并发症极低；胸乳途径腔镜甲状腺手术，特别是国内外首创经单侧乳晕单孔单通道腔镜甲状（旁）腺手术，使创伤更小、美容更佳；多次到国内外交流和指导手术。发表论文（含SCI收录）60余篇，参编著作5部，获医院新技术新成果奖6次。承担上海市科委和卫生局课题各1项。目前是上海交通大学甲状腺中心和疝中心核心成员，为上海医学会疝与腹壁外科学组和甲状腺协作组委员、中华内分泌外科和中华疝与腹壁外科与中国新药与临床杂志编委。多次主办国家级甲状腺或疝继续教育项目，培养硕士研究生8人。

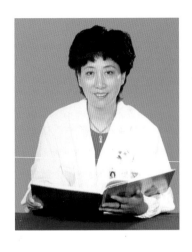

何萍青

主任医师，教授，硕士研究生导师，医学硕士。

乳腺疾病领衔专家，上海市抗癌协会乳腺癌专业委员会常委，上海市乳腺外科协作组成员，上海市肿瘤基因靶向治疗委员会委员，《中国临床医学杂志》编委。从事外科临床工作30余年，师从于全国著名乳腺外科专家沈镇宙教授，主攻乳腺外科，建立了乳腺疾病特色专科，在乳腺疾病临床诊断与治疗方面有丰富的临床经验和较深的造诣。开展了多个乳腺学科相关临床和基础研究，目前承担卫生部课题1项，上海市自然科学研究课题1项，上海市科委课题《上海市乳腺癌登山计划》基础部分及临床部分课题共2项，院级科学研究课题2项，发表论文10余篇。

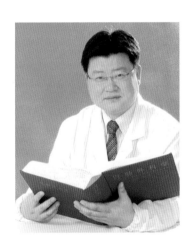

金志明

主任医师，医学博士。毕业于上海第二医科大学。有20年外科临床经验，擅长普通外科各种常见病及疑难杂症的诊断和治疗，日常工作进行各种手术如肝胆手术、门高压手术、甲状腺疝气手术等。尤其是对胃肠道恶性肿瘤和良性疾病的诊治有丰富的临床经验，其中将胃肠道恶性肿瘤作为专业研究方向，积累了扎实的理论和临床经验。对低位和极低位直肠癌保留肛门的根治性手术，经肛门微创切除结直肠肿瘤（TEM）和术后肛门功能康复治疗方面有丰富经验，就此方面的临床研究和理论研究，应邀代表中国在2009年美国第95届外科年会（ACS）上作大会发言。是国内率先开展经肛门微创切除结直肠肿瘤（TEM）术研究和临床应用人之一，避免了早期结直肠癌或高位结直肠良性肿瘤患者开腹手术的痛苦。先后在SCI收录杂志，中华系列杂志，中国系列杂志和核心期刊上发表学术论著20多篇，参与编写外科专著2部。

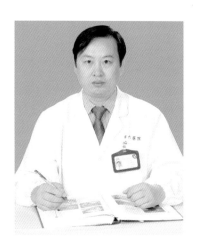

赵珺 副主任医师，副教授，硕士研究生导师。血管外科负责人。1990 年本科毕业于山东医科大学；2002 年博士毕业于第二军医大学，获博士学位。手术基本功扎实，操作技法娴熟。微创疗法诊治各种复杂危重血管疾病是其主要临床特色，独创 3 项主动脉夹层和主动脉瘤微创手术技术，国内外均属首创。其中主动脉夹层和主动脉瘤微创覆膜支架修复术的数量居国内前列。对下肢动脉缺血性疾病、糖尿病足、静脉曲张等常见疾病及颈部血管病变引起的脑缺血和中风以及各种血管疑难杂症的微创及传统手术治疗有丰富经验。应邀于国内 200 余家医疗单位演示、指导开展血管外科微创手术，10 余次在国内外大型学术会议发言介绍诊治经验，获得 7 项血管疾病微创治疗相关专利，协作省部级以上医学和科技进步奖 3 项，发表学术论文 70 余篇，参编专著 4 部。

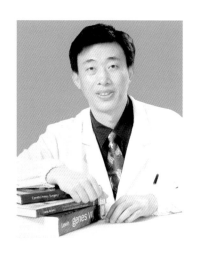

杨喆 副主任医师。1987 年毕业于中山医科大学，经过严格、规范的普通外科、普胸外科和血管外科的临床训练，目前主要从事以手术为主的胃肠肿瘤的综合治疗。每年完成标准、规范化胃肠肿瘤根治手术 300 例左右，对复杂的病例如：①全胃和近半胃手术后消化道重建方式的合理选择；②低位直肠癌的保肛手术或经肛门治疗早期直肠、肛管肿瘤；③年龄大于 75 岁的胃肠肿瘤患者的治疗具有丰富的临床经验。近年来，参加多项卫生局临床科研项目，在国内核心期刊发表学术论文多篇。

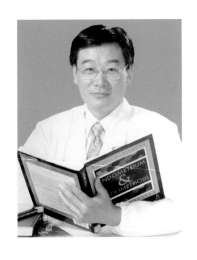

陈巍 副主任医师。1985年毕业于上海第二医科大学。上海市胆道疾病会诊中心专家组成员，上海市消化内镜协会ERCP学组成员。从事临床工作20多年，对普通外科的常见病、多发病积累了丰富的诊治经验，尤其擅长用微创方法处理普通外科常见病，如胆道疾病、胃肠道肿瘤、甲状腺、疝气。擅长用内窥镜诊断胆道疾病和微创方法处理胆道残余结石和复发结石。对良、恶性胆道梗阻所致黄疸的诊断也有较丰富诊治经验。近年来开展了两镜（腹腔镜和十二指肠镜）联合处理胆道结石，并取得很好的成果，受到了患者的赞扬，达到了微创目的，缩短了住院天数。国家级杂志上发表论文10余篇。

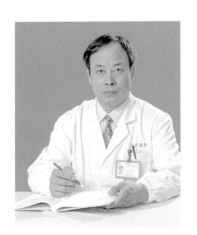

梅家才 副主任医师。毕业于中山医科大学，从事普通外科临床工作20余年。对各种血管疾病、甲状腺、腹壁疝以及肿瘤等疾病治疗具有丰富临床经验，手术精湛娴熟。主攻方向为血管外科。擅长血管外科各种动、静脉疾病的诊治（如：各种动脉瘤、动脉硬化性疾病；下肢静脉曲张、深静脉血栓形成；糖尿病足等），尤其在静脉疾病的微创治疗方面有独到之处，微创激光治疗静脉曲张及血管瘤在病例数及治疗效果等方面均居领先地位。完成多项研究课题，参编著作3部，发表省级以上学术论文20余篇。

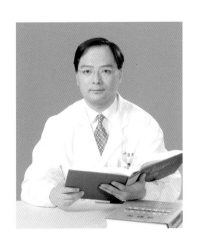

王洪 副主任医师，副教授。现任中华医学会上海分会会员，上海市抗癌协会胃肠肿瘤专业委员会会员。从事外科临床和教学近20年，擅长肝、胆、胰、胃肠及甲状腺等疾病的诊治，尤其是微创外科的治疗。主攻方向为微创外科技术的运用，对外科疾病的诊断及治疗有丰富的临床经验。在省市级专业刊物上发表学术论文多篇。

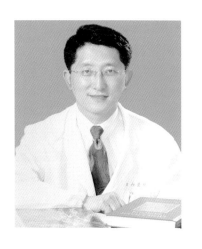

高琦 副主任医师。1988年毕业于上海第二医科大学。一直从事普通外科临床工作，擅长外科常见病（胃肠肿瘤、甲状腺疾病、疝和痔疮疾病）的诊治，尤其是胃肠肿瘤和肛周疾病的诊断与治疗。主攻方向：①在胃肠道肿瘤方面通过运用手术、营养支持、化疗等综合临床治疗；②痔疮微创综合治疗。发表省级以上学术论文多篇。

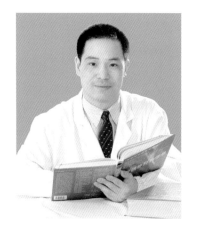

杨俊 副主任医师，副教授，硕士研究生导师，医学硕士。

1996年毕业于上海第二医科大学。主要从事微创外科及外科营养支持的临床和基础研究工作。主持上海市卫生局青年课题1项，参与国家自然科学基金、"863"课题、上海市科委课题多项。在国内核心期刊上发表学术论著10余篇，参与编写外科专著2部。

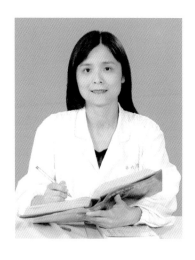

乐淳 副主任医师。中华医学会外科协会会员，中国抗癌协会会员，临床工作近20年，积累了丰富的临床经验。长期从事乳腺外科的医、教、研工作，熟练掌握乳腺外科常见疾病及疑难杂症的诊断、鉴别诊断，在乳腺外科领域有丰富的理论和临床经验，擅长乳腺癌保留乳房治疗、新辅助化疗、预后评估和个体化治疗以及综合治疗。先后在国内核心期刊杂志上发表论文10余篇，是上海市科委课题《结肠癌组织leptin受体的表达及临床意义》重要参与者。

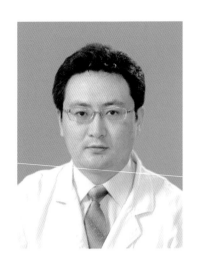

戚大川 副主任医师。2000年硕士毕业于上海交通大学医学院，从事临床工作多年，对普通外科疾病的诊治具有丰富的经验。主要研究方向为肝胆胰专业，擅长胆道肿瘤、胆道结石、肝脏良恶性肿瘤、胰腺肿瘤、急性胰腺炎等疾病的外科治疗，并将ERCP、腹腔镜、胆道镜等微创技术与开腹手术结合，实现现代肝胆胰外科的综合治疗。参与卫生部胰腺炎的综合治疗项目曾获国家科技进步二等奖，上海市科技进步奖等多个奖项。

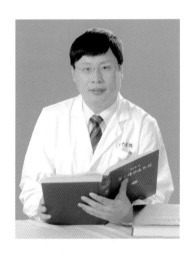

郭明高 副主任医师，医学博士，2005年毕业于第二军医大学。

有15年外科临床工作经验。在急腹症、腹部外伤、肝胆胰脾、胃肠疾病等方面积累了较丰富的诊治经验。擅长甲状腺、疝，肝脏、胰腺肿瘤及复杂胆道疾病、胃肠肿瘤等外科手术治疗。主持或参与国家自然基金及上海市科委基金4项，在SCI收录杂志，中华系列杂志，期刊上发表论著10多篇，参与编写外科专著1部。

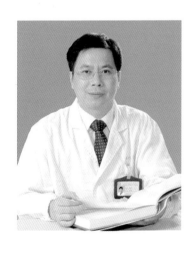

袁周 副主任医师，硕士研究生导师。1995年毕业于江西医学院获本科学位，2006年毕业于复旦大学获博士学位，2010年在全美排名第一的约翰·霍普金斯医院胰腺中心做访问学者。从事临床工作近20年，掌握普通外科常见病如甲状腺、胃肠、疝气等的手术治疗；精通肝胆胰疾病诊治，尤其是肝癌、肝移植、胰腺癌、肝门胆管癌、胆囊癌、门脉高压、胆石症、胰腺炎等疾病的诊治。科研以肝胆胰肿瘤复发转移为主要方向，以溶瘤腺病毒－基因治疗及肿瘤干细胞为重点。主持国家自然基金课题1项，参与国家级、省部级课题数项，在国内外权威学术期刊上发表论文20余篇，其中SCI收录论文6篇，参编专著3本。带教硕士及博士研究生多名。

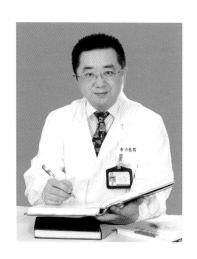

王维 副主任医师。1993年毕业于上海第二医科大学。长期从事"外科手术学"的带教工作，并参与示教视频摄录课题。发表论文10余篇，参编专著《实用食管胃肠手术学》。从医20年来，在外科临床工作中积累了丰富的临床经验，熟练掌握普外科常见病与疑难危重疾病的诊断与治疗。尤其擅长肝胆胰结石、肿瘤，胃肠道肿瘤的诊治以及晚期肿瘤的综合治疗；胰腺炎的个体化治疗以及甲状腺疾患的内外科综合治疗等。

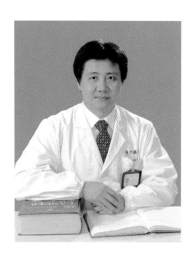

宗祥云 副主任医师，硕士研究生导师，复旦大学肿瘤学博士。

从事肿瘤外科工作10余年，对肿瘤学有相当的造诣。擅长乳腺良恶性疾病诊治、乳腺癌各类根治性手术包括保乳手术及乳房重建手术。手术并发症少，经治病例复发转移率低。目前主持、参与省厅级课题5项，主持"诺雷德联合三苯氧胺治疗HR阳性早期乳腺癌的随机对照研究"临床试验。在国内外核心期刊发表学术文章十余篇，获得2010年度浙江省自然科学学术三等奖。参与编写《肿瘤学》第二版，参与翻译《实用妇科肿瘤学》。

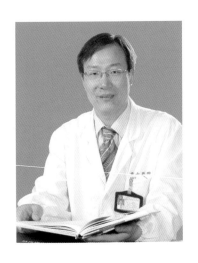

狄建忠 副主任医师，医学硕士，上海市第六人民医院医务处副处长。1998年毕业于同济大学医学院。长期从事普外科肝胆、甲状腺、胃肠、肥胖和糖尿病等常见病、多发病的诊治，在普外科疑难重症患者的抢救方面积累了丰富的临床经验。近年还力于腹腔镜下胃旁路手术、胃减容术治疗肥胖和糖尿病，取得了显著的临床疗效。在SCI和统计源期刊发表了40余篇有影响力的学术论文、论著，参编《外科病理生理学》《内科大查房（病例选录）》等多部著作。承担"外科手术治疗2型糖尿病可行性的研究"等多项课题，获得医院新技术、新项目以及科技成果奖等多项奖励。

目前主要从事微创外科工作，擅长腹腔镜手术，包括腹腔镜胆囊切除术治疗胆囊结石、胆囊息肉等疾病、腹腔镜辅助甲状腺手术、腹腔镜手术治疗腹壁疝和胃肠道肿瘤。

泌尿外科

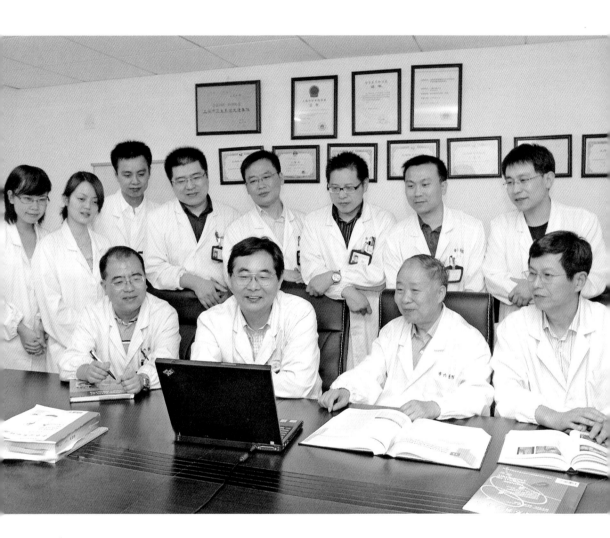

　　该科由中国泌尿界创始人之一高日枚教授于 1954 年组建，为上海交通大学重点学科、院重点学科。自 20 世纪 50 年代起，泌尿修复重建技术蜚声海内外，近年来微创外科技术在临床广泛开展。目前科室核定床位 80 张，全科医师 23 人，高级职称 11 人，具有博士学位 12 人，硕士学位 9 人，每年门急诊量 10 万余人次，手术量 4 000 余台。现承担国家自然科学基金、国家教委、上海市科委启明星、科委重大、市教委、市卫生局等 20 余项课题，目前为上海交通大学硕士、博士、博士后流动站培养点；在国内核心期刊发表专业论文 400 余篇，SCI 收录论文 80 余篇。

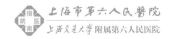

科室先后获上海市医学科技奖二等奖 2 项，三等奖 3 项；上海市科技进步奖二等奖 2 项，三等奖 2 项；上海市临床医疗成果奖三等奖 1 项；中华医学奖二等奖 2 项，教育部科技进步奖一等奖 2 项。

临床特色

泌尿修复重建外科

（1）自 20 世纪 50 年代开展肠道在泌尿外科治疗中的应用，80 年代起开展可控膀胱及新膀胱术治疗膀胱肿瘤及严重的神经性膀胱，使患者免除了腹壁携带尿袋之苦。已成功治愈百余例，年龄从 6 至 80 岁的患者。

（2）采用各种组织尿道成形治疗复杂性尿道狭窄是该科的特色之一。如采用包皮内板、膀胱黏膜、颊黏膜、舌黏膜、结肠黏膜重建尿道和采用不同手术途径治疗复杂性尿道狭窄，已成功治愈几千例患者，尤其是近年来在国内外首先开展利用结肠黏膜重建尿道，使一些患超长段、复杂性尿道狭窄患者有重新排尿的机会。

（3）采用显微外科技术进行小器官移植也治愈了大批患者，如睾丸自体移植和再植，肾上腺带血管自体移植、输精管再通、淋巴管吻合等。

尿失禁重建外科

采用多种方法治疗复杂性男性尿失禁在国内享有盛名，近年来在国内首先开展经闭孔球部尿道悬吊术和利用自体腹直肌肌瓣球部尿道悬吊术治疗前列腺或尿道手术后的尿失禁，疗效显著；膀胱颈部重建术治疗先天性下尿路畸形引起的尿失禁和 TVT、TVT O 中段尿道悬吊术治疗女性压力性尿失禁和盆底重建治疗膀胱脱垂也获得令人满意疗效。

微创泌尿外科

（1）在国内较早应用国际先进的绿激光汽化（2μm 激光汽化）切除和等离子电切技术治疗前列腺增生，该技术创伤小，出血少，手术效果好，同时明显降低了以往电切手术并发症的发生率，提高了手术的安全性，尤其适合高龄高危患者，年龄最大者 106 岁。上述两项技术在梗阻性前列腺癌和浅表性膀胱肿瘤的治疗中也发挥了巨大作用，既可有效改善患者的排尿症状，又可明显减少肿瘤细胞在体内的数量，达到创伤小、恢复快、疗效好的效果。

（2）应用经皮肾和输尿管镜技术，采用钬激光、超声和弹道碎石在尿路结石的治疗中体现了独特的优势，安全高效，使患者免除开刀之苦。

（3）采用内镜下切开技术治疗部分尿道狭窄段短的患者，疗效确切，康复快捷，已成功治愈几百例患者。

（4）腹腔镜技术在泌尿科的应用也日益成熟，开展了肾囊肿去顶术，肾上腺肿瘤切除术及肾癌根治术、前列腺癌根治术等，疗效可靠，深受病家好评。

普通泌尿外科

主要开展肾上腺肿瘤切除术，肾、输尿管、膀胱和前列腺癌根治术，及泌尿系统其他疾病的诊治。

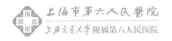

专家介绍

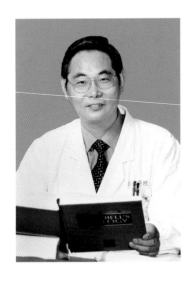

徐月敏　泌尿外科行政主任。主任医师，教授，博士研究生导师，医学博士，享受国务院特殊津贴；上海交通大学尿道疾病诊治中心主任；中华医学会男科学分会全国委员，上海市男科学会副主任委员，上海市泌尿外科学会委员；《中华泌尿外科杂志》、《临床泌尿外科杂志》、《现代泌尿外科杂志》、《上海交大医学版杂志》、《中国男科学杂志》、《Would Journal of clinical urology》编委。1993—1999年在日本国立信州大学医学部留学，获日本甲级博士学位（PhD）。

1984年成功地施行了世界首例创伤性阴囊内睾丸再植手术；1986年设计了吻合动静脉的肾上腺带血管自体移植治疗柯兴氏病；1987年在国内率先开展膀胱次全切除、回肠扩大膀胱治疗神经源性膀胱和采用膀胱颈部重建术治疗复杂性尿失禁。1999年设计了两种可控膀胱输出道的新术式治疗浸润性膀胱癌和重症神经源性膀胱；2000年在国内外率先开展结肠黏膜重建尿道、治疗复杂性超长段尿道狭窄的新术式，解决了超长段尿道狭窄或缺损（15cm以上）的难题；2006年在国内率先开展舌黏膜重建尿道治疗复杂性尿道狭窄；2000年在国内率先开展尿道压监测下行球部尿道悬吊治疗男性获得性尿失禁，获较好效果；近几年来又开展了激光治疗下尿路疾病和TURP结合绿激光治疗大体积（100g以上）前列腺增生症，疗效显著。

主编《泌尿修复重建外科学》、《尿道修复重建外科学》，参编专著10本；以第一作者和通讯作者发表论文270余篇，被SCI收录的论文56篇，其中24篇发表在国际泌尿界最权威的杂志《Eurpopean Urology》、《The Journal of Urology》等中；担任美国《Would J. Urology》、日本《Inter J. Urology》、印度《Indian J. Urology》、中国《Chin Med J.》杂志的审稿人。作为主持和完成国家级和省部级上科研课题10项。作为第一完成人获省部级一等奖1项，二等奖3项，三等奖2项；上海市医学科技奖二等奖2项，三等奖1项，上海市科技进步奖三等奖1项，第五届上海市临床医疗成果奖三等奖1项；上海市第六人民医院新技术、新项目奖，临床医疗成果12项，其中一等奖5项；被评为全国省级综合性医院优秀医生、全国卫生系统先进个人，上海市先进工作者、上海市优秀回国人才；获上海交通大学医学院院长奖；第六届徐光启科技金奖。

擅长：泌尿修复重建，如膀胱重建、尿道重建、先天性泌尿生殖道畸形的修复；男性和女性尿失禁和先天性泌尿生殖道畸形的修复、前列腺疾病、泌尿道肿瘤的治疗。

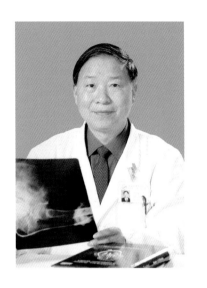

金三宝

主任医师。1970 年毕业于上海铁道医学院。

从事泌尿外科临床工作 40 余年，曾任上海市医学会泌尿外科学会委员，上海市医学会男科学会委员。第一批上海市医学会医疗事故技术鉴定专家库成员。主攻方向为复杂性尿道狭窄的手术治疗，泌尿系肿瘤的诊断与治疗。医疗科技成果：可膨胀性阴茎假体获 1995 年国家专利及第九届全国发明展览会银奖。在省市级以上专业刊物发表论文 23 篇。获得教育部科技进步奖一等奖 1 项，上海市科技进步奖二等奖 1 项，中华医学科技进步奖二等奖 1 项。

擅长泌尿外科常见病和各种疑难病例的诊治，如肾癌、输尿管癌、膀胱癌、前列腺癌、肾上腺肿瘤的诊断和治疗；肾结核、尿路结石、肾积水、血尿、尿道狭窄、前列腺增生的诊治；泌尿系先天畸形的整形和男性性功能障碍的诊治等。

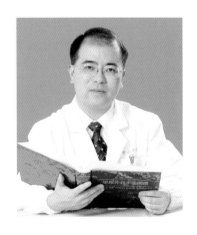

傅 强

泌尿外科常务副主任。主任医师，教授，博士研究生导师，医学博士。

从事泌尿外科及男科临床工作 21 年。在国内外专业杂志上以第一作者和通讯作者发表论文近 63 篇，包括 16 篇 SCI 收录论文，参编专业著作 4 本。作为第一负责人主持国家自然基金、上海市科委、市教委、市卫生局等 8 项课题。获得教育部科技进步奖一等奖 1 项，中华医学科技进步奖二等奖 1 项，上海科技进步二等奖 1 项，上海市医学科技奖三等奖 1 项。

主攻泌尿各类重建手术及尿道狭窄的组织工程的修复。擅长泌尿微创外科手术和泌尿肿瘤的诊治。

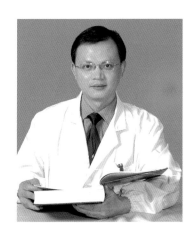

撒应龙

泌尿修复重建研究室副主任。主任医师。1989年毕业于上海医科大学，医学硕士。参与市科委或市卫生局课题研究3项，获得上海市医学科技奖二等奖1项、上海科技进步三等奖1项。参编著作2本，在核心期刊上发表专业论文20余篇，其中SCI收录2篇，中华系列杂志10篇。获得教育部科技进步奖一等奖1项，上海市科技进步二等奖1项，中华医学科技进步奖二等奖1项。

从事泌尿外科及男科临床工作近20年。研究方向为复杂性尿道狭窄的修复与重建，擅长外伤性尿道狭窄的诊断与治疗。对泌尿系肿瘤、创伤、结石，慢性前列腺炎及性功能障碍也有丰富的诊治经验。

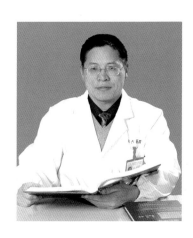

俞建军

主任医师，医学博士，博士研究生导师。1989年开始从事泌尿外科工作。任美国男科学杂志《Andrology update》编委、上海市男科学会委员兼秘书。参与市科委课题2项，主持卫生局课题1项。在国内核心期刊发表论文30余篇，国外SCI收录论文4篇。获上海市医学科技奖二等奖1项、上海科技进步三等奖1项，中华医学科技进步奖二等奖1项。参编著作2本。

从事临床工作17年，主要方向为泌尿外科、男性学科的临床及基础研究，擅长男性科及泌尿系肿瘤的诊治，对前列腺疾病的诊治有丰富的经验。

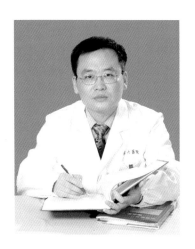

谷宝军

泌尿外科行政主任助理。研究员，教授，硕士研究生导师，医学博士。

1992 年毕业于河北医科大学，1997—2001 年留学于日本信州大学获博士学位。2001—2004 年在美国杜克大学医学中心从事博士后研究。担任美国泌尿外科杂志《The Journal of Urology》审稿人，以第一作者和通讯作者发表论文 30 篇，其中 SCI 论文 11 篇。主编著作 1 部，参编著作 2 部。入选上海市科技"启明星"。主持国家自然科学基金及教育部，市科委课题共 4 项。

主要从事前列腺增生、膀胱病变、尿失禁以及下尿路排尿功能障碍的科研及临床工作。获得教育部科技进步奖一等奖 1 项。

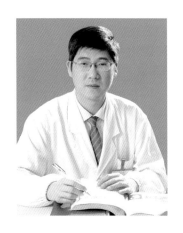

张心如

副主任医师，医学博士。1993 年毕业于上海医科大学临床医学专业。以第一作者发表论文 10 余篇，其中 SCI 论文 2 篇，参编著作 2 本。参与局级以上科研课题多项，获得教育部科技进步奖一等奖 1 项、上海市医学科技奖二等奖 1 项、中华医学科技进步奖二等奖 1 项。

擅长泌尿男生殖系统肿瘤诊治尤其是对膀胱肿瘤治疗以及结石、炎症、畸形等疾病的诊治。有一定临床经验；并在前列腺癌早期诊断及术后治疗、血精症的介入治疗方面有较深体会。主攻泌尿系统重建，如根治性膀胱切除后的肠代膀胱、回肠重建输尿管等方面。

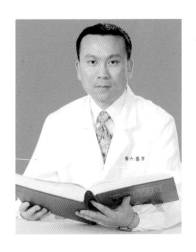

陈忠 副主任医师，医学博士。1992年本科毕业于上海第二医科大学临床医学系，2006—2009年留学于日本国立信州大学医学部，获医学博士学位。期间对前列腺及膀胱过度活动症等疾病进行深入研究。发表论文数10篇，SCI收录2篇。

长期从事泌尿系统疾病的临床诊治及科研教学工作。擅长前列腺炎、前列腺增生、前列腺肿瘤以及膀胱过度活动症的诊断和治疗。对前列腺增生的腔内微创手术以及根治性前列腺癌切除术有较丰富的临床经验。

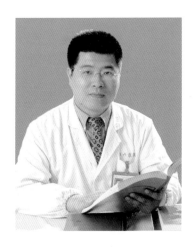

张炯 副主任医师。1994年毕业于上海医科大学。参与局级以上科研课题数项，以第一作者发表论文近20篇，其中SCI论文1篇；参编著作5本。获得教育部科技进步奖一等奖1项，上海科技进步二等奖1项，中华医学科技进步奖二等奖1项。

擅长泌尿男生殖系统结石、炎症等疾病的诊治，尤其对男性后尿道狭窄的诊治有一定临床经验；对泌尿生殖系统肿瘤、良性前列腺增生的诊治亦积累丰富的经验。主攻尿道外科、腔内泌尿外科。

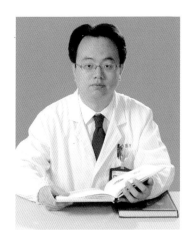

谢弘 副主任医师。1996年毕业于上海医科大学，医学硕士。在国内外专业杂志上以第一作者发表论文近20篇，其中SCI论文1篇，参编专业著作5本。作为第一负责人主持上海市卫生局局级课题1项，同时参与国家自然科学基金、上海市科委、市教委等多项科研课题的研究，获得上海市科学技术二等奖1项、中华医学科技奖二等奖1项、教育部科学技术进步一等奖1项。

专业研究方向为复杂性尿道狭窄的修复与重建，擅长尿道狭窄的诊断与治疗，对泌尿系肿瘤、结石、前列腺疾病及男科学有丰富的临床经验。

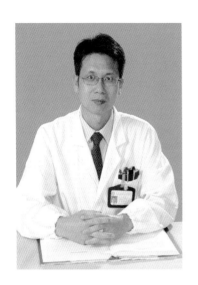

胡晓勇 副主任医师，医学博士、博士后。主持国家自然科学基金、中国博士后基金、上海交通大学"医工交叉"科研基金项目，发表中、英文论著16篇，熟练掌握尿道狭窄基础理论和临床治疗，擅长腹腔镜泌尿外科手术（如：腹腔镜前列腺癌根治术、腹腔镜肾癌根治术、腹腔镜根治性全膀胱切除术、腹腔镜肾上腺肿瘤切除术、腹腔镜 UPJO 整形术、腹腔镜重复肾切除术等）。

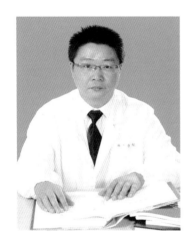

陈嵘 副主任医师，1995年起从事泌尿外科专业，长期开展泌尿系统结石及肿瘤等疾病的诊治，在泌尿系统结石的诊治方面具有丰富的临床经验；对膀胱肿瘤、良性前列腺增生的诊治亦颇有造诣。擅长泌尿外科腔道手术，尤其是微创治疗复杂性尿路结石，如输尿管镜激光碎石治疗输尿管和膀胱结石，经皮肾穿刺结合肾镜技术治疗复杂性上尿路结石等。

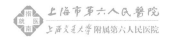
神经外科

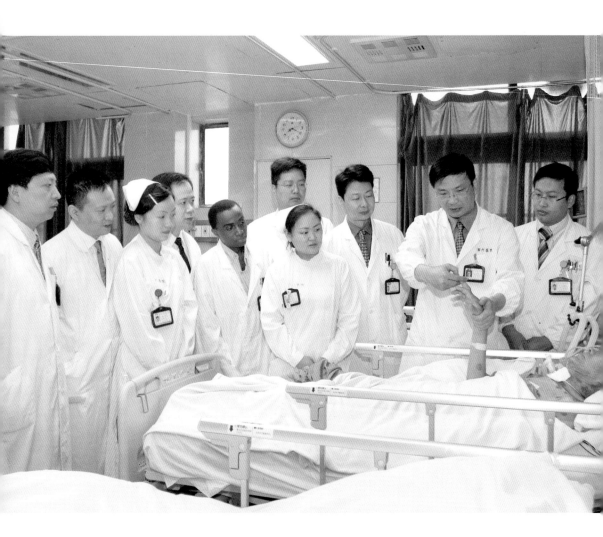

　　该科是中国较早建立的神经外科专科之一，经过三十余年的发展建设，尤其是近十几年先后在知名神经外科专家徐涛教授和田恒力教授的带领下，各项业务取得了长足的发展，现拥有目前国内最先进的诊疗设备和雄厚的技术力量，以及一批年富力强、经验丰富、高素质的学科专家队伍。

现有床位 74 张（包括 NICU12 张、EICU10 张）。现有医生 21 名，其中高级职称 12 名，博导及硕导 5 名。主要设备包括：医院共有 128 排等 CT4 台、3.0T 等 MRI4 台、DSA3 台、PET-CT 及 SPECT 等。科室拥有手术显微镜、神经内窥镜、开颅动力系统、显微外科手术床、头架、自动牵开器和各种显微手术器械等。

科室年门急诊量约 2 万人次（其中急诊约 1 万人次）。年收治及手术病人一千余例。临床特色方面包括：各种颅脑创伤的救治及颅内肿瘤、颅内破裂动脉瘤、急诊脑血管畸形、脊髓髓内肿瘤等显微手术治疗，亚学科专业相对明确。NICU 及 EICU 主要收治颅脑创伤病人，除常规监护外，还配备有呼吸机、冰毯、除颤仪及进口颅内压监护仪、24 小时脑电监护等，每年救治大量颅脑创伤患者。科室目前在重型颅脑创伤救治方面颇具特色。

神经外科是上海交通大学及苏州大学神经外科博士和硕士培养点，每年承担了博士、硕士、本科等多个层次的教学任务。近年来获国家自然科学基金 4 项、上海市科委重点、面上项目及上海市卫生局、上海交通大学医工交叉等多项课题研究。科室护理组曾获"全国巾帼文明岗"光荣称号。

临床特色

重度颅脑外伤及急诊危重病人的救治

颅脑外伤的诊治是该科重要特色，也是上海市创伤急救中心的主要任务之一，在国内享有较高的知名度。该科每年接诊近 1 万例不同程度的头部外伤病人，其中收住院的重症病人 700 余例，均居全市前列。层流 NICU 病房配有呼吸机、冰床、心电监护仪、颅内压监护仪及 24 小时脑电监护等先进设备。具有丰富的颅脑外伤及多发伤的临床诊治经验，救治成功率达到国际先进水平，并率先提出进展性脑损伤的复查策略，形成一整套行之有效的诊治模式。

颅内及椎管内肿瘤手术治疗

中枢神经系统肿瘤包括胶质瘤、脑膜瘤、垂体瘤、神经鞘瘤、转移瘤、先天性肿瘤等。该科每年开展大量的颅内肿瘤切除术，尤其在难度较大的颅底和脑深部肿瘤的微创手术方面，积累了丰富的经验，手术全切率高、创伤小、后遗症少。

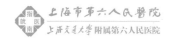

脊髓肿瘤显微手术治疗

椎管肿瘤手术切除是该科治疗特色之一，脊髓髓外肿瘤及髓内室管膜瘤等手术全切除率高，神经功能后遗症少，形成了一整套规范的方法。

椎间盘突出手术治疗

椎间盘突出症是常见病多发病，目前治疗方法多样，其中手术是根治的重要方法。椎间盘突出症经各种保守方法治疗后，总有病人治疗效果不佳或症状复发。近几年来，该科从神经外科思路出发开展了数百例椎间盘切除术，手术创伤小，效果好，已形成自己的风格和特点。

经鼻蝶垂体瘤显微手术

多年来，运用娴熟的显微技术行垂体瘤切除术，单鼻孔经蝶显微镜下切除垂体瘤，不需剃头和开颅，具有手术和住院时间短，创伤小，不需输血和术后恢复快等特点。

颅底中线部位肿瘤显微手术治疗

常规开展嗅沟、鞍结节、蝶骨嵴、岩斜区和小脑脑桥角区脑膜瘤及听神经瘤等，尤其对乙状窦后和额下入路显微切除相应部位颅底肿瘤已积累了系统经验；听神经瘤手术肿瘤全切率及面神经保存率高，手术死亡率低。

脑胶质瘤综合治疗

多年来，采用手术、化疗、放疗、免疫治疗等综合措施，对脑胶质瘤进行治疗，患者的生存时间和生活质量均有明显提高。

脑血管疾病的治疗

脑血管疾病治疗包括脑血管疾病的显微开颅手术治疗和血管内介入治疗。开颅手术主要指颅内动脉瘤夹闭术、脑血管畸形切除术、高血压脑出血血肿清除术，该科常规开展脑动脉瘤、脑动静脉畸形及脊髓血管病的直接显微手术治疗，积累了丰富的手术治疗经验。近年，该科高血压脑出血血肿清除的手术方式不断改进，注意微创手术及术后颅内压监测和血压的控制，使抢救成功率逐步提高。在血管内治疗脑血管病方面，与介入影像科合作，在国内起步早、已完成病例数多，积累了大量的临床经验。

专家介绍

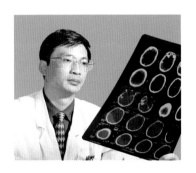

田 恒 力　神经外科行政主任，神经外科教研室主任。主任医师，教授，博士研究生导师，医学博士。

　　从事神经外科临床与科研工作近25年，曾赴美国 Cedars Sinai Medical Center 神经外科学习。现为上海市神经外科学会委员及脑肿瘤组委员、上海市神经外科中青年专家沙龙成员、上海市脑健康协会常务理事，上海市卫生高级职称评审专家及《中华实验外科杂志》、《中华现代外科杂志》、《Neuroscience Bulletin》等特约编委、常委、编委、理事等。曾主持和参加上海市科委、卫生部及国家自然科学基金等多项课题研究，在国外及国内学术杂志发表论文60余篇。作为主要参加者曾获国家及上海市科技进步奖共4项。

　　擅长垂型颅脑创伤的抢救，脑肿瘤、椎管肿瘤、颈和腰椎间盘突出症的手术治疗，以及各种脑出血的急诊手术治疗。

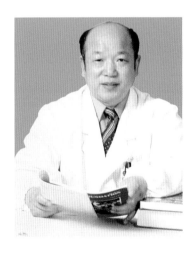

徐 涛　主任医师。现任上海市医学会神经外科专科委员顾问。

　　1970年毕业于上海第二医科大学。从事神经外科临床工作40余年，开展各种高难度手术，1987—1989年在法国学习并从事颅底血管的实验与临床研究，回国后主持国家级课题"人脑 Willis 动脉环及其内穿支显微解剖研究"，荣获2003年上海市医学科技成果二等奖。发表论文30余篇，参与编写专著6部，主持过多项课题的研究。

　　擅长脑血管疾病手术（颅内动脉瘤夹闭、脑动静脉畸形切除术），颅底肿瘤切除术（听神经瘤、脑膜瘤、垂体瘤等），三叉神经痛，眶内球后肿瘤等切除及椎管肿瘤，腰突症等手术治疗；内窥镜微创手术；对重度颅脑损伤及复合伤的抢救有较丰富的经验。

神经外科

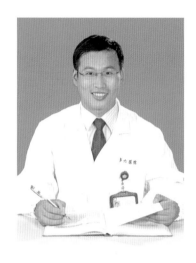

陈世文 神经外科行政主任助理。副主任医师，副教授，硕士研究生导师，医学博士，博士后，上海市医学会青年委员。

2005 年毕业于第二军医大学，获临床医学博士学位。从事神经外科医疗、教学、科研工作近 20 年，对脑外伤、颅内、脊髓肿瘤、脑血管病及脑积水等常见病、多发病的诊治具有丰富的临床经验，对神经外科疑难少见病也有独到的见解，手术技术全面，对待患者认真负责。近年分别主持完成国家和上海市博士后及上海交通大学医工交叉基金课题各 1 项，以主要责任人完成上海市重大科技专项金 1 项、山东省自然科学基金 1 项，参与完成山东省中青年科学家科研奖励基金 1 项。在国内核心期刊和国际杂志上共发表学术论文 40 余篇。现主持上海市卫生局科研课题 1 项，以主要负责人参与国家自然科学基金 2 项，参与"十二五"国家科技支撑计划课题 1 项。

擅长颅脑外伤、脑血管病的急救，脑肿瘤及椎管内病变的治疗。

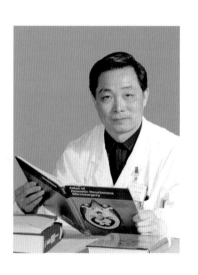

戎伯英 副主任医师。从事神经外科工作 30 余年，临床经验丰富、手术技术全面，在各种紧急情况下应对能力极强。

擅长各种颅内、脊髓肿瘤的手术治疗。特别针对各种危重颅脑损伤的救治有其一套独特的思路与方法，经其抢救的患者存活率高，并发症少。

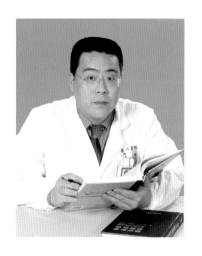

王敏 副主任医师。1991年毕业于上海第二医科大学。现任中华医学会会员，中华医学会神经外科分会会员。

擅长颅脑创伤诊断、鉴别及治疗，颅脑创伤后的各种并发症及后遗症的诊断及治疗，高血压性脑出血的微创治疗、脑出血的诊断及处理。高血压性脑出血后遗症的处理、治疗，椎管狭窄、椎管压迫症的诊断及处理。主攻方向为神经外科的内窥镜辅助治疗。

神经外科

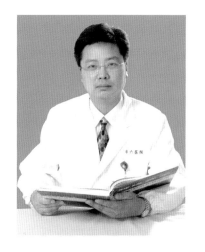

高文伟 副主任医师。1993年毕业于上海医科大学。现任上海医学会神经外科专业委员会脊髓脊柱组成员。临床经验丰富，手术技术全面。主攻方向脑肿瘤、椎管肿瘤。发表省级以上学术论文数篇，参与获得局级以上医疗科技成果奖数项。

擅长椎管肿瘤及腰椎间盘突出症的手术治疗，对于自发性脑出血的诊断治疗有较丰富的临床经验。

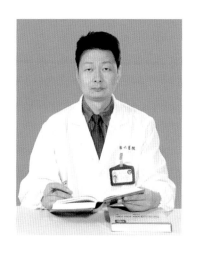

郭衍 副主任医师，医学博士。1994年毕业于第三军医大学。现任中华医学会会员；上海医学会神经外科专业委员会肿瘤组成员。国内外核心期刊发表学术论文10余篇，参与获得局级以上课题数项。主攻方向为显微神经外科治疗、单鼻孔经蝶垂体腺瘤手术。

从事神经外科临床工作18年，擅长脑胶质瘤的基础研究与治疗，重型颅脑创伤救治，自发性脑出血的微创治疗，椎管肿瘤的手术治疗。

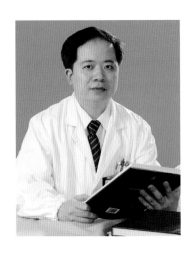

王韧　副主任医师，医学硕士，法学学士。1995年毕业于上海医科大学，长期从事神经外科临床工作，上海市神经外科学会介入组成员，曾参与世博会、奥运会等国际性会议的医疗保障工作。参与完成国家自然科学基金1项，研究成果获上海市医学科技奖，在专业学术期刊发表论文10余篇。目前主攻方向是重型颅脑创伤的循证治疗与康复的基础和临床研究。擅长重型颅脑创伤鉴别、诊断及治疗，颅脑创伤围术期治疗，神经外科营养支持，神经外科重症监护管理等。

心胸外科

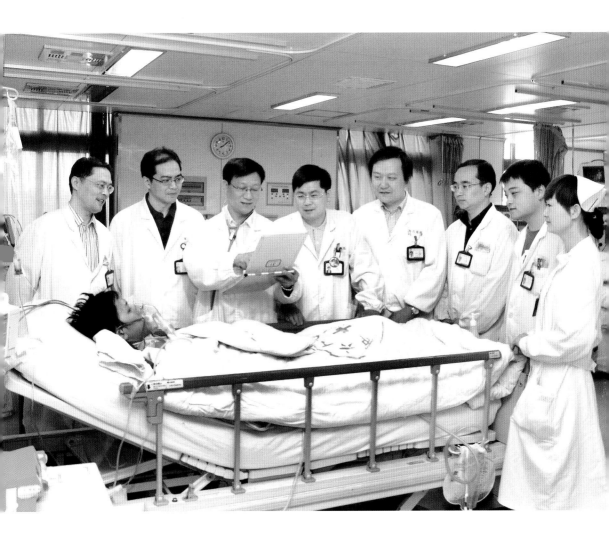

　　该科是市六医院重点发展的临床学科之一，以冠心病、瓣膜病、各种先天性心脏病及大动脉瘤的外科治疗以及胸部外伤、胸部肿瘤的微创治疗及常规手术治疗为主要特色。该科目前能够开展心胸外科各种复杂手术，特别是心脏不停跳下冠状动脉搭桥术、心脏瓣膜疾病瓣膜替换及成形术、各种先天性心脏病的矫治术、颈动脉狭窄内膜剥脱术和肺癌、食道癌根治性手术、纵隔肿瘤摘除术、胸部疑难杂症的手术治疗等，手术技术及疗效达到国内先进水平。拥有目前最为先进的、电视胸腔镜、纵隔镜，胸部微创手术达到国内先进水平。

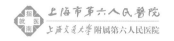

临床特色

心血管外科

1. 冠状动脉搭桥手术

采用国际先进技术，在心脏跳动下开展冠状动脉搭桥术治疗冠状动脉狭窄，目前手术患者平均年龄近 70 岁，最大年龄达到 84 岁，并且多为合并高血压及糖尿病等其他疾病，而且心脏功能差的危重患者，手术疗效达到国内领先水平。

2. 瓣膜置换手术或成形手术

对于严重的二尖瓣或主动脉瓣狭窄或关闭不全的患者，根据患者的年龄或医疗条件的不同，分别采用机械瓣置换或生物瓣置换的方法纠治，对于二尖瓣关闭不全的患者采用二尖瓣成形的方法进行瓣膜修补术，手术效果达到国内先进水平。

3. 各种先天性心脏病的外科治疗

对于各种先天性心脏病，如动脉导管未闭、心房间隔缺损、心室间隔缺损、法洛氏四联症等疾病采用微创小切口，施行封堵手术等外科矫治，效果达国内先进水平。

4. 主动脉瘤手术

对升主动脉根部瘤，采用升主动脉根部替换术（Bentall 手术）治疗、对 Ⅲ 型夹层动脉瘤采用人工血管置换或血管腔内支架成形术治疗的方法、对 I 型夹层动脉瘤采用升主动脉根部加主动脉弓替换以及血管腔内支架植入术治疗，手术效果达到国内先进水平。

5. 颈动脉狭窄的外科治疗

对颈动脉狭窄的患者，采用颈丛麻醉下进行颈动脉内膜剥脱术，改善脑组织血供，达到预防和降低高龄患者及心脏手术患者出现脑梗死的危险。

普胸外科

1. 微创手术

Muscle Sparing 或腋下直切口微创开胸手术

传统的胸部手术切口长约 30 ~ 40cm，且需切断多块胸壁肌肉，至少切断一根肋骨，创伤大，疼痛持续时间长，术后恢复慢，上肢抬举及呼吸受限。Muscle Sparing 或腋下直切口微创开胸术，切口仅约 7 ~ 12cm，不用切断胸壁肌肉肋骨，创伤小，疼痛轻，术后恢复快，上肢运动及呼吸均不受限，外观影响小。该科目前已用此技术治疗各种普胸外科疾近千例，疗效达到国际先进水平。

纵隔镜、电视胸腔镜手术

除了用于纵隔、胸部疾病的诊断外，还可开展胸电视腔镜行肺楔形切除术、肺叶切除术、纵隔肿瘤摘除术、自发性气胸手术等。手术仅需在胸壁上打 3 个小洞（2cm），或一个小洞加一个 6～8cm 的小切口即可完成，创伤小，恢复快。

2. 肺部小结节的鉴别诊断

肺癌发病隐匿，目前仅有 15% 的肺癌患者可被早期诊断。70%～80% 肺癌患者就诊时已是中、晚期，失去了治愈机会，5 年生存率很低。随着多排螺旋 CT 的广泛应用，临床上发现的肺部小结节患者越来越多。但目前肺部小结节只能根据医师经验从形态上加以判断，缺乏鉴别孤立性肺结节病变良恶性质的可靠的无创诊断手段。该科已经积累了丰富的影像学诊断经验结合微创外科技术，使肺小结节的诊断更加确实可靠。

3. 肺癌的治疗

开展以手术为主的多学科综合治疗，即肺切除合并标准淋巴结清扫术，配合放疗、化疗、免疫治疗、中医治疗等治疗肺癌，治疗方法及疗效与国际先进水平同步。对于局限性晚期肺癌采取扩大指征根治性手术，如部分心房切除、腔静脉置换等，取得满意疗效。肺癌多学科综合治疗协作组，整合了呼吸内科、放射科、肿瘤内科、放疗科、中医科的多学科交叉优势，使肺癌患者得到最优化且具个体化治疗方案，提高肺癌患者生存时间，改善生存质量。

4. 食管良、恶性疾病的手术治疗

对于食管平滑肌瘤、憩室、贲门失弛缓症等良性病变手术治疗有相当经验。根据恶性病变的部位不同采取左胸弓下、三切口胃代、结肠代食管术等手术进行根治，疗效显著。

5. 胸外伤的综合治疗

对各种类型的胸部损伤的诊断和治疗积累了丰富经验，尤其对严重的胸部多发伤的诊治有独到方法，在上海率先开展了可吸收肋骨钉内固定术治疗多发肋骨骨折，取得了良好效果。

6. 其他疑难杂症

可进行气管良性狭窄、气管肿瘤的手术治疗，漏斗胸行腔镜下 NUSS 术、鸡胸矫治术、胸壁肿瘤切除胸壁重建等手术。对于巨大纵隔肿瘤采取先穿刺明确病理、再诱导化疗最后手术切除，大大提高了切除率及生存率。

心胸外科

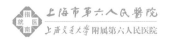

专家介绍

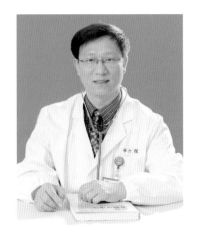

吕志前 心胸外科行政主任。主任医师，教授，博士研究生导师，医学博士。

现任上海胸心血管外科学会委员，国家自然科学基金评审专家，国家教委评审专家，上海市科委评审专家，并担任《中国实验诊断学杂志》等多家核心期刊编委。

1990年毕业于天津医科大学和南开大学合办的八年制研究生班，硕士学位。1994年9月至1997年4月在中国医学科学院暨协和医科大学、阜外心血管病医院攻读博士学位，导师为中国工程院院士，著名的心血管外科专家朱晓东教授。1997年4月，跟随中国心血管外科著名专家肖明第教授到上海市第一人民医院，组建心血管外科。于2000年5月至2000年11月，在澳大利亚查尔斯王子医院进修心血管外科。2000年11月至2001年11月，在法国里昂心脏医院做临床医生，进修心外科。

被SCI收录的文章有4篇，在国内核心期刊杂志上发表的第一作者文章30余篇，主编《心血管疾病常见问题解答》和《专家解答心血管疾病》两书，非常畅销，已将版权出售给中国台湾和香港地区，并多次印刷。获得应用发明专利1项。2004年获中华医学科技奖三等奖（第三完成人），1999年获得上海市临床医疗成果奖三等奖（第二完成人），2004年获得上海市科技奖三等奖（第三完成人），2004年上海市科学技术进步三等奖（第四完成人）。带教指导过3名硕士研究生及1名博士研究生。已经完成上海市科委与法国国际合作课题3项和上海市卫生局课题1项，正在主持上海市科委重点课题2项。

主要擅长心脏不停跳下冠状动脉搭桥手术、二尖瓣置换术、主动脉瓣置换术、多瓣膜置换术及二尖瓣成形术、升主动脉根部替换术、各种先天性心脏病的矫治术及颈动脉内膜剥脱手术等。

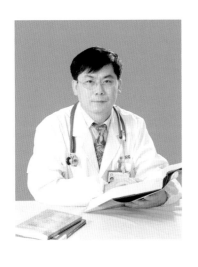

杨异　心胸外科行政副主任。主任医师，中华医学会心胸外科协会会员，上海市抗癌协会会员，上海交通大学附属医学院、复旦大学附属华山医院住院医师临床技能测评专家。

1991 毕业于上海医科大学医疗系。毕业后分配到上海市胸科医院胸外科工作，先后师从黄偶麟、吴松昌、周允中、孙德魁、陈文虎等全国知名主任，2007 年至上海市第六人民医院心胸外科工作。

从事胸外科临床工作期间，参加各类普胸手术 4 000 余例，其中个人主刀 2 000 余例，积累了丰富的临床经验。对普胸外科常见疾病及疑难杂症的诊断、鉴别诊断已熟练掌握，能进行如下手术：①胸部疾病的各种常规手术；②采用胸腔镜进行各种微创胸部手术；③对各种普胸外科疑难杂症进行手术治疗。

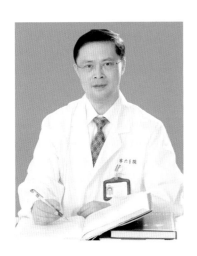

曹勇　副主任医师，医学硕士，现为中华医学会心胸外科分会会员。

1991 年毕业于上海第二医科大学医疗系，从事临床医疗工作 20 余年，积累了丰富的临床经验。2008 年上海交通大学医学院研究生院毕业，获硕士学位。

曾先后两次在胸科医院进修学习，擅长食管和贲门部肿瘤的手术治疗，各种肺部肿瘤的手术治疗；擅长胸腔镜治疗气胸、纵隔肿瘤等疾病的治疗。对严重的复合创伤病人，有丰富的抢救成功经验。在核心期刊以上杂志发表论文多篇。

心胸外科

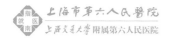

整形外科

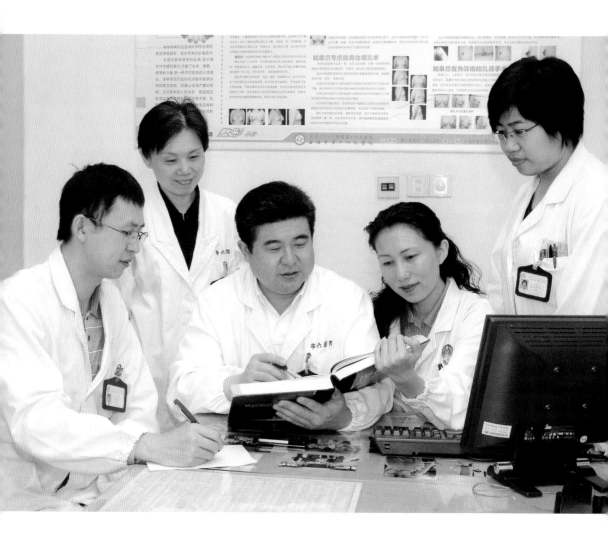

　　整形外科以组织移植和精细的外科操作技术为主要手段，对因肿瘤切除、创伤、感染以及先天性发育障碍等造成的各种缺损、畸形进行修复和再造，使患者的功能获得重建，外形得到改善；对具有正常解剖结构及生理功能的人体进行容貌和形体的美学修整和再塑造，实现形态的改善和美化，使健康人更英俊、更美丽。

专业特色和技术特长

三维立体外耳再造术

先天性小耳症是颌面畸形的一种，主要表现为耳廓大部或全部缺失，常伴有外耳道闭锁，严重者伴有上下颌骨发育不良、半侧颜面萎缩等。目前治疗主要采用外耳再造术。

手术时机一般在 6–12 岁为宜。

手术方法分为两类：① 分期耳廓再造术。第 I 期手术于耳后无发区皮下埋入扩张器，后间断注水扩张 3~6 个月，第 II 期手术取出扩张器、制作耳廓支架、设计皮瓣包裹支架以形成耳廓。② 一期耳廓再造术，即以耳后筋膜皮瓣包裹耳廓支架，同时取全厚皮片移植于耳廓创面，一次手术完成耳廓再造。根据患者不同情况可选用。

目前该科两种方法均开展，应用的耳廓支架主要有两种：一种采用自体肋软骨雕刻制作成耳廓支架；另一种为假体 Medpor 支架（高密度多孔聚乙烯材料），成形三维立体耳廓。两种方法均效果良好，形态逼真。由于掌握和多种再造技术，因此可以为各种类型的患者和各种类型的耳畸形进行全方位的修复和再造。

个性化面部年轻化术

面部衰老是内在和外在因素长期作用形成的皮肤本身的老化，软组织的萎缩松弛、下垂以及骨组织的吸收、退缩等一系列症状。人的皮肤老化，通常从 30 岁开始，随年龄的增长而逐渐明显。在面中部具体表现为下眼睑延长、颧脂肪垫下垂、颧颊沟加深、下颌缘脂肪堆积、鼻唇沟加深以及皮肤松垂。

随着对面部老化过程及表现理解的深入，年轻化手术也进行着演变：从单纯以提升为目的的技术转变到复位易位的组织，到近期又认识到中面部容量变化在年轻化手术中的作用。提出通过面部软组织的容量雕刻（volumetric sculpture）恢复面部的青春曲线（youthful curve），即三维年轻化手术。

该科在开展传统除皱手术的基础上，根据患者衰老程度的不同，采用合理的个性化手术方式：当软组织容量足够时，以复位易位组织为主；当组织量不足时，就以容量雕刻或组织充填为主，以获得满意的青春曲线。

自体软骨鼻成形术

鼻位于面部中央的突出位置，其外观如何，十分惹人注目。粗犷挺拔的鼻外形，赋予男子阳刚之美；鼻尖微翘，曲线柔和的鼻外形，体现女性妩媚之美。

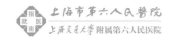

鼻部美容手术种类繁多，主要以隆鼻术为主，此外还有驼峰鼻矫正术，鹰勾鼻矫正术，歪鼻畸形矫正术，唇裂Ⅰ期术后继发鼻畸形的矫正等。

目前该科采用自身耳甲软骨或鼻中隔软骨，结合假体材料，针对各种不同的鼻部条件，进行个性化综合鼻成形术，有效避免单纯应用假体隆鼻时，容易发生的鼻梁歪斜、人式痕迹明显等并发症。

面部轮廓整形术

随着社会发展及对美的追求，人们特别是年轻女性对面部轮廓的要求愈来愈高。"瓜子脸"受到愈来愈多的欢迎。

该科综合运用组织移植、组织代用品植入或截骨手术等技术和方法，对面部轮廓或面部器官形态，依照美学原理及患者的特殊审美要求进行重新塑造。

面部轮廓涉及面部多个组织、器官的解剖结构，其手术需整体设计，主要包括颞部充填术、隆颏术、颧骨肥大整形术、下颌角咬肌肥大整形术等。

短切口乳房缩小成形术

女性乳房是一功能器官，更是一形体器官，是女性形体美最显著的标志。

该内分泌紊乱或哺乳后乳腺导管扩张，间质增生，大量脂肪堆积于皮下以及遗传因素可导致巨乳。乳房巨大过重而下垂，可引起肩、颈、背部酸痛。许多巨乳患者由于体态欠美，逃避社交，滋生病态心理，所以乳房缩小整形术兼有美容和治疗的双重意义。

该科应用直线瘢痕法及双圈法等短切口设计技术进行乳房缩小成形术，不仅避免了传统缩乳术的长切口瘢痕，而且成形乳房外形良好。此法也同样适用于乳房松弛下垂的整形。

乳癌术后乳房再造术

中国乳癌病例逐年增多，已跃居女性恶性肿瘤发病率的第一位。随着乳癌年轻化趋势，越来越多的年轻女性面临乳房切除的苦恼。失去乳房的女性会产生自卑、失望、羞愧的心态，精神上受到压抑，从而失去社交、恋爱、结婚，以至生活的勇气。这类精神上的创伤，通过乳房再造可以不同程度地弥补。

乳癌术后乳房再造有：

（1）即时再造：在乳房切除的同时行乳房再造手术。

（2）延期再造：在乳房切除手术完全得以恢复后进行乳房再造。也可在放疗、化疗结束后6～12个月，经检查无癌症复发或转移后再造。

乳房再造方法主要有乳房假体植入法、背阔肌皮瓣移植法、横行腹直肌皮瓣移植法、臀大肌皮瓣游离移植法等。

在这些方法的基础上，可根据患者的身体条件、乳房瘢痕和对侧乳房的情况，进行个性化的乳房设计再造手术。

水动力抽脂减肥形体塑造术

拥有完美的身体曲线是每个女人的心愿，而女性的腰、腹、臀、腿等部位的脂肪往往比较多，影响整体曲线。局部抽脂减肥针对身体局部脂肪堆积问题，在肿胀麻醉下，应用负压吸引等方法，去除人体局部不协调的脂肪堆积，是塑造完美体形的佳选。

抽脂常见的部位有腹部、髋腰部、臀部、大腿、乳房、上臂、小腿、下颌颈部等。

该科采用的水动力吸脂系统，是到目前为止上海公立医院中唯一一家引进此技术和设备的医院。运用水动力辅助吸脂（WAL）技术，不会对血管和神经造成任何损伤，显示出治疗快速、效果明显、风险大幅度降低的明显优势。比目前普遍应用的肿胀技术，可有效降低患者痛苦，降低手术事故发生率，显著缩短手术时间恢复时间。同时运用独特的脂肪回收套件，能将脂肪细胞过滤分离并储存于无菌密封的容器中，用于自体脂肪移植手术，如隆胸、丰臀等，一举两得。

皮肤扩张法瘢痕整形术

烧伤及其他创伤，往往导致皮肤软组织不同程度的瘢痕形成，轻者可带来外貌方面的影响，重者可引起受累部位严重的形态破坏和功能障碍。瘢痕治疗主要应用整形外科方法，针对不同的瘢痕情况进行修复、整形，以最大限度地恢复外貌和功能。

皮肤软组织扩张术是最常用的整形外科方法，几乎可以使用在身体的任何部位，提供在色泽、质地、毛发生长等方面与受区几乎完全相匹配的皮肤。它将硅胶囊扩张器埋植于被修复区的临近皮下，然后在一定的时间内逐步注入盐水，使皮肤延展和细胞增殖。常用于瘢痕性秃发、面颈部和四肢皮肤缺损的修复。

外生殖器再造术

先天性无阴道或阴道闭锁常因青春期无月经来潮就诊而发现。以往整形外科常采用皮瓣法进行阴道再造，该科在总结以往的经验后，采用带血管蒂结肠或回肠移植进行阴道成形术，取得了更为满意的疗效。

先天性小阴茎与外伤后手术切除后阴茎缺损，需做阴茎再造术，以恢复站立排尿及生殖功能。我们可以根据患者不同的生理病理条件或不同伤情，制定一系列皮瓣法阴茎再造方案，提供特殊医疗服务。

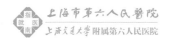
专家介绍

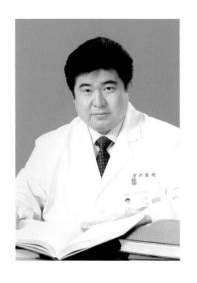

杨松林 整形外科行政主任。主任医师，教授，博士研究生导师。

1990 年和 1994 年在第二军医大学分别获得硕士和博士学位。1994 年 8 月至 2002 年 6 月在第二军医大学附属长征医院整形外科工作，任副教授、副主任医师、硕士研究生导师。2002 年 7 月至今在上海市第六人民医院整形外科工作。擅长运用组织与器官移植及显微镜外科技术对多种组织器官畸形与缺损进行整形修复与再造：①唇裂、腭裂畸形的早期修复、继发畸形的修复，小耳畸形的修复，多指趾畸形等四肢畸形的修复，尿道下裂修复，阴茎缺损后阴茎再造，阴道缺损和阴道缺如行阴道再造，其他各种外生殖器等体表器官先天性畸形的修复与再造；②烧（创）伤、感染所致各种疤痕畸形，尤其对于四肢关节处长期的疤痕挛缩畸形的修复；③各种良性体表肿瘤，如黑色素痣、神经纤维瘤、脂肪瘤、血管瘤，恶性体表肿瘤如基底细胞癌、鳞状细胞癌、恶性黑色素瘤等的外科切除及继发畸形的修复；④各种美容手术：面颈部除皱术，水动力吸脂术与脂肪转移术，眼部的整形与美容手术如上睑下垂的矫正，年轻人单睑以及内眦赘皮的矫正，上、下睑松弛的矫正，面部轮廓重塑美容术，如颧弓部整形、下颌角整形、颏成形以及鼻部的综合整形术和各种微创美容术；⑤乳房美容与再造术，如隆乳术，乳房肥大症的缩小整形，乳头乳晕的美容整形，乳癌根治手术造成的乳房缺失，因感染、烧伤等造成的一侧或两侧乳房缺失后的乳房再造等；⑥对于易性病及性别异常的诊治，通过遗传学、生物化学及生物学等系列方法对各种两性畸形性别做出鉴别后，通过对性别相关组织器官的结构进行整形外科治疗，以完善个体的性别及人格。发表论文研究 60 余篇，SCI 收录 7 篇，培养研究生 10 余名，主持完成国家自然科学基金课题 3 项，参加编写整形美容外科专著 6 部，中国医师年度奖获得者(1996)，中国整形美容协会理事、上海医学会整形外科分会委员，国际整形重建与美容外科学会会员(International Confederation for Plastic Reconstructive and Aesthetic Surgery，IPRAS)，兼任《中国美容医学》、《中华现代外科学杂志》、《中国美容整形外科杂志》等杂志编委、常务编委等。

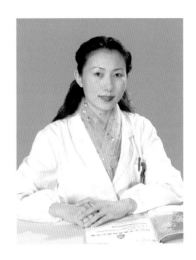

郑江红 副主任医师，硕士研究生导师，医学硕士，毕业于第二军医大学。

从事整形外科临床工作20余年，具有深厚的美学修养及娴熟的临床技能，在面部年轻化微创整形、烧（创）伤后各种疤痕畸形的整复、体表肿瘤的切除与修复以及体表器官先天性畸形的修复与再造方面具有丰富的临床经验。尤其擅长面部美容、抽脂减肥、自体脂肪移植、乳房及女性会阴部的美容整形手术。发表学术论文20余篇。参编整形外科学专著1部，获省级及军队科技成果奖各1项，参与国家自然基金课题及主持上海市卫生局课题各1项。担任中国医师协会整形美容分会乳房及瘢痕专业委员会委员。

整形外科

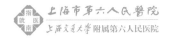
麻醉科

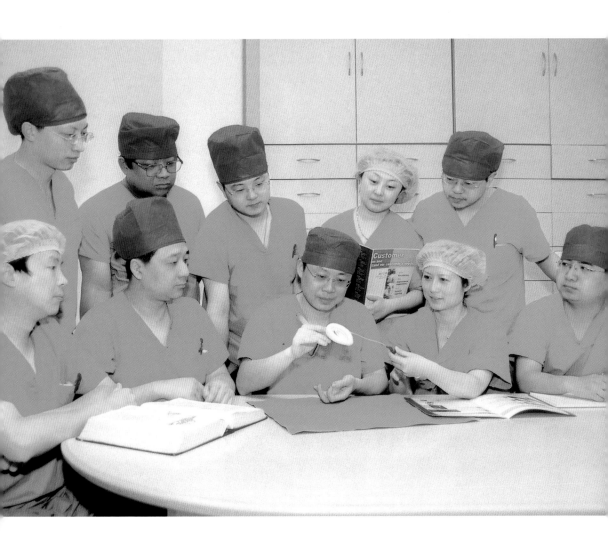

　　该科为上海交通大学医学院重点学科，现有专业医师 55 人，博士研究生导师 2 人，硕士研究生导师 4 人，主任医师 4 人，副主任医师 9 人。研究生学历占 69.1%。该科学涵盖了临床麻醉、重症监护治疗和疼痛诊疗 3 个亚学科及 1 个麻醉与镇痛研究室。目前承担多项国家级和部、市级科研项目，每年在国内外杂志上发表论文 20 余篇。该学科也是国家临床药物实验基地和卫生部专科医师培训基地。

诊疗特色

临床麻醉

临床麻醉有 32 间手术室，20 张床位的麻醉恢复室，并拥有先进的麻醉及监测设备。每年完成心胸外科、神经外科、骨科、普外科、妇产科、泌尿外科、整形外科、眼科和耳鼻咽喉科等各类手术的麻醉近 30 000 例。其中全身麻醉占 60%。严重创伤患者的抢救和麻醉是该科临床麻醉的特色之一。每年救治严重创伤和多发伤患者 800 余例，在创伤患者的麻醉、气道管理、液体复苏以及脂肪栓塞综合征的早期发现和治疗等方面累积了丰富的经验。神经阻滞也是该科的一个特色。自 1963 年世界首例断肢再植成功以来，市六医院以创伤骨科闻名国内外。每年完成外周神经阻滞 6000 余例。现在该科应用了神经刺激仪或超声等技术引导定位，使得外周神经阻滞更加安全、准确、有效。此外，困难气道的处理也是该科临床麻醉的特色之一。

ICU（重症监护室）

ICU 创建于 1992 年，现有床位 28 张。ICU 以先进的医疗设备和精湛的医疗技术，积极参与危重症患者治疗和抢救工作。每年收治患者 1 000 余例，重危患者的抢救成功率达到 95%。

ICU 技术力量雄厚，现有专职医生 12 名，其中研究生学历者达到 83%。他们长期从事 ICU 研究和临床工作，在危重病的治疗和抢救方面具有丰富的经验。ICU 拥有一支专业、精干的护理队伍，协助临床医生顺利完成了大量危重患者的抢救工作。

ICU 主要收治各科的危重患者和手术后的高危患者，进行连续的监护及支持治疗，对于休克、多发伤、急性肺损伤、多脏器功能不全、呼吸衰竭、肺栓塞等危重患者的抢救具有丰富的经验。

疼痛科

见疼痛科介绍。

麻醉科

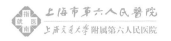

专家介绍

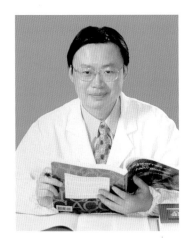

江伟　麻醉科行政主任兼临床麻醉科主任。主任医师，教授，博士研究生导师。

1993年毕业于上海第二医科大学，获医学博士学位。现任中华医学会重症医学分会委员、中华医学会麻醉学分会疼痛治疗专业委员会委员，《中华麻醉学杂志》《临床麻醉学杂志》、美国《麻醉与镇痛杂志》（中文版）编委。擅长危重患者的临床麻醉、重症监护治疗与复苏、围术期急性痛治疗，对麻醉药理学研究颇有造诣。

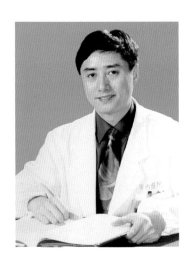

周明　麻醉科行政副主任兼ICU行政主任。主任医师，教授，硕士研究生导师。

现任上海医学会创伤专科委员会委员。擅长疑难危重患者的麻醉、抢救，危重患者的监护和治疗（ICU）。

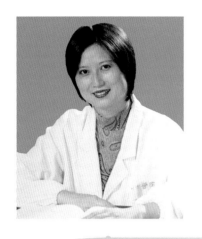

张晓丽　麻醉科行政副主任。麻醉学教研组组长，主任医师，现为上海市医学会麻醉专科分会心胸麻醉专业组委员。1985年毕业于上海第二医科大学。

从事临床麻醉工作近30年，熟练掌握各类麻醉专业技术，擅长心胸手术、危重产科、骨科创伤、脊柱与关节手术的麻醉。对无痛分娩及术后疼痛等记性痛的治疗、危重疑难病人的麻醉剂抢救具有丰富的临床经验。

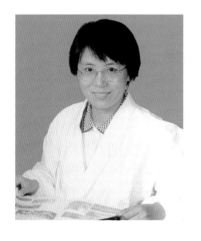

杜冬萍　麻醉科行政副主任兼疼痛科行政主任。主任医师，教授，博士研究生导师，医学博士。

现任中华医学会麻醉学分会疼痛治疗专业委员会委员、中国医师协会麻醉医师分会委员、上海医学会麻醉学会委员、上海医学会麻醉学会疼痛学组委员兼秘书以及《中华麻醉学》和《Anesthesia & Analgesia》（中文版）等杂志通讯编委。擅长多种慢性疼痛的非手术治疗，对于椎间盘突出导致的颈肩上肢痛和腰腿痛（包括坐骨神经痛）、老年人的慢性腰背痛、带状疱疹神经痛和后遗神经痛、截肢后的残肢痛以及幻肢痛、晚期肿瘤疼痛以及多种顽固性的疼痛采用先进的介入治疗新技术，取得了令人满意的镇痛效果。还承担上海市科委"启明星"和"浦江计划"等多项疼痛基础研究课题，在神经病理性疼痛产生和调控的脊髓机制研究方面取得多项成果。

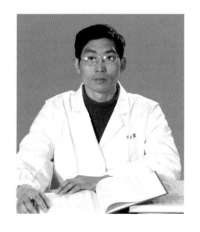

王爱忠　麻醉科行政主任助理兼临床麻醉科行政副主任，上海市第六人民医院东院麻醉科执行主任。主任医师，医学博士，硕士研究生导师。

2003年毕业于上海第二医科大学。从事临床麻醉多年，熟练掌握了各种特殊和危重患者的麻醉处理，尤其对严重创伤患者的抢救和麻醉有较深的造诣。擅长超声引导下外周神经阻滞及静脉穿刺术。

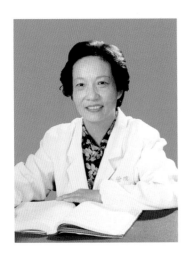

秦惠莉 副主任医师。从事临床麻醉工作 30 余年。对疑难重症病例的麻醉和围术期管理，及急慢性疼痛的治疗均具有丰富的临床经验。

尤其擅长耳鼻咽喉科、骨关节及儿科手术麻醉与围术期管理。在小儿电子耳蜗术、咽腭成形术及困难气道的麻醉实施与处理方面具有相当的造诣。

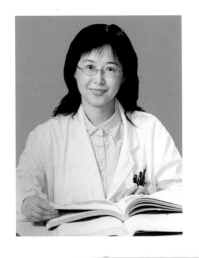

王莉 麻醉镇痛研究室行政副主任，副研究员，副教授，硕士研究生导师，医学博士。

现主要从事静脉麻醉药的脑保护机制研究，承担数项国家和市级科研项目。

擅长麻醉药理的基础和临床研究工作，系统掌握药物效应动力学和药物代谢动力学的监测和研究方法；掌握在体和细胞水平心、脑缺血／再灌注损伤模型的研究方法和技术。

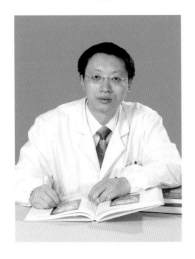

王学敏 ICU 行政副主任。副主任医师，副教授，硕士研究生导师，医学博士。

《上海医学》杂志的审稿专家。多年从事 ICU 和临床麻醉工作，对各种外科危重疾病患者的抢救和治疗具备丰富经验。近年来主要从事脓毒性休克的发病机制与临床治疗的研究。已发表论文数十篇，其中 SCI 收录的外文文献 3 篇。参编《当代麻醉学》、《围术期心血管治疗药》、《围术期呼吸治疗学》等著作。

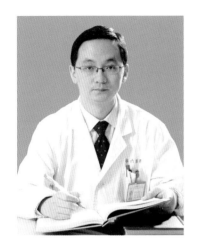

李颖川 副主任医师，硕士研究生导师。曾至比利时根特大学附属医院，澳大利亚 Royal Melbourne Hospital 及美国宾夕法尼亚大学附属医院参加麻醉与重症监护的交流培训。主要研究方向为急性肺损伤的发病机制与防治，主持局级课题及国家自然基金课题，并在国内外专业杂志发表论文 10 余篇，参编多本麻醉及危重症专著。

　　目前主要从事急危重症患者的抢救与治疗，擅长各种疑难危重疾病的诊断和治疗，尤其在急性肺损伤、ARDS、肺栓塞、肺动脉高压及循环衰竭等疾病的诊治方面有丰富的临床经验和深入研究。

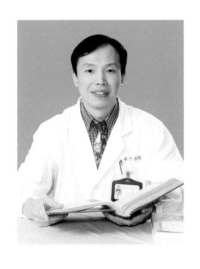

刘滨婴 副主任医师。从事临床麻醉工作 20 余年，熟悉各种麻醉技术（全麻、椎管内麻醉、神经阻滞麻醉等；喉罩、可视喉镜、纤维支气管镜、自体血回输等）和穿刺操作（深静脉、动脉穿刺测压等），充分保持临床手术患者的安全。参与外科重症监护室（ICU）的工作，全面掌握危重患者的临床监护和各种治疗流程（呼吸治疗、循环支持、抗生素应用、肠内外营养支持、镇痛镇静实施等），参与抢救大量的危重患者。1988 年麻醉科创立疼痛门诊后，开始参与疼痛的治疗工作，对疼痛的治疗有深刻的认识，熟悉疼痛的通路和机制，熟悉慢性疼痛和癌性疼痛患者的心理状态评估以及心理治疗，熟悉慢性疼痛患者的康复以及临床评估，熟悉慢性疼痛的药物治疗。

麻醉科

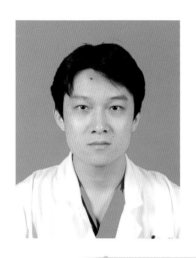

吴 强 副主任医师，医学硕士。1994年毕业于上海铁道医学院。从事临床麻醉工作16年，市六医院优秀青年技术骨干，熟练掌握各种麻醉技术及危重患者监护治疗，尤其擅长心血管手术的麻醉。

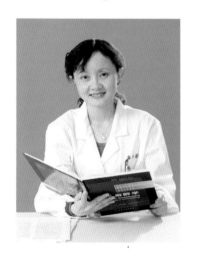

吴 滨 副主任医师。1993年本科毕业于上海第二医科大学，2005年硕士毕业于上海第二医科大学临床麻醉专业。近年来在国内核心期刊发表论文多篇，SCI论文1篇。

从事临床工作近20年。对临床各类手术的麻醉及危重患者救治有丰富的临床经验。尤其擅长小儿手术麻醉，现为上海医学会小儿麻醉专业组成员。

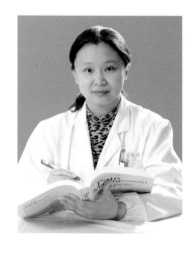

周 瑾 副主任医师。1993年毕业于上海第二医科大学临床医学系。从事临床麻醉近10年，2001年开始从事临床疼痛的诊断和治疗。在疼痛专业的临床实践和研究方面积累了丰富的经验。对颈椎病、腰腿痛和各种骨关节痛等临床常见疼痛性疾病具有丰富的治疗经验，对于各种疑难、复杂和顽固性神经病理性疼痛具有良好的诊断和治疗经验，并可运用各种微创技术，通过综合治疗以缓解疼痛。

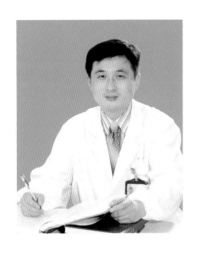

陆 捷 副主任医师，医学硕士。毕业于上海第二医科大学。从事临床麻醉和疼痛的专业实践与研究近20年，熟练掌握各项麻醉及相关技术。

擅长心胸外科手术、骨关节手术及儿科手术的麻醉实施和围术期处理，对疑难危重病理的麻醉和复苏积累了丰富的临床经验。尤其对危重心脏疾病、小儿先心及大血管手术的麻醉与围术期处理有一定造诣。

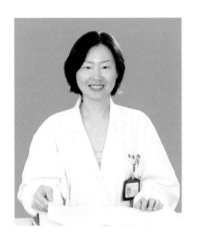

轩 泓 副主任医师，博士。1996年毕业于同济医科大学，2005年毕业于复旦大学，获医学博士学位。已在核心期刊发表多篇文章，参编多部麻醉学专著。

从事临床麻醉工作10余年，熟练掌握纤维支气管镜、喉罩气道、超声引导下神经组织等先进麻醉技术。

擅长危重病患、创伤病患的麻醉及围术期管理，尤其是困难气道的处理。每年完成骨科、普外科、神经外科、泌尿外科、妇产科、耳鼻咽喉科、胸外科、介入科、门急诊手术的麻醉4 000余例。

麻
醉
科

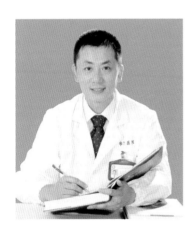

崔德荣 副主任医师，医学博士。从事临床麻醉10余年，熟练掌握了各种特殊和危重患者的麻醉处理，尤其对严重创伤患者的抢救和产科麻醉有较深的造诣。曾参加中国医疗对赴摩洛哥王国援外医疗2年。2010年考入上海交通大学医学院攻读博士学位，期间主要从事静脉麻醉药的脑保护机制研究。掌握了在体和细胞水平脑缺血／再灌注损伤的研究方法和技术。主持完成上海市卫生局青年课题和贝朗麻醉科研课题各1项，并获上海交通大学博士创新基金及优秀博士论文培育基金各1项，入选医院优秀青年人才出国培训计划，发表论文10余篇，其中SCI论文2篇。

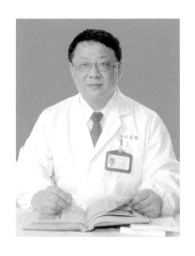

葛东明　副主任医师。从事麻醉和重症监护的临床医教研工作近 30 年，熟练掌握各项麻醉技术，深得同僚和病患的信任。

擅长处理各种困难气道、严重创伤病人的手术麻醉、围术其意外的救治、危重患者的监护治疗等，对单肺隔离技术和自体血会输技术有独到的研究。在临床实践中不断探索创新，是新型肺隔离设备"单控三囊气管导管"的合作发明人之一。具有多年临床教学经验，协助科室培养梯队人才，是临床医学院麻醉学临床带教主要负责人。

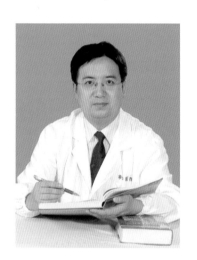

焦志华　副主任医师，医学博士，2003 年博士毕业于复旦大学上海医学院。

在医学核心期刊上发表论文 10 余篇，参与撰写专著 5 部，现为上海市医学会妇产麻醉专业组成员。

从事临床麻醉工作近 20 年，对临床各种手术的麻醉和危重病人的救治有丰富的临床经验，尤其擅长器官移植手术、复杂创伤及产科手术麻醉。

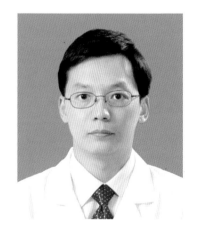

张俊峰　副主任医师，医学博士。2004 年毕业于复旦大学。在国内外权威、核心期刊发表论文十余篇。从事临床麻醉工作十余年，熟练掌握各种特殊和危重病人的麻醉管理技术，尤其擅长心血管手术的麻醉及喉罩技术的临床应用。

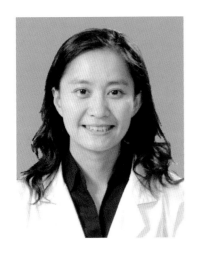

周全红 副主任医师。1992年本科毕业于上海市铁道医学院（现同济大学医学院）医疗系。毕业后即在上海市第六人民医院麻醉科工作。为了更新知识和学习国际先进技术和理念，于2002年自费留学英国 Aberdeen University，于2003年获得临床药理学硕士学位。英文功底扎实，参与翻译《麻醉危机处理》和《循环临床麻醉学》。参与编写《超声引导下的区域阻滞和深静脉穿刺置管》。参与编写《Clinical Anesthesia》（第三版）。

长期工作在临床麻醉科，工作范围涉及临床麻醉和重症监护。成功抢救（包括参与）大量急诊严重创伤患者以及各种危重疑难病例。对于患者术后镇痛以及产科镇痛有所研究。基础研究的方向是探索吗啡耐受与神经系统中代谢性谷氨酸受体的关系以及可能的机制。

麻
醉
科

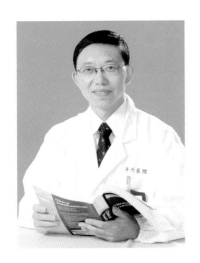

曾真 副主任医师，医学博士。1995年临床医学本科毕业于新疆石河子医学院，1995年至2000年在新疆维吾尔自治区人民医院麻醉科工作。2000—2003年就读第四军医大学，获麻醉学硕士学位；2003—2006年就读复旦大学附属中山医院，获临床技能型医学博士学位。2006年到上海第六人民医院工作至今。专业特长为心血管麻醉。曾发表文章10篇，含SCI期刊收录2篇（第一作者）。

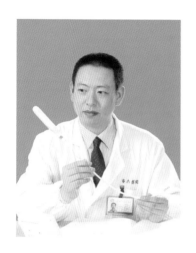

赵霖霖 副主任医师，硕士。1997年毕业于上海第二医科大学临床医学系，同年入本院麻醉科工作，至今已从事临床麻醉工作16年。熟练掌握临床常用的各类麻醉与监测技术，能独立处理较为复杂疑难手术病患的临床麻醉及担负危重病患的麻醉抢救与复苏工作，尤其擅长困难气道的处理及各类神经阻滞与复合麻醉技术。参与国家自然基金课题1项，在核心期刊发表论文5篇。

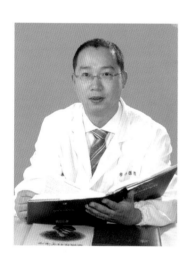

徐永明 副主任医师，医学硕士。2000年毕业于上海第二医科大学。长期从事疼痛学基础研究、临床诊断和治疗。擅长颈椎病、肩关节周围疾病、慢性腰腿痛和神经病理性疼痛的诊治，对肩关节疾病的诊治如颈肩综合征、肩峰撞击综合征和肩周炎（冻结肩）等具有丰富的临床经验，尤其擅长颈源性头痛、神经根型颈椎病和各种神经病理痛的治疗。对于顽固性神经病理痛可使用射频、臭氧、神经调节等微创介入治疗。在国内外刊物发表论著10余篇，其中SCI收录2篇。

疼痛科

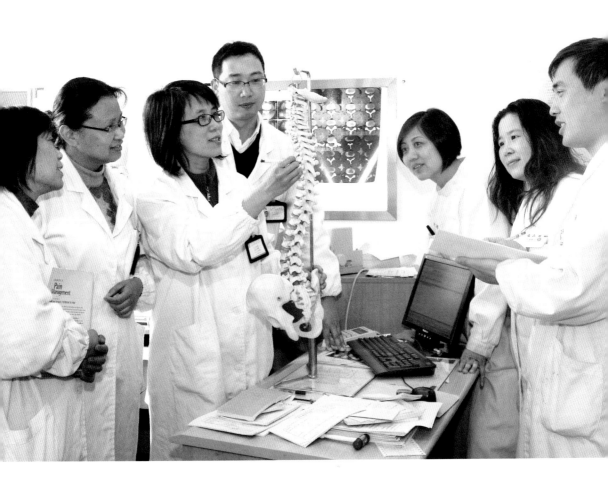

　　疼痛诊疗是市六医院重点特色专业，由已故专家徐惠芳教授于 1988 年创建，发展至今二十余年，是中国目前规模最大的急慢性疼痛诊断治疗专业单位之一。目前，年门诊量已突破 4 万，总有效率达 85%～90%。

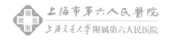

诊疗特色

各种神经病理性疼痛

（1）颈肩上肢神经痛（颈椎间盘突出、颈椎病），腰椎间盘突出症（坐骨神经痛）。

（2）带状疱疹神经痛的急性期治疗和带状疱疹后遗神经痛的预防，慢性带状疱疹后遗神经痛的综合治疗。

（3）糖尿病末梢神经痛，截肢后幻肢痛和残肢痛，三叉神经痛，肋间神经痛，中枢性疼痛，交感神经相关性疼痛，复杂的局部疼痛综合征，臂丛神经外伤后顽固性上肢痛以及腰背部手术后失败综合征。

对上述这些神经病理性疼痛和慢性顽固性顽固性疼痛，该特色专业采用综合治疗方法，取得了较满意的治疗效果。

植物神经功能紊乱引起的肢体疼痛

植物神经功能紊乱，可以引起肢体血供障碍、肢体疼痛感觉，对于这类疼痛患者可以通过植物神经功能调节等治疗，调整植物神经功能和张力，使得患者的疼痛得以缓解。

晚期肿瘤疼痛

对于晚期癌症疼痛或癌肿骨转移引起的剧烈疼痛，不仅可以指导患者合理使用各类镇痛药物，取得最好的镇痛效果，减少药物不良反应。而且对于药物控制不好的晚期肿瘤痛，还可以使用神经损毁术，进一步提高镇痛效果。

其他

对于膝关节退变、腱鞘炎、肩周炎、急慢性腰扭伤、腰肌劳损、棘上棘间韧带炎、腰背肌筋膜炎、梨状肌综合征、纤维肌痛综合征、网球肘、软组织损伤及各种骨关节退行性变引起的局部疼痛也可以通过局部综合治疗，达到缓解疼痛的目的，效果非常明显。

专家介绍

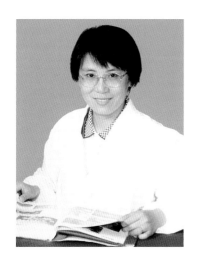

杜冬萍 疼痛科行政主任兼麻醉科行政副主任，医学博士，留美博士后，主任医师，博士研究生导师。

现任上海市医学会疼痛学专科分会第一届委员会副主任委员、世界疼痛医师协会中国疼痛医师分会委员、中华医学会麻醉学分会第十届委员会疼痛治疗专业委员会委员、中国医师协会麻醉医师分会会员，并任《中国疼痛学杂志》编委、《实用疼痛学杂志》编委、《Anesth & Analg》中文版编委、《Neuroscience letters》杂志国际审稿人、《中华麻醉学杂志》等国内核心期刊通讯编委。专注于各种神经痛的急性期治疗和慢性神经病理性疼痛的预防工作，包括：①带状疱疹神经痛的急性期治疗、带状疱疹后遗神经痛的预防、慢性带状疱疹后遗神经痛的综合治疗；②颈椎间盘突出引起的颈肩上肢神经痛（颈椎病）、腰背下肢神经痛（腰椎间盘突出、坐骨神经痛）；③老年性骨关节炎，涉及腰背痛、颈肩痛、关节痛等等；④肿瘤相关的疼痛；⑤复杂性局部疼痛综合征等各种不明原因疼痛的诊断和综合治疗。曾经承担上海市科委的"启明星"人才培养计划和归国人员"浦江计划"等研究课题，侧重于神经病理性疼痛的脊髓调控机制研究。

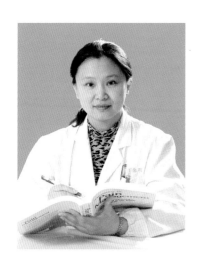

周瑾 副主任医师。1993年毕业于上海第二医科大学。毕业至今，一直从事麻醉、疼痛专业的临床实践、基础研究，积累了一定的临床经验。可对颈椎病、腰腿痛、退行性骨关节痛等常见疼痛性疾病进行诊断和治疗，并能结合各种微创技术进行处理。对于各种疑难、复杂神经病理疼痛可进行比较有效的综合治疗。

疼痛科

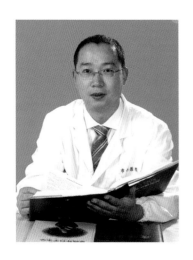

徐永明 副主任医师，医学硕士。2000 年毕业于上海第二医科大学。长期从事疼痛学基础研究、临床诊断和治疗。擅长颈椎病、肩关节周围疾病、慢性腰腿痛和神经病理性疼痛的诊治，对肩关节疾病的诊治如颈肩综合征、肩峰撞击综合征和肩周炎（冻结肩）等具有丰富的临床经验，尤其擅长颈源性头痛、神经根型颈椎病和各种神经病理痛的治疗。对于顽固性神经病理痛可使用射频、臭氧、神经调节等微创介入治疗。在国内外刊物发表论著 10 余篇，其中 SCI 收录 2 篇。

内分泌代谢科

（上海市糖尿病临床医学中心）

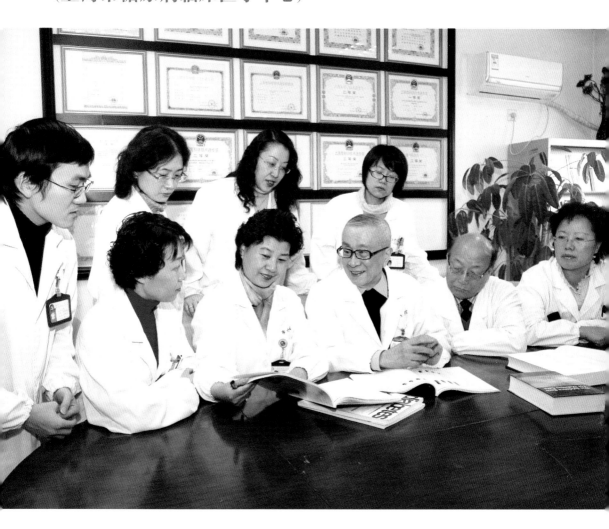

　　该科是一个集临床、科研、教学为一体的综合性机构，是国家重点学科、国家重点临床专科（内分泌）、"211"和"985"重点学科、上海市"重中之重"代谢性疾病临床医学中心、上海市糖尿病临床医学中心、上海市公共卫生重点学科、国家代谢性疾病样本库、上海市糖尿病研究所、上海市糖尿病重点实验室所在地，也是上海交通大学医学院内分泌专业博士点、硕士点及博士后流动站。该科是国内较早开展糖尿病基础和临床研究的单位，是中国糖尿病分子病因学的发源地之一，也是中国糖尿病和代谢病研究领域成果最多、内容最丰富

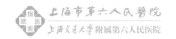
的单位，亦是公认的国内著名、国际知名的糖尿病、肥胖症和代谢综合征研究、诊治中心。学科现有人员 55 人，包括院士 1 名，博士生导师 7 名、硕士生导师 8 名。上海市糖尿病临床医学中心现任主任为贾伟平教授，常务副主任为包玉倩主任医师；科室现任主任为包玉倩主任医师，副主任为刘芳主任医师；上海市糖尿病研究所现任所长为贾伟平教授，副所长为刘丽梅、王琛研究员。

该学科在中国著名内分泌及代谢病学专家项坤三院士和贾伟平教授的带领下，聚焦以糖尿病、肥胖为代表的代谢性疾病，在遗传学、发病机制和流行病学等方面开展系统研究及多层次、多方位推广，卓有成效。目前专科建设管理组织完善，已形成了糖尿病、肥胖病、甲状腺疾病、低血糖症、骨质疏松、疑难内分泌病等学科诊治特色，并建立了以"疾病"为中心的团队医学诊治模式。尤其是在糖尿病、肥胖症和代谢综合征的遗传病因、发病机制、诊断技术及治疗模式等方面取得了一系列成果并达到了国际先进、国内领先水平。期间涌现

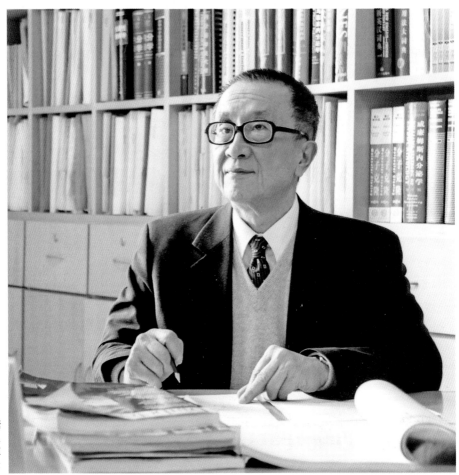

著名糖尿病学家、内分泌学家项坤三院士

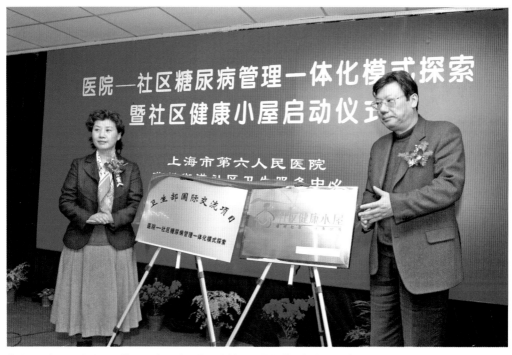

作为卫生部国际交流项目的"医院－社区糖尿病管理一体化模式探索"启动仪式

出一批优秀的临床及研究人才，包括工程院院士、"973"项目首席科学家、卫生部突出贡献中青年专家、享受国务院特殊津贴专家、中组部青年拔尖人才、上海市领军人才、上海市优秀学科带头人、上海市"科技启明星"、上海市"浦江人才"、"医苑新星"、优秀青年医学人才、晨星计划人才等。

学科先后承担国家"973"和"863"项目、国家自然科学基金重点项目、重大国际合作项目、上海市科委重大项目和重点项目等科研项目80余项，其中"973"项目2项、"863"项目1项、科技部"支撑计划"1项、国家自然科学基金40余项、国际交流合作项目（NIH、EASD）5项。共获得与糖尿病有关的国家、卫生部、上海市科技进步奖等科技奖40余项，其中"体脂、胰岛素与代谢综合征关系的研究"和"2型糖尿病的发病机理和临床诊治技术"分别获国家科技进步二等奖，"糖尿病血糖监测新技术的开发和临床应用"以及"糖尿病及其慢性并发症的预测及检查方法的优化与应用"分别获上海市科技进步一等奖。近10年发表学术论文700余篇，其中SCI收录130余篇，包括《Nature Genetics》、《BMJ》、《Diabetes》、《Diabetes Care》、《JCEM》、《Diabetologia》等与糖尿病和代谢病有关的国际顶级杂志，累积影响因子超过400分，其中影响因子5分以上的有25篇。糖尿病临床医学中心的国际国内学术交流活动频繁，已相继举办了第五届国际糖尿病联盟西太平洋地区糖尿病大会（IDF-WPR）、

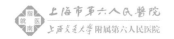

第四届亚洲分子糖尿病年会、第七届中日糖尿病论坛、上海交通大学糖尿病和肥胖焦点国际论坛等大型国际学术会议及中华医学会糖尿病学分会全国年会、中华医学会糖尿病学分会血糖监测国际论坛、东方论坛暨上海医学会糖尿病/内分泌学分年会等大型国内学术会议。学科目前与美国芝加哥大学、匹斯堡大学、西奈山大学、德克萨斯大学、北卡罗来娜大学、路易斯安娜州立大学、弗吉尼亚联邦大学，英国牛津大学糖尿病遗传研究所、纽卡斯尔大学医学院和糖尿病中心，加拿大多伦多大学，澳大利亚莫纳什大学，日本千叶大学、和歌山大学和中国香港大学、香港中文大学等均有长期良好的合作关系。

学科在国际、国内享有盛誉，2003 年学科带头人项坤三教授当选为中国工程院院士。项坤三院士曾担任亚洲分子糖尿病研究会副主席，现任中华医学会糖尿病学会名誉主任委员、上海医学会糖尿病学会名誉主任委员；现任糖尿病临床医学中心主任贾伟平教授担任中华医学会糖尿病学分会副主任委员，中华医学会内科学分会常委，上海医学会糖尿病学分会主任委员，上海医学会内分泌学分会副主任委员，亚洲糖尿病协会理事；包玉倩主任担任中华医学会内分泌分会委员，上海医学会糖尿病学分会委员兼秘书；刘芳主任担任中华医学会糖尿病分会糖尿病足病和血管病变学组、周围神经病变学组委员等重要学术职务。

近年来，学科始终以糖尿病、肥胖和代谢综合征为主攻方向，站在糖尿病及其相关疾病临床医学科学的前沿，围绕内分泌系统的常见病、多发病，积

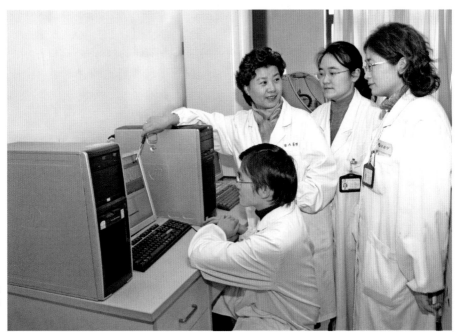

贾伟平
教授在指导
科研工作

极发展亚学科和交叉学科，逐渐形成了一个以糖尿病为中心，包含糖尿病分型诊断、遗传咨询、个体化教育、营养咨询、运动计划、高危人群防治、糖尿病足病、糖尿病眼病、糖尿病肾病、妊娠糖尿病防治、糖尿病神经血管病变筛查治疗、肥胖和代谢综合征等十余个亚学科并建立了"糖尿病多学科联合诊治"平台和"中心化"诊治模式，已经运行的多学科协作组包括糖尿病足病和下肢血管病变协作组、糖尿病眼病协作组、糖尿病周围神经病变协作组、糖尿病心脑血管病变协作组、妊娠糖尿病协作组、围术期骨科糖尿病强化控制组、代谢性手术治疗糖尿病和肥胖协作组、低血糖胰岛素瘤协作组等，这种多学科专家联合诊治一例患者的模式解决了患者多次就医、多科挂号、反复住院、片面诊疗的烦恼，使患者的诊治效率和疗效、满意度大大提高。近年更是开创了"糖尿病医院－社区一体化无缝管理"全新模式，使中心与二级医院、社区服务中心联动，糖尿病患者得到全面高效的管理和随访，大幅度提高了达标率，该模式已被卫生部在全国 30 多个省市推广。

近 10 年学科诊疗规模增长迅速，年门诊量超过 15 万人次，其中超过 1/3 为来自全国各地的患者，学科在多年的临床实践中积累了丰富经验；在此过程中年青的业务骨干迅速成长，形成了一批临床素质全面，在各个糖尿病有关疾病亚学科崭露头角的专家队伍，能为处于糖尿病各个阶段的患者提供完整、精细和周到的服务。在甲状腺疾病、低血糖症、肾上腺疾病、垂体疾病、骨代谢病等方面也有了长足发展，成立了甲状腺肿瘤、胰岛素瘤和肾上腺疾病的多学科协作诊治平台，形成了完善的低钾血症、低钙 / 高钙血症、低血糖症、继发性高血压、病理性肥胖等疑难病的诊治流程，使中心在多种内分泌和代谢性疾病的诊治水平迅速提高。学科获得 2000 年"上海市劳动模范集体"、2009 年全国医药卫生系统先进集体、上海市"工人先锋号"，2010 年上海市迎世博巾帼文明示范岗、上海市迎世博文明班组，2011 年上海市"优秀巾帼集体"等荣誉称号。

学科树立的服务品牌和诊疗特色有：糖尿病足病、糖尿病肾病、糖尿病眼病、糖尿病周围血管病变和神经病变、糖尿病心脑血管病变、妊娠糖尿病、代谢性手术的多学科联合诊治，糖尿病精细病因分型和个体化治疗方案设计，糖尿病的遗传基因检测和遗传咨询，胰岛 β 细胞功能的简易和精确评估，胰岛素抵抗的评估，糖尿病营养饮食咨询和食谱制定，糖尿病护理运动咨询，肥胖门诊、围术期的血糖监测和高效控制，难治性糖尿病的血糖平稳控制等。

学科的服务理念是：精湛技术治身；关爱服务称心。

内分泌代谢科

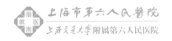
诊疗特色

糖尿病的遗传基因检测和遗传咨询

在国内率先开展线粒体糖尿病的基因诊断，以后成为全国单基因突变糖尿病等遗传基因有关的特殊类型糖尿病的检测中心，开设有遗传咨询门诊，能为所有有家族史的糖尿病患者提供周到的遗传咨询和下一代发病指导，并开展糖尿病家系的免费基因调查，提高糖尿病早期诊断和早期治疗水平。

糖尿病精细病因分型和个体化治疗方案设计

该中心拥有糖尿病分型诊断的所有先进技术，包括基因筛查、胰岛 β 细胞功能评估、胰岛自身抗体测定、胰岛素释放试验、精氨酸试验、胰岛素高糖、正糖钳夹技术等，可为每位新发的糖尿病患者提供精细的病因分型诊断服务，从而设计有针对性的、个体化的治疗方案，避免根据经验、盲目选药的局面。

糖尿病足病及其相关疾病的多学科协作诊治

该中心自 2006 年底建立了由糖尿病中心、放射介入科、血管外科、创伤骨科副高以上专家和专职足病护士组成的糖尿病足病多学科协作组，开设了4 个专家共同坐诊的足病联合门诊和足病风险因素（糖尿病下肢神经病变、血管病变和足底压力等"足三项"）筛查，为足病患者提供一站式全面评估病情、分流收治和全面高效治疗的全新服务模式，并开展了下肢血管介入、支架、搭桥和杂交手术、创新敷料使用等血管再通和伤口愈合治疗新手段，使绝大多数"老烂脚"患者避免了截肢。

糖尿病肾病的多学科协作诊治

该中心建立了由内分泌代谢科、肾脏风湿科、临床营养科的专家和糖尿病咨询护士组成的糖尿病肾病联合防治组，开设了肾病联合门诊，建立了门诊糖尿病肾病早期筛查、诊断和治疗的流程及分科收治的规范，为预防糖尿病肾病的发生和尿毒症的出现提供全面周到的指导。

糖尿病眼病的联合诊治

长期以来，在该中心一直进行常规眼底摄片，并由眼科专家坐诊、会诊读片，为每位来就诊的患者提供糖尿病视网膜病变的早期筛查和定期评估，眼科和糖尿病科专家一起，为预防糖尿病患者出现失明而进行服务。

妊娠糖尿病的多学科协作诊治

中心由糖尿病专家和妇产科专家、营养科专家、糖尿病护士一起组成了妊娠期糖尿病的诊断、监测和评估、治疗工作组，开设专为孕妇的一步法和二步法葡萄糖耐量试验，将糖耐量试验、持续血糖监测系统（血糖 Holter）和胰岛素泵等新技术用于妊娠糖尿病的诊断，为早期筛查诊断 GDM、孕期血糖有效管理及围产期母婴管理搭建平台，为妊娠期糖尿病患者设计针对性的治疗方案，用精湛的技术和细心的呵护使母婴平安。

糖尿病心脑血管病变的多学科诊治

近三年，该中心与心血管内科、心胸外科、神经内科等专家一起建立糖尿病心脑血管病变防治协作组，建立了心脑血管病变早期筛查和分流诊治的流程和治疗规范，为防治糖尿病心肌梗死、脑梗死等致死性心脑血管事件进行高效服务。

围术期血糖的监测和高效控制

该中心为准备行各种手术而目前血糖水平很高的患者提供短期的胰岛素强化治疗控制血糖服务，在短短几天内协助平稳控制血糖。尤其是对在市六医院需要骨科手术治疗的 3 000 多例糖尿病患者的诊治实践中，获得了良好的缩短术前等待天数、减少术后并发症的效果。

难治性糖尿病的血糖平稳控制

作为糖尿病中心，学科接受大量本地或外地医院不能良好控制血糖的难治性糖尿病患者，经过精心的监测和全面的病情评估，加上双 C 方案（持续血糖监测＋胰岛素泵，CGMS+CSII）的成功实施，为这些难以控制的高血糖或血糖水平漂移程度大或患有糖尿病急性并发症的患者摸索出一套适合患者本人的长期治疗方案，使血糖得到平稳控制，满意出院。

肥胖症和代谢综合征患者的全面诊断和治疗

该中心开设有肥胖专病门诊，为各种肥胖患者制定了一套全面的继发性肥胖的诊断、胰岛素抵抗的评估、肥胖程度的 MRI 法测定和体脂含量测定，以及肥胖相关疾病（包括糖代谢异常、高血压、脂代谢紊乱、高尿酸血症、脂肪肝等代谢综合征）的评估等诊疗流程，并由内分泌代谢科、临床营养科、普通外科协助，制定个体化的减重和代谢控制方案，避免严重后果的发生。

内分泌代谢科

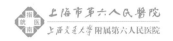

肥胖糖尿病的多学科代谢性手术根治

该中心由内分泌专家、腹腔镜外科专家、营养学专家等组成代谢性手术多学科协作组，为重度肥胖和肥胖的 2 型糖尿病患者进行精细术前评估、微创腹腔镜胃转流术和精心术后饮食调理，使那些"大胖子"得以根治，代谢综合指标全面改善。

糖尿病营养饮食咨询和食谱制定

该中心有一支以营养学博士为首的营养学家队伍，开设有营养门诊，能为所有糖尿病患者提供饮食咨询，并根据每位患者的身高、体重、腰围等特点设计最适合的个体化营养食谱，既保证血糖控制，又兼顾营养平衡，提高患者自我饮食管理的能力和降糖效果。

糖尿病护理和运动咨询门诊

该中心常年由一名糖尿病专职教育资深护士开设护理咨询门诊，对糖尿病患者的日常保健、自我饮食管理、运动方法和方式、自我血糖监测、胰岛素注射技术、皮肤护理等进行悉心指导。

甲状腺结节的多学科联合诊治

该中心的甲状腺亚学科专家与甲状腺外科、核医学科的专家一起，成立了甲状腺结节的多学科协作组，为发现有甲状腺结节、腺瘤、腺癌等各种甲状腺肿瘤的患者提供完整的甲状腺功能评估、结节性质判断、恶性或大结节的手术治疗、术后同位素治疗及术后内分泌功能的维持提供全面周到的服务。

低血糖症的多学科诊治

该中心的糖尿病专家与胰腺外科、超声医学科、放射介入科的专家一起，建立了低血糖多学科协作组，开设了低血糖门诊，诊治各种原因导致的低血糖症，特别是为由胰岛 β 细胞瘤引起的低血糖症的诊断开创了延长糖耐量＋胰岛素释放试验、饥饿试验、胰腺 B 超造影、胰腺分段取血＋动脉内钙刺激试验、胰腺薄层增强 CT、胰腺血管造影等新诊断技术，为多例外院诊断不出、辗转转来的低血糖患者明确了肿瘤定位，并经手术切除胰岛素瘤而使该病得到彻底治愈。

其他内分泌疾病的诊治

经过 10 多年的临床实践，该中心在肾上腺疾病、垂体瘤、垂体前叶功能减退症、性发育异常和代谢性骨病等内分泌疾病建立了系列诊断治疗流程，有良好的诊治条件和较高的诊治水平。

专家介绍

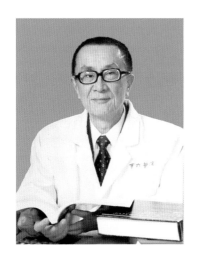

项坤三 主任医师，教授，内分泌学家，中国工程院院士。

1958年毕业于上海第一医学院。曾任上海市糖尿病研究所所长、上海市糖尿病临床医学中心主任、上海交通大学附属第六人民医院内分泌代谢科主任、亚洲分子糖尿病研究会副主席、中华医学会理事和理事会学术工作委员会委员、中华医学会糖尿病学分会主任委员、上海医学会常务理事和理事、上海医学会糖尿病学分会主任委员、上海医学会内分泌学分会副主任委员和中国糖尿病杂志副总编辑等职。现任上海市糖尿病研究所名誉所长、上海市糖尿病临床医学中心名誉主任、上海交通大学医学院教授委员会委员和中华糖尿病杂志名誉总编辑等职。

长期以来从事糖尿病临床及科研工作，20世纪80年代首先在国外进行华人2型糖尿病分子遗传学研究并率先在中国开展糖尿病分子病因学系列研究。在国内，建立了中国首个大数量的糖尿病群体和家系DNA、血清和临床资料库；首先发现中国人线粒体基因突变糖尿病家系患者，开创了国内基因诊断用于糖尿病日常临床诊疗的先例；首先通过全面筛查确认中国人MODY型糖尿病的基因突变谱；对中国人复杂病型2型糖尿病进行分子病因、病理生理和流行病学系列研究中，揭示了中国经济快速发展和生活方式明显改变的形势下糖尿病和相关代谢病（代谢综合征）患病率急剧增长的严峻形势；结合上述研究体验撰写了中国首部"特殊类型糖尿病"专著。迄今发表研究论文300余篇。以第一完成人获国家、省部级及市级科技进步奖11项。曾获全国"五一"劳动奖章、全国卫生先进工作者、上海市劳动模范、中华人民共和国人事部中青年有突出贡献专家、上海市医学荣誉奖、中华医学会内分泌学分会终身成就奖和中华糖尿病学分会终身成就奖等殊荣。2003年当选为中国工程院院士。

临床擅长：内分泌代谢病、糖尿病、肥胖病的诊疗。

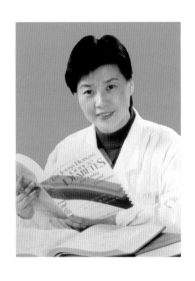

贾伟平 主任医师、医学博士，教授，博士研究生导师，"973"首席科学家。

现任上海交通大学附属第六人民医院院长、上海市糖尿病临床医学中心主任、上海市糖尿病研究所所长、上海市糖尿病重点实验室主任和上海交通大学糖尿病研究所所长；兼任中华医学会糖尿病学会候任主任委员、中华医学会内科分会常委、上海医学会糖尿病专科委员会前任主任委员；担任《Journal of Diabetes Investigation》、《中华糖尿病杂志》副主编、《中华医学杂志》常务编委，《Diabetes Technology Therapy》、《Chinese Medical Journal》、《Journal of Diabetes》、《中华内科杂志》及《中华内分泌代谢杂志》等期刊编委。

长期从事内分泌代谢领域的诊治工作，特别是在糖尿病及肥胖发病机制、临床诊治方面做了大量的工作，积累了丰富的经验。率先对中国人体脂、胰岛素抵抗与代谢综合征以及代谢综合征的流行病学发病机制进行研究，成功建立了糖尿病功能诊断的系列技术并率先在国内开展了糖尿病及糖尿病前期慢性并发症的筛查及诊治网络的构建，研究成果得到了国际、国内同行的高度认可。

近年来，主持"973"项目、国家自然基金重点项目等各类重大科研项目数10项，在国内外杂志发表论文400余篇；先后入选上海市"百人计划"、"上海市领军人才"等人才培养计划；获得国家、卫生部、上海市等各级科技进步奖15项；享受国务院特殊津贴，获卫生部有突出贡献中青年专家、上海市劳动模范、上海市"三八"红旗手、全国"三八"红旗手、全国先进工作者、上海市科技精英等多项殊荣。

临床擅长：①糖尿病的个体化诊断治疗；②肥胖病的诊断及治疗；③代谢综合征（即指肥胖、糖尿病、血脂异常、高血压中任何3项同时存在的患者）的诊断与治疗。

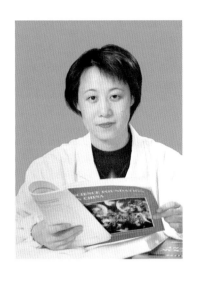

包玉倩 主任医师、博士研究生导师。1987年毕业于上海第二医科大学，2005年获上海交通大学硕士学位。现任上海交通大学附属第六人民医院内分泌代谢科行政主任、上海市糖尿病临床医学中心常务副主任、中华医学会内分泌学分会委员、上海市医学会糖尿病专科委员会候任主任委员、上海市医学会内分泌专科委员会委员，兼任中华内分泌代谢杂志、中华糖尿病杂志、中华全科医师杂志及上海医学等杂志编委。主要从事肥胖、糖尿病及代谢综合征的临床研究，先后主持国家科技部、自然科学基金委及上海市科委、教委等基金项目，入选上海市领军人才，迄今共获得国家科技进步奖、中华医学科技奖、上海市科技进步奖等奖励12项。

临床擅长：糖尿病、肥胖的病因诊断和个体化治疗；垂体、甲状腺及肾上腺疾病的诊断与治疗。

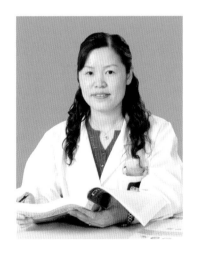

刘芳 主任医师，医学博士，上海交通大学医学院博士研究生导师。1999年毕业于上海医科大学附属华山医院。现任内分泌代谢科行政副主任；兼任中华医学会糖尿病分会糖尿病足与周围血管病学组委员、周围神经病变学组委员，中华医学会内科学分会青年委员兼秘书，上海医学会糖尿病分会足及大血管病变学组副组长，上海医学会内分泌分会委员，上海医学会中西医结合分会内分泌代谢专业常委，美国糖尿病协会（ADA）专业会员；《中国新药与临床杂志》编委，CEPP审稿人。2010.6—2011.9获上海市科委"白玉兰人才基金"资助赴美国Pittsburgh大学医学中心研修1年余。从事内分泌代谢专业临床15年余，近几年致力于糖尿病分型及药物基因组学、糖尿病神经血管病变和足病的临床及基础研究。主持国家自然科学基金面上项目2项，完成上海市科委和卫生局项目多项。2002年获上海市第二批"医苑新星"人才基金。发表学术论文60余篇，其中第一或通讯作者SCI收录论文8篇。曾获上海市医学科技奖三等奖和上海市中医药医学科技一等奖。

临床擅长：糖尿病临床分型、糖尿病神经血管病变及足病，垂体瘤及生长发育异常的诊治。

内分泌代谢科

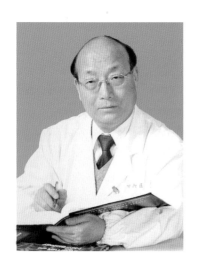

吴松华 主任医师，教授，上海交通大学博士生导师。1967年毕业于第二军医大学医疗系。曾任上海市糖尿病研究所副所长，现任中华内分泌学会受体及信号转导学组委员，上海医学会内分泌学会顾问，中华内分泌代谢杂志编委，中国糖尿病杂志编委，国家自然科学基金项目及国际科技合作项目评价专家，全国和上海市医疗事故鉴定专家库专家。1988—1990年赴美国芝加哥大学研修2年。从医45年，长期从事内分泌代谢病的临床诊治和研究工作，尤其对糖尿病和各种疑难内分泌疾病有很深的造诣。负责和参与国家自然科学基金、卫生部和上海市多项科研项目研究。在核心期刊以上专业刊物发表学术论文100余篇，主编或参编专业书数本。个人获得1998年度第五届（全国）吴阶平医学研究（吴-杨奖）一等奖。曾以第一完成人获中华医学科技奖三等奖和上海市科技进步奖二等奖，以第二完成人获国家科技进步奖三等奖1项，卫生部科技进步奖三等奖2项和上海市科技进步奖二等奖1项。

临床擅长：各种疑难内分泌疾病的诊治，尤其是代谢性骨病、性发育异常、垂体及肾上腺疾病等疑难杂症。

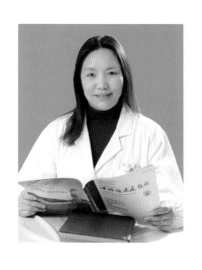

魏丽 主任医师，博士后，上海交通大学医学院硕士研究生导师。1985年毕业于西安交通大学医学院。1999年留学于日本群马大学，2004年获得博士学位并引进回国在市六医院内分泌科工作，2008—2009年在美国德克萨斯州立大学进行了博士后研究。现任上海市第六人民医院东院内分泌代谢科执行主任，内分泌代谢科行政主任助理。从事内分泌代谢病临床工作22年，在内分泌疾病方面积累了丰富的临床经验。近年致力于糖尿病、肥胖、代谢综合征的临床及基础研究。主持完成国家自然基金项目1项，上海市科委项目1项，上海市卫生局项目1项并参与了国家自然科学基金重点项目及国家重点基础研究发展计划（973）项目，曾获得上海市"浦江人才"计划基金项目，先后获得科技成果2项，上海市医学科学技术三等奖1项。在核心期刊发表科研论文30余篇，其中SCI收录5篇。

临床擅长：肥胖、糖尿病、甲亢及突眼、甲状腺结节、不孕和不育症的诊治。

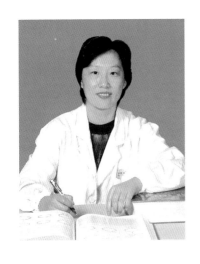

张锋 副主任医师。1987年毕业于上海第二医科大学医疗系。现任上海交通大学附属第六人民医院教学办公室副主任，中华医学会糖尿病分会1型糖尿病学组委员。从事内科及内分泌专业临床、教学工作20余年，对糖尿病及糖尿病急慢性并发症、甲状腺、肾上腺等内分泌疾病的临床诊治积累了丰富的临床经验。近年来主要专业重点在糖尿病教育、妊娠糖尿病和低血糖症的诊治和临床研究。参与多项全国多中心临床研究项目，如诺和龙联合二甲双胍治疗糖尿病，GLP-1类似物（艾塞那肽）的降糖作用研究，LADA China研究、动态血糖监测对妊娠糖尿病个体化精细治疗的研究等。在核心期刊共发表论文近30篇。论文多次参加国内会议交流。

临床擅长：妊娠糖尿病、糖尿病急慢性并发症、低血糖症等的诊治。

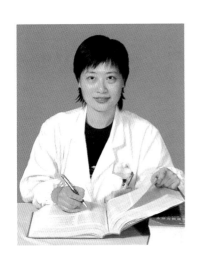

李青 副主任医师，医学硕士。1992年毕业于上海第二医科大学医学系，2009年获上海交大医学院硕士学位。从事内分泌代谢专业临床工作与研究20余年。在内分泌常见疾病——糖尿病及其急慢性并发症、甲状腺疾病、肾上腺疾病的诊治方面积累了丰富的临床经验。主攻糖尿病肾病的临床诊治。参与国家自然科学基金重点项目及市科委等多项研究课题，参与的课题"糖尿病血糖监测新技术的开发和临床应用"获上海市科技进步奖一等奖。参与了多项国际合作横向课题，如NAVIGATOR、ADVANCE研究等。目前参与国家"十一五"科技支撑计划课题"代谢综合征的早期识别和干预技术的研究"。在国内外杂志发表论文30余篇，论文多次参加国际会议交流，如美国糖尿病年会、欧洲糖尿病年会及国际糖尿病联盟大会等。

临床擅长：糖尿病肾病及高尿酸血症的诊治。

内分泌代谢科

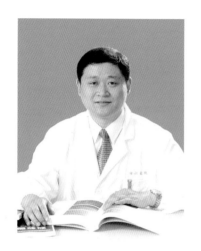

李 鸣　副主任医师，医学硕士。1994年毕业于上海医科大学英文班。2008年获得上海交通大学医学院硕士学位。从事内分泌代谢专业临床工作19年，在糖尿病及其急慢性并发症和甲状腺疾病等方面积累了丰富的经验。参与多项国家自然科学基金、上海市科委项目等科研项目。发表学术论文6篇，其中SCI收录1篇。参与撰写内分泌专著2部。参与的科研成果获上海市科研成果奖2项。

临床擅长：强化血糖控制和糖尿病急、慢性并发症的诊治，甲状腺疾病的诊治。

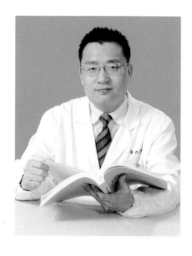

李连喜　副主任医师，医学博士，上海交通大学医学院硕士研究生导师。

2008年毕业于复旦大学附属华山医院内分泌代谢科。现任上海市糖尿病康复协会秘书，《中国全科医学杂志》特约编委，《中华糖尿病杂志》通讯编委，《中华临床医师杂志（电子版）》特邀审稿专家，《世界临床药物杂志》编委。从事内分泌临床工作20年。主持国家自然科学基金面上项目、上海市卫生局及复旦大学博士创新基金项目各一项，发表学术论文40余篇，其中SCI收录论文7篇（第一作者3篇）。研究方向主要为甲状腺疾病及糖尿病大血管病变发病机制及临床防治。

临床擅长：甲亢、甲减、甲状腺结节等甲状腺疾病和糖尿病大血管病变的诊断及治疗。

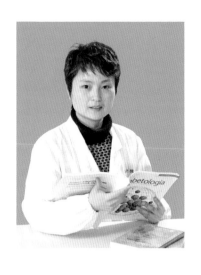

陈海冰

副主任医师，医学博士，硕士研究生导师。

2007 年 12 月获上海交通大学医学博士学位。现任上海市内分泌学会青年委员，是 JDI、BMC、IOVS 特约审稿人，国家自然科学基金一审专家。长期从事内分泌代谢领域临床，在糖尿病及其急慢性并发症、生长发育异常、甲状腺疾病、肾上腺疾病、垂体疾病等的诊治方面积累了丰富的临床经验。主要从事糖尿病发病机制、个体化治疗和慢性并发症尤其是糖尿病肾病的治疗与研究。近 3 年主持国家自然科学基金面上项目 2 项、欧洲糖尿病基金会资助项目 1 项，参与国家自然科学基金重点项目 1 项、973 项目 2 项。入选上海交通大学医学院"新百人计划"；教育部"新世纪千人计划"。在国内外期刊发表论文 27 篇，其中 SCI 收录 11 篇。获得 2010 年"明治乳业生命科学奖"；教育部"科学技术进步奖" 1 项（第四）；2011 年华夏医学科技奖一等奖 1 项（第三），上海市卫生系统"银蛇奖"提名奖。

临床擅长：① 糖尿病的个体化诊治；② 糖尿病肾病早期诊断；③ 早期糖尿病肾病的个体化治疗；④ 同时合并其他类型肾病糖尿病的诊疗。

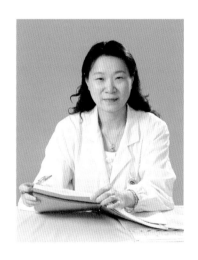

王从容

副主任医师，医学博士，上海交通大学医学院硕士生导师。

2009 年毕业于上海交通大学医学院。现任科教处副处长，中华医学会糖尿病分会青年委员，上海医学会糖尿病分会青年委员，担任《中华糖尿病杂志》等期刊审稿专家。从事 2 型糖尿病和单基因突变糖尿病的发病机制研究。主持国家自然科学基金面上项目、国家自然科学基金青年项目、上海市科委重点项目各 1 项，获得上海市科委"启明星"及跟踪项目、上海市卫生局"优秀青年医师"培养计划等人才项目资助，发表专业论文 40 余篇，其中 SCI 收录论文 10 余篇。

临床擅长：早发及遗传性糖尿病、肥胖病的诊治。

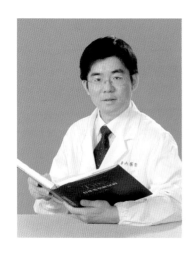

于浩泳 副主任医师，医学硕士。1998年毕业于南京医科大学，2005年获上海交通大学医学院内分泌学硕士学位。从事内分泌代谢专业临床工作与研究10余年，在内分泌常见疾病——糖尿病及其急慢性并发症、甲状腺疾病等的诊治方面积累了丰富的临床经验。主攻方向为糖尿病手术治疗的临床研究及术后个体化指导。主持上海市卫生局面上项目1项，参与2项国家自然科学基金项目研究。在国内外著名期刊共发表论文10余篇，其中第一作者SCI收录论文6篇；参与编写《特殊类型糖尿病》一书。

临床擅长：糖尿病及其慢性并发症的诊治，尤其是肥胖2型糖尿病的手术治疗管理。

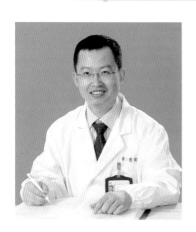

韩峻峰 副主任医师，博士。2006年毕业于上海交通大学附属瑞金医院内分泌代谢专业。从事临床工作多年。目前主持国家自然科学基金和上海市自然科学基金项目各1项。2010年入选上海市第六人民医院优秀青年人才培养计划；在国内外发表科研论文20篇，其中SCI收录论文5篇。主要从事肥胖及相关代谢性疾病、低血糖症的发病机制研究。

临床擅长：低血糖症特别是胰岛素瘤的诊断和治疗。

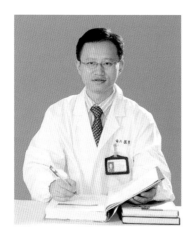

殷峻 副主任医师，医学博士，上海交通大学医学院硕士生导师。

2001年毕业于上海第二医科大学获得医学博士学位。现任上海中医药学会糖尿病分会委员。从事内分泌专业临床及科研工作14年。2005.5—2011.1赴美国Pennington生物医学研究中心及弗吉利亚联邦大学进行博士后研究。主持国家级、市级及局级科研项目各1项，入选上海市"浦江人才"计划。发表学术论文44篇，其中SCI收录19篇。

临床擅长：疑难内分泌疾病的诊治。

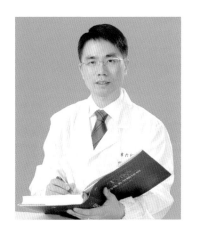

周健　副主任医师，医学博士。现任中华医学会糖尿病学分会血糖监测学组委员兼秘书，上海市医学会糖尿病分会血糖监测学组副组长。从事内分泌代谢专业临床工作与研究10余年，主持国家自然科学青年基金等课题3项，获得"上海市科技启明星"、"上海市卫生系统优秀青年人才"、"上海交通大学医学院新百人计划"等人才基金项目，获得上海市卫生系统"银蛇奖"二等奖等荣誉，以第一作者发表论文40篇，其中在《Diabetes care》等SCI收录杂志发表论文6篇。曾获上海市优秀博士学位论文及第四届CGIS胰岛素分泌研究新星奖。以第二完成人获上海市科技进步一等奖和上海医学科技一等奖各1项，以第三完成人获中华医学科技奖1项。

临床擅长：糖尿病的动态血糖监测和胰岛素泵强化治疗。

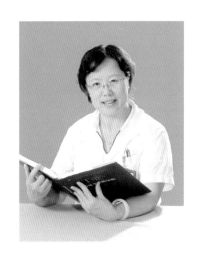

刘丽梅　研究员，博士（博士后），教授，博士生导师。1995年毕业于日本浜松医科大学大学院获博士学位，1995—1997年日本东京慈惠会医科大学博士后，1999—2001年日本千叶大学博士后。现任上海市糖尿病研究所、上海交通大学糖尿病研究所副所长，中华医学会糖尿病分会微血管学组委员，上海市医学会糖尿病学会委员，上海遗传学会理事，上海医学遗传学会委员。

主要从事糖尿病及其微血管并发症（糖尿病肾病）的分子机制、基因诊断与治疗研究。主持国家自然科学基金项目4项、上海市自然科学基金等项目3项，获上海市"优秀学科带头人"人才基金等资助。近年以第一作者兼通讯作者在《Diabetes Care》等SCI收录杂志和中华系列核心期刊杂志上发表学术论著30余篇，其中SCI收录12篇。曾荣获国家科技进步二等奖、上海市科技进步三等奖及上海市医学科技三等奖。2011年在第71届美国糖尿病年会（ADA）做大会发言获荣誉证书。2010年当选上海市优秀学科带头人。

科研擅长：特殊类型糖尿病、肥胖的基因诊断与治疗。特别是针对青少年成人起病型糖尿病（MODY）、线粒体基因突变型糖尿病及单基因突变型肥胖患者的诊治。

内分泌代谢科

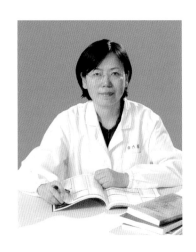

王琛　研究员，医学博士，教授，博士生导师。毕业于西安医科大学（现西安交通大学医学院），曾在比利时布鲁塞尔大学糖尿病中心学习及工作5年余，2007年引进回国。现任上海市糖尿病研究所、上海交通大学糖尿病研究所副所长，中华医学会上海分会糖尿病专科委员会委员。从事内分泌代谢临床和基础研究20余年。主持国家自然科学基金项目，教育部、上海市科委重点项目等科研课题多项，曾获上海市"浦江人才"基金项目。发表学术论文40余篇，其中近半数为SCI收录。参获国家科技成果奖1项。

临床（科研）擅长：糖尿病发病机制和甲状腺诊断和治疗。

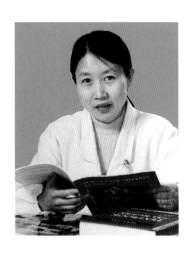

方启晨　主任技师，医学硕士，硕士研究生导师。1987年毕业于华东师范大学。2008年获得上海交通大学硕士学位。长期主要从事糖尿病、肥胖分子病因学研究及遗传性代谢病诊断和产前诊断工作。2005—2006年作为访问学者赴美国德州大学健康卫生中心研修。先后主持上海市科委项目1项、上海市卫生局项目3项。参与完成的项目获国家科技进步二等奖1项，国家科技进步三等奖2项，卫生科技进步三等奖2项，上海市科技进步一等奖1项，上海市科技进步奖二等奖1项，首届中华医学科技二等奖1项。发表学术论文61篇，其中SCI收录16篇。

科研擅长：糖尿病、肥胖分子病因学的相关研究。

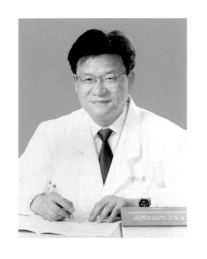

郑泰山 副研究员。1979 年毕业于复旦大学生物遗传学专业。在遗传室从事细胞遗传学研究 10 余年，开展了多种细胞培养、原代和传代技术、人类染色体畸变检测及优生优育的羊水产前诊断。1992 年在复旦大学遗传研究所进修 1 年，期间完成了《分子遗传学》等 6 门研究生主要课程。近 20 年来主攻糖尿病分子遗传学研究。参与国家自然科学基金重点项目、面上项目、卫生部及上海市科委项目多项，研究成果"中国人线粒体 tRNALeu（UUR）基因突变糖尿病"获上海市科技进步二等奖、卫生部科技进步三等奖（第五）；"RAS 四个基因与糖尿病及其大血管、微血管并发症相关性的研究"获上海市科技进步二等奖（第三）；"中国人 2 型糖尿病肾病 11 个候选基因的联合相关研究"获上海医学科技三等奖（第二），上海科技进步三等奖（第三）。迄今为止，在国内外期刊上共发表论文 80 余篇，其中"中国人 2 型糖尿病易感位点的全基因组扫查"的研究结果发表在《Diabetes》（2004，第三作者），糖尿病分子机理的研究发表在《Diabetes Care》（2010，共同第一作者）。

科研擅长：糖尿病发病机制的分子遗传学研究。

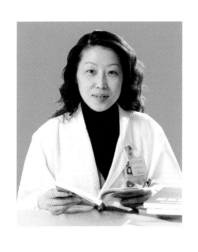

陆俊茜 副主任技师。1992 年毕业于上海第二医科大学。从事细胞生物学试验、与糖尿病有关的各项激素的检测及糖尿病流行病学的调查研究近 20 年。先后参与研究所的"973"项目、"863"项目、国家自然科学基金重点项目、国家自然科学基金面上项目、卫生部及市科委项目等多项研究课题，并参与获得国家科技进步二等奖 2 项、上海市科技进步一等奖 2 项、上海市科技进步二等奖 2 项、中华医学科技二等奖及上海市科技进步三等奖、上海医学科技二等奖、中华医学科技三等奖各 1 项。共发表论文 10 余篇，其中 SCI 收录 2 篇，有 3 篇论文分别在第十三次全国中青年医学学术交流会上获二等奖、第五届国际糖尿病联盟西太区大会上获"国际青年研究者奖"及获 2009 年《中华糖尿病杂志》优秀论文奖。

科研擅长：糖尿病有关激素水平检测、糖尿病细胞生物学和流行病学研究。

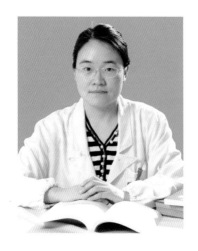

张蓉　　副主任技师，医学硕士。1996年毕业于上海第二医科大学，2007年获得上海交通大学医学院硕士学位。现为上海市糖尿病研究所、上海市糖尿病重点实验室副主任技师。从事糖尿病及其相关代谢病的分子病因学及分子遗传学研究15年余，熟练掌握各种分子生物学研究技术，包括基因芯片、测序等方法。参与各级科研课题多项。发表第一作者学术论文10余篇，其中SCI收录4篇。获得局级以上医疗科技成果奖数项。

科研擅长：2型糖尿病遗传流行病学研究。

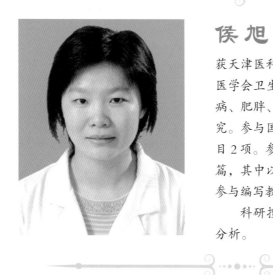

侯旭宏　　副主任技师，医学硕士。1995年毕业于山西医科大学预防医本科，1998年获天津医科大学流行病卫生统计学硕士学位。现任中华医学会卫生学分会临床与预防学组委员。长期从事糖尿病、肥胖、脂肪肝等内分泌相关疾病的人群流行病学研究。参与国家自然科学基金资助项目2项和国际合作项目2项。参与在SCI收录期刊和核心期刊上发表论文19篇，其中以第一作者在SCI收录期刊上发表论文4篇。参与编写教材及论著5部，参与开发数据管理软件2项。

科研擅长：糖尿病流行病学调查研究和数据统计分析。

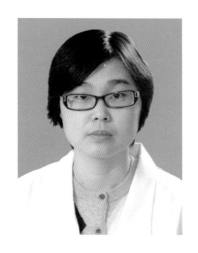

陈天璐　　副研究员，理学博士。2007年毕业于上海交通大学；现为上海交通大学－内分泌代谢科 Med-X 学院副研究员。从事代谢组学、医学信息学研究5年。主持欧盟国际合作项目1项，上海市自然科学基金1项，横向项目多项。参与国家"973"项目、"863"项目和自然科学基金7项。发表学术论文60余篇，其中SCI收录40余篇，拥有软件著作权3项。

科研擅长：代谢组学研究。

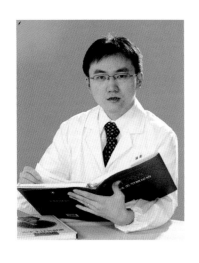

胡承 副研究员，理学博士，博士研究生导师。2007年毕业于上海交通大学，获生物化学与分子生物学专业博士学位。现任上海市糖尿病研究所、上海市糖尿病重点实验室"多基因遗传糖尿病研究组"负责人（PI），从事2型糖尿病的遗传机制及遗传流行病学研究5年。主持国家自然科学基金面上项目、青年项目等科研课题多项，获得中组部"青年拔尖人才"支持计划，上海市科委青年科技"启明星"、上海市教育基金会"晨光计划"、上海市"优秀青年医学人才"等多项人才基金的资助。获得"卫生系统全国青年岗位能手"、上海市"明治乳业生命科学奖"、上海市"新长征突击手"和首届"施维雅－CGIS胰岛素分泌研究新星奖"等荣誉。以第一或并列第一作者在《Nature Genetics》、《Diabetes》、《Diabetes Care》等高级别杂志发表SCI收录论文14篇。

科研擅长：糖尿病的遗传机制和流行病学研究。

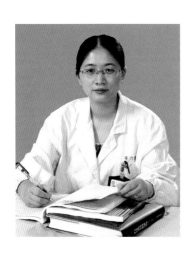

马晓静 副研究员，医学硕士。2003年毕业于上海第二医科大学。从事糖尿病家系和社区流行病学调查相关研究近10年。主持国家自然科学青年基金、上海市卫生局青年科研项目各1项，参与国家科技支撑计划项目、国家自然科学基金国际合作与交流项目等多项国家级和国际合作项目。以第一作者发表论文20余篇，其中在SCI收录论文4篇，并参与《Joslin's Diabetes》等专著的编译。先后获国家级、上海市等各级科技奖10项，其中以第三完成人获得中华医学科技奖三等奖、上海市医学科技奖二等奖各1项。

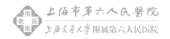
心血管内科

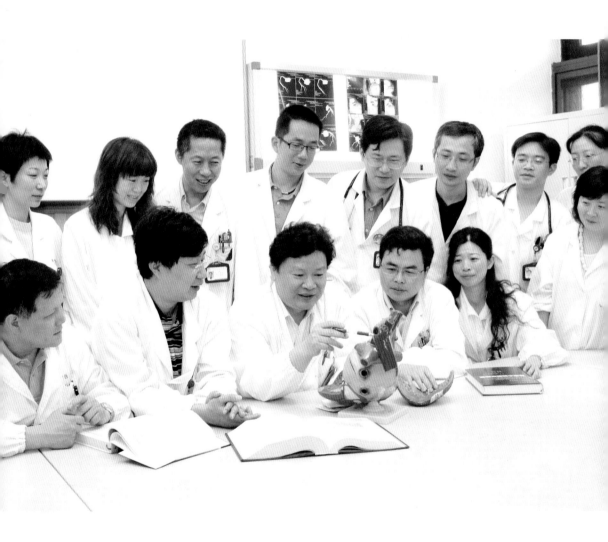

　　该科在国内最早设立心血管病专科，对外开放病床数 71 张。中国心脏病学创始人董承琅教授最早主编了国内第一部心脏病专著《实用心脏病学》至今已发行第四版，是心脏病专业的权威参考书；现任学科负责人魏盟在国内心血管内科领域具有较高的学术地位，深得同行们的认可。

该科是国内最早开展心血管疾病的介入诊断治疗的专业学科之一，也是上海市最早开展此项目的专业学科之一。该专业目前涉及的疾病诊疗项目十分最全面，包括冠心病、先天性心脏病、肥厚梗阻性心肌病、瓣膜病、大血管及外周血管的介入治疗，同时多项技术在国内或市内领先，如经桡动脉冠状动脉疾病介入诊治、冠状动脉血流动力学研究等。

诊疗特色

心血管疾病的介入诊治

1. 冠心病的介入诊治

冠心病已成为上海地区的多发病、常见病，以上海市为例，估计年新患者数超过 10 000 例，其危害性众所周知，已是造成死亡、残废的头号原因。该科近 10 年来已成功完成了数万例冠状动脉造影术及冠状动脉支架术、高频旋磨、切割球囊、经桡动脉介入及急、重高危患者的介入治疗，技术居全国领先或先进水平。

2. 肥厚性梗阻性心肌病（HOCM）

经皮腔内室间隔心肌消融术（PTSMA）是 1995 年问世的一项治疗 HOCM 的新技术，具有即刻疗效显著、远期预后良好的特点。该科开展的相关项目目前无论数量还是质量均居上海领先的地位。

3. 先天性心脏病的介入治疗

先天性心脏病在中国估计有 250 万例之多，而房间隔缺损、动脉导管未闭及室间隔缺损又是先天性心脏病的常见病。目前这三种疾病大都能采用非手术介入封堵方法治愈，这种治疗方法具有创伤及危险性小、恢复快住院时间短，不需要输血的优点，具有广泛的应用前景。该科开展该技术已十几年，具有丰富的临床经验。

4. 外周血管及大动脉疾病的介入治疗

外周动脉狭窄，尤其是肾动脉、颈动脉、下肢动脉的狭窄和主动脉夹层分离具有致残甚至致命的危险，介入治疗具有疗效好、风险小的优点，已成为治疗的主要措施之一。该科已积累了丰富的经验成为常用的治疗技术。

5. 瓣膜病的介入治疗

瓣膜病包括二尖瓣狭窄、肺动脉瓣狭窄等可以通过导管的方法进行治疗并达到和手术一样的效果，但风险和费用低。这种疾病上海目前已越来越少，该科是能熟练开展这项技术的少数科室之一。

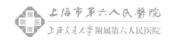

6.心脏起搏和射频消融术

起搏治疗的范围已不仅限于缓慢心律失常，还可以用于肥厚梗阻性心肌病、心力衰竭、快速心律失常等。射频消融术是快速心律失常治疗的重要技术，该科已常规开展，近来又对房颤这一难题展开攻关并取得了满意的疗效。

慢性心力衰竭的诊治

慢性心衰治疗可分为传统和全新的治疗方案。传统治疗（洋地黄、利尿剂、硝酸酶类）能够有效改善血流动力学，缓解临床症状；而新的治疗方案（血管紧张素转换酶抑制剂 ACEI/ 血管紧张素受体阻滞剂 ARBS、β 受体阻滞剂等）通过对神经体液系统的抑制，能够显著提高心衰患者的生存率。

对于顽固性心衰、急重症心衰，还要采用辅助呼吸、血流超滤、心室同步化等综合治疗。该科在熟练掌握各种心衰治疗技术的基础上成立了专门针对心力衰竭防治的专业，并有固定的专题门诊，对每位心力衰竭的患者都采用个体化处理。从每个方面全面干预，使之能得到最佳方案的治疗。

心房颤动基础研究与临床诊治

心房颤动（AF）是临床最常见的持续性心律失常，并且可增加心血管疾病的致残率和病死率。消除房颤，维持窦性心律可提高心衰患者的生存率。对

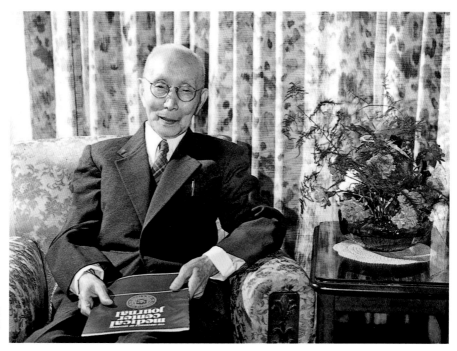

著名心血
管内科专家
董承琅教授

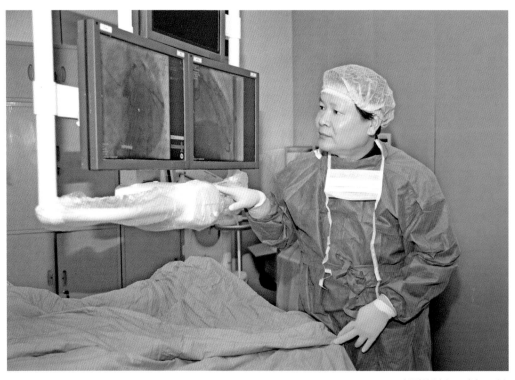

魏盟教授在行心脏介入手术

AF 患者的治疗有 3 种主要策略：控制心室率、维持窦性心律和预防血栓栓塞形成。

该科心律失常诊治小组针对上述 3 个方面，都开展了卓有成效的防治工作，对于房颤，采用全面评估风险、全方位干预、个体化治疗策略等方案，从单纯药物治疗到药物加匙治疗，或射频消融治疗合理应用，最大限度地使患者获益。

冠心病及多种危险因素的综合防治

冠心病并非只能选择介入或者外科手术治疗这两种治疗方法，事实上大部分患者适合于药物治疗，包括已接受介入或者外科手术治疗的患者也必须继续接受药物治疗才能有效控制冠心病的进展。研究表明对一些轻症或稳定的（即使冠脉病变已经弥漫和严重）冠心病患者，合理有效的药物治疗同样能够达到与介入治疗、外科搭桥一样好的治疗效果。该科多个专业医师专门负责冠心病患者的药物指导治疗，针对每位患者的病情及发展给予相应的最佳治疗。

该科的高血压专业组，对每位住院高血压患者都安排完整仔细的诊疗流程，采用个体化诊疗原则，及时发现继发性高血压，使每位高血压患者都能得到合

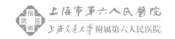

理治疗。高血压专题门诊负责高血压病患者的随诊，并指导患者合理治疗。

　　高血脂近年来在临床上日益多见，流行病学证实高血脂的发病率较以往显著增加。血中总胆固醇和低密度脂蛋白胆固醇水平与心血管疾病的发病率和病死率直接相关，是冠心病的主要致病原因。高甘油三酯血症与肥胖、胰岛素抵抗及糖尿病关系密切，也是冠心病的重要致病因素，临床上常常可以见到高血压、糖尿病、血脂异常及肥胖等同时存在，而其中血脂异常和肥胖是中心环节。对预防动脉硬化应从多个角度干预，即血压、血脂、血糖及肥胖等，全面干预才能有效预防动脉硬化及冠心病的发生。该科高血脂专题门诊负责高血脂患者的随诊、咨询及药物的调整，使每一位就医的患者都能得到最合理有效的治疗。

专家介绍

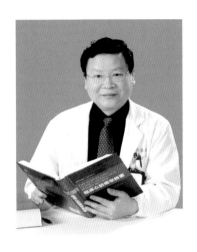

魏盟 心血管内科行政主任，心功能室主任。主任医师，教授，博士研究生导师，医学博士，享受国务院特殊津贴。

1982年学士毕业于新疆石河子医学院医学系，1991年博士研究生毕业于上海医科大学。1995年、1997年在美国、德国学习介入心脏病学技术。学术任职为中华医学会心血管病分会委员，中华医学会心脏介入培训中心学术委员，上海医学会心血管病专科学会副主任委员，美国心脏病学会委员（FACC），美国胸科医师学会委员（FCCP）。担任《中华心血管病杂志》特约编委，《临床心血管病》《介入放射学》《国际心血管病》、《Chest》（中文版）、《JACC》（中文版）、《中华老年多器官衰竭》等杂志编委。主要从事冠心病、介入心脏病的临床工作和研究，有较高的造诣。主持多项国家级、市部级科研课题，国内外发表论文100多篇，主编《心血管疾病的诊断与鉴别诊断》、《内科急诊》专著2部，副主编《实用心脏病学》第4版专著1部。经桡动脉路径冠状动脉介入技术获上海市临床医疗成果三等奖，冠状动脉内多普勒导丝描记技术的临床应用获教育部科学技术进步二等奖。培养硕博士研究生17名，毕业9名。

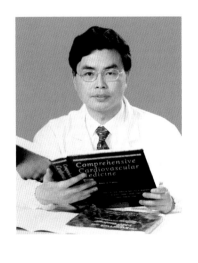

李京波 心血管内科行政副主任。主任医师，教授，硕士研究生导师，医学博士。

学术任职为中华医学会上海心血管病分会委员，中国生物医学工程学会上海心脏起搏与电生理专科委员会常务委员，美国心脏节律学会会员，卫生部心律失常介入诊疗技术培训基地导师，国家医学考试中心心律失常介入诊疗考试面试考官。1997年博士毕业于上海医科大学。曾在美国明尼苏达大学心脏中心以及慕尼黑德国心脏中心学习起搏与电生理技术。近几年在非药物治疗心房颤动和心力衰竭方面积累了丰富的经验。先后在国内外专业杂志发表学术论文40余篇。参与编写《心血管疾病的诊断与鉴别诊断》、《内科急诊》、《实用心脏病学》等专著。承担及参与上海市科研课题多项。1998年曾荣获卫生部科技进步二等奖。

擅长各类心律失常的诊治。尤其擅长采用起搏器或射频消融技术治疗各种缓慢或快速性心律失常。

心血管内科

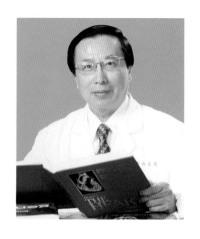

金立仁　主任医师。1967年毕业于8年制中国协和医科大学。从事内科临床工作40余年，擅长各种心血管疾病的诊治，用循证医学结合个人临床经验对患者进行个体化治疗，特别对高血压、高血脂、冠心病以及顽固性心衰的防治有独特见解，积累了几千例临床实践的经验。参与了多项国内外大型临床药物试验，积累了合理安全用药的经验。1998年获上海市科技进步三等奖。在国家核心专业刊物发表学术论文多篇。

擅长高血压、高血脂、心功能不全、心律失常、冠心病及心血管系统疑难杂症诊断治疗。

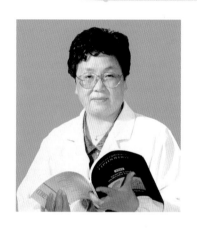

张昀昀　主任医师。学术任职曾为中华医学会上海心血管病分会委员。1970年毕业于上海医科大学。曾参与多项国际、国内的多中心临床药物试验。在国家核心专业刊物发表学术论文多篇。

长期从事高血压、高血脂、心律失常、心力衰竭等心血管疾病的诊断和治疗，以及高血压、高血脂、冠心病诊断和药物治疗的临床研究；对心血管相关的复杂疑难疾病有比较强的诊断和鉴别诊断能力；对心血管内科危重患者的抢救有丰富的临床经验。

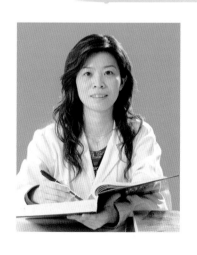

刘铭雅　心血管内科行政副主任。副主任医师，副教授，硕士研究生导师，医学博士。2002年博士毕业于复旦大学。现任中华医学会心血管病分会青年委员，上海医学会心血管专科分会委员。曾多次在国际最大型的心血管病会议上如AHA、ESC、APCC作论文交流报告，并曾获得青年研究者奖。参与编写《心血管疾病的诊断与鉴别诊断》《内科急诊》《实用心脏病学（第四版）》等专著，主持上海市卫生局以上科研课题数项，国内外专业杂志论文30余篇。

擅长缓慢性心律失常的起搏治疗，快速性心律失常的射频消融诊疗。曾在韩国高丽大学附属安岩医院进修房颤的射频消融治疗。尤其擅长心力衰竭的基础和临床研究，曾在美国最著名的医学中心Mayo Clinic学习心力衰竭患者的综合管理和诊疗。

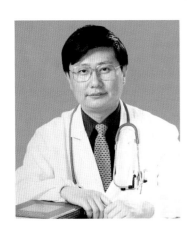

陆志刚 主任医师，心血管教研组组长。现任中华医学会上海心血管专病委员会动脉粥样硬化学组心脏介入学组组员，先后在美国和德国进修，现为中国介入沙龙会员，CTO俱乐部会员。发表学术论文10余篇。参编翻译专著2部。

擅长各种心血管疾病的诊治，特别是急性心梗合并心源性休克、顽固性心衰、顽固性高血压、急性肺栓塞等心血管急重症患者的诊治。擅长于心血管疾病的介入性诊断和治疗，尤其是冠脉造影检查、冠脉介入治疗、肾动脉狭窄的介入治疗、肥厚梗阻塞心肌病以及先天性心脏病的介入治疗等。

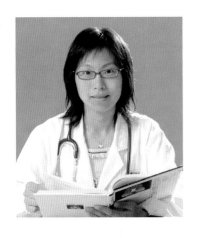

赵清 副主任医师，医学硕士，硕士研究生导师。毕业于上海交通大学。曾在加拿大西安大略大学从事博士后工作1年。现任上海心血管学会高血压学组委员，上海市医学会临床流行病学专科分会委员。主攻冠心病危险因素的综合防治。主持和参与局级以上科研课题数项，国内外发表学术论文30余篇，参与撰写《实用心脏病学》、《内科急诊》、《心血管疾病的诊断与鉴别诊断》，也参与翻译Braunwald主编的《Heart disease》、《Kaplan's clinical hypertension》等。

擅长心内科常见病、多发病如高血压、高血脂、冠心病的诊断和治疗，对疑难病例有较高的诊治能力。参与多项国内外药物临床试验。

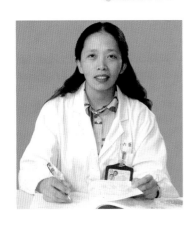

潘静薇 副主任医师，医学博士。1994年毕业于哈尔滨医科大学获医学学士，2000年和2006年于第二军医大学分别完成硕士和博士学业。2009年在美国Vanderbilt大学学习。参与多项国际多中心临床实验，发表学术论文20余篇，其中SCI收录2篇。

主要从事冠心病的诊断和治疗，心肌梗死的抢救和相关并发症的治疗，擅长高血压、高血脂、心力衰竭、心律失常等疾病的治疗。

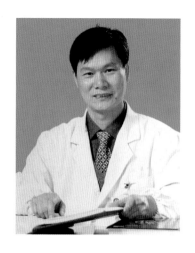

胡伟国　心功能室行政副主任。副主任技师，硕士。中华医学会上海心血管病分会心电学组副组长，中国医药生物技术协会心电学技术分会全国委员，中华心电网络中心常委，《实用心电学杂志》、《中华现代内科学杂志》常务编委。长期担任上海交通大学医学院教学工作。发表学术论文40余篇。副主编著作2本，主持、参与科研课题多项。2006年荣获"赵易心电学中青年特殊贡献奖"。

擅长临床心电学、生物医学工程。长期从事心电学诊断和研究工作。熟练掌握各种心电学检测方法及其分析诊断。在疑难心电图的诊断分析上积累丰富的经验；参加临床心脏介入心律失常治疗工作，在起搏器功能及射频治疗心律失常诊断分析方面积累一定的经验。

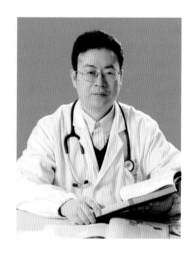

张庆勇　副主任医师，医学博士，硕士研究生导师。

2005年毕业于浙江大学，获得心血管病专业博士学位。2003—2005年，留学于香港大学玛丽医院，从事干细胞治疗终末期心衰的研究工作，2011—2012年赴德国St.Geroge医院研修心房颤动的机制和临床治疗等。2006年获得第四届世界心脏病会议暨第13届欧洲心脏病大会的"Young Investigator Award"的奖励，成为国内首位获此殊荣的青年学者。发表论文20余篇，其中2篇SCI论文。2008年8月获得上海市人民政府"浦江人才"计划资助。

从事临床工作16年，擅长各种心律失常的诊断，以及缓慢性心律失常的起搏及快速心律失常的射频消融等治疗。

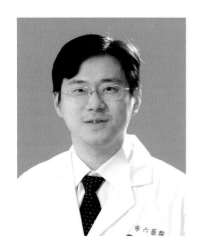

潘晔生 副主任医师，医学博士。

2000年毕业于上海市第二医科大学临床医学七年制医学硕士学位，2009年获得上海交通大学医学院心血管内科医学博士学位。担任中华医学会上海分会心血管专科肺循环学组成员。发表论文10余篇，其中SCI论文2篇。参编、参译《实用心脏病学》《Braunwald心脏病学》《Cleverland心脏病学精要》等多部医学著作。

从事心内科临床工作10余年，擅长各种心血管急重症特别是恶性心率失常及重症心力衰竭的救治。主攻心律失常的药物、起搏、射频消融治疗，各种心力衰竭的优化治疗，肺循环疾病治疗。

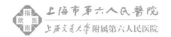
血液内科

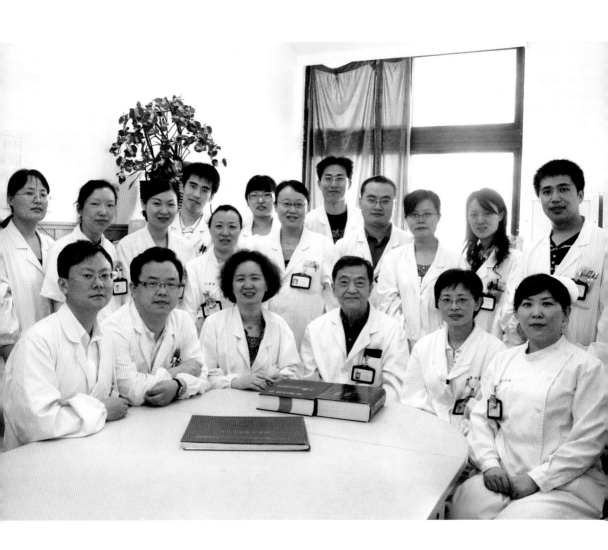

　　该科是市六医院级重点学科，对外开放病床数 47 张，包括百级层流病房床位 2 张。医护及医技人员共计 37 名，其中高级职称人员 8 人，硕士以上学位者 10 人。博士研究生导师 3 人。该科集医教研为一体，是具有较高专业水平和诊疗手段的三级学科，在国内具有较高知名度，目前拥有 3 个亚学科，分别为骨髓增生异常综合征的基础与临床研究、骨髓病理学和造血干细胞移植。

诊疗特色

骨髓增生异常综合征（MDS）的诊治

该疾病属恶性克隆增殖性疾病，发病率已超过白血病，成为威胁人们健康的首位恶性血液病。目前对它的发病机制、病理特征均未完全阐明，除了异基因干细胞移植尚无根治方法。对该病的基础与临床研究急需突破。李晓教授先后 2 次前往美国血液肿瘤中心（Fred Hutchinson Cancer Research Center）对 MDS 进行研究。已发表相关论文数百余篇，多数为国内顶级中华系列杂志录用，另有 40 篇发表于 SCI 收录的外文期刊。先后获得国家级、省部级科研资助 10 余项，通过科研成果鉴定 4 项，获得部级奖励 2 项。在李晓教授带领下，该科已建立一整套对 MDS 的诊断／鉴别诊断和规范治疗的程序，并与国外专家保持密切技术联系。

骨髓病理诊断

在知名血液学专家浦权教授的主持下，经过 10 余年的努力，使原有的血液病理研究室的诊断水平在国内上升至领先地位，已成为全国的骨髓病理诊断中心，对解决国内各类疑难血液病的诊断起到重要作用。另外，该科研制的骨髓活检塑料冷包埋方法与免疫学及分子生物学等技术结合已大大扩展了骨髓病理学在血液病基础与临床研究中的应用范围。该科血液病理研究室目前面向全国开展血液病理检测（每年接受外来活检标本在 1 000 例以上），且呈现日益增长的趋势。向市六医院送检骨髓标本的本市单位包括上海市第一人民医院、中山医院、华山医院、长征医院、长海医院、仁济医院、瑞金医院、铁路中心医院、儿童疾病中心等。向该科送检骨髓标本的还包括全国各地的医疗单位，来自江苏（苏州医学院血液病研究所、南京鼓楼医院等）、北京（301 医院、人民医院等）、安徽、陕西等。该科从 1993 年以来举办全国范围骨髓活检学习班 17 期；学员人数达 700 余人。另外接受全国各地零星派送的进修活检技术人员 60 余人次。实验室负责人浦权教授撰写相关著作 10 余部。完成市级科研成果鉴定 4 项，水平从国内领先到国际先进。申请成功国家级专利 1 项。

造血干细胞移植治疗恶性血液病以及对放化疗敏感的实体肿瘤

与其他开展本治疗项目的医院比较，该科开展干细胞移植有以下特点：①侧重于自体（而非异基因）外周血（非骨髓）造血干细胞移植，风险较小，费用较低。对多数恶性血液病如淋巴瘤，多发性骨髓瘤能达到延长生存期的目的，甚至治

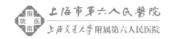

愈。②因人而异，因病而异，针对不同的疾病，同一疾病的不同状况、不同个体的不同耐受能力制定干细胞动员和预处理方案，力争让每一个移植对象取得最好疗效。③结合临床治疗开展基础研究，以期进一步提高疗效。如开展对移植物的体外净化。在最大限度地减少细胞污染的同时亦最大限度地提高回收率。该科现已完成自体干细胞移植50余例取得成功，接受移植者最长已存活10年，并处于持续缓解中。

专家介绍

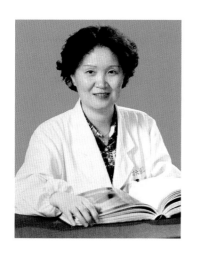

李晓　血液内科行政主任，血液病理研究室主任。主任医师，教授，博士研究生导师，医学博士，学科带头人。

中华血液上海分会委员，中华血液学杂志、中国实验血液学杂志、血液病淋巴病杂志编委，上海血液病研究所副部长。从事多年血液学临床工作和基础研究，对各种血液科疾病的诊断和治疗具备丰富经验。近年来主要从事血液系统最常见的恶性疾病骨髓增生异常综合征（MDS）的发病机制与临床治疗的研究。该疾病属于恶性克隆增殖性疾病，发病率已超过白血病成为威胁人们健康的首位恶性血液病。李晓教授先后2次前往美国血液肿瘤中心（Fred Hutchinson Cancer Research Center）对MDS进行共同研究。已发表相关论文百余篇，多数为国内顶级中华系列杂志录用，其中，25篇发表于SCI收录的外文期刊。先后获得市部级科研资助4项，国家自然积极会1项，通过科研成果鉴定4项，获得部级奖励2项，副主编《实用血液学》第二版。该科已建立一整套对MDS的诊断／鉴别诊断和规范治疗的程序，并与国外专家保持密切技术联系。由于具备专业的理论知识和厚实的临床经验，市六医院血液内科对MDS的诊疗水平在全国处于领先地位。

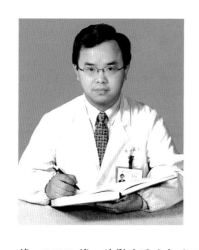

常春康　血液内科行政副主任。主任医师，教授，硕士研究生导师，现任上海市血液学分会委员，中国实用血液学杂志中华临床医学杂志编委，生命科学、组织工程与修复杂志、中南医学科学杂志审稿人。从事血液内科临床工作近20年，作为访问学者曾赴美国Fred Hutchinson cancer research center进修一年。承担国家自然科学基金、市科委课题、卫生局、交大课题各一项，作为主要负责人，参与国内首次研制成功Hemapun系列多功能塑胶包埋剂，获国家发明专利1项。作为主要完成人获省部级奖项2项，参编著作3部。在国内外核心期刊第一作者或通讯作者发表论文100余篇，SCI12篇，总影响因子大于30分，总引用次数近百次。参编《实用血液学》（第二版）。

擅长血液系统疑难杂症和重危患者诊治，尤其是骨髓增生异常综合征的分层诊治，造血干细胞移植术治疗，淋巴瘤、骨髓瘤、恶性血液症。

血液内科

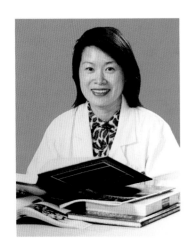

石军　主任医师，教授，硕士研究生导师，留日医学博士。科教处处长。先后2次获得卫生部世川医学奖学金赴日本留学，专攻血液病的免疫治疗新方法及造血干细胞移植技术，获得日本冈山大学医学部血液·肿瘤学博士学位。1994年起在市六医院血液内科从事临床和基础研究工作，对各种血液病的骨髓病理诊断和治疗具有丰富的经验。2002年及2008年入选上海市青年科技启明星培养计划和跟踪培养计划。主持局级以上课题9项其中国家自然学科基金2项。参编《实用血液学》第二版及《实用血液病理学》。

擅长造血干细胞移植和白血病微环境的相关研究。

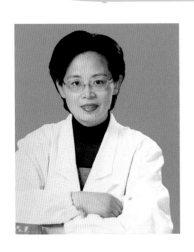

陶英　副主任技师。血液内科病理研究室行政副主任。多年来从事血液系统疾病的实验室诊断工作及骨髓病理塑料包埋技术的研究工作，以第一作者身份发表论著、论文10余篇。

擅长骨髓涂片细胞形态学的观察，骨髓活检组织病理学的观察；主攻方向为骨髓涂片和活检病理切片联合观察，结合免疫组织化学及分子生物学技术提高血液系统疾病的诊断率和准确率。

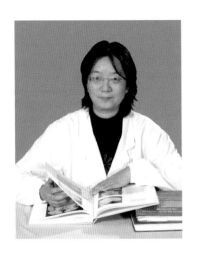

蒋秦燕　副主任医师。1988年毕业于上海第二医科大学。

擅长诊治各类血液科常见疾病，以及白血病、淋巴瘤、多发性骨髓病、MDS等，同时对继发性血液疾病的诊断治疗有丰富的临床经验，并兼管教学工作。

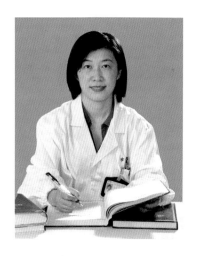

吴东 副主任医师，内科血液学博士。从事血液科临床、教学及科研工作近20年，曾赴德国基尔大学医学二系血液病分子基因研究室进修。擅长对各类急性白血病的诊断与治疗，以及造型干细胞移植工作。曾获省厅级奖项2项（排名第二），发表论文20余篇。

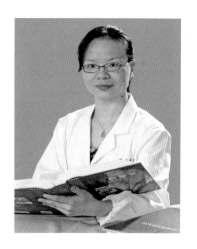

吴凌云 副主任医师，医学硕士。对个各种血液病的诊断和治疗具有丰富的经验。

主要从事骨髓增生异常综合征（MDS）的基础和临床研究，对MDS的发病机制和临床诊断和治疗有较深入研究，发表相关论文十余篇，其中第一作者SCI论文5篇。目前主持国家自然科学基金1项，上海市自然科学基金1项。作为主要完成人获省部级奖项1项。

擅长骨髓增生异常综合征（MDS）的基础和临床研究。

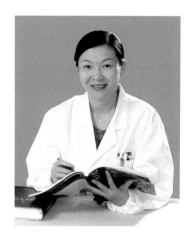

张曦 副主任医师，医学硕士。从事血液临床工作和研究15年，对各种常见血液科疾病的诊断和治疗具备丰富经验。

近年来发表SCI论文2篇，国内核心期刊发表论文10余篇。获得院级课题1项，申康集团联合体课题1项，第二完成人获得国家自然科学基金1项。

擅长血液系统恶性疾病如多发性骨髓瘤、急性白血病临床治疗，自体造血干细胞移植（HST）治疗恶性血液病。

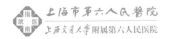
消化内科

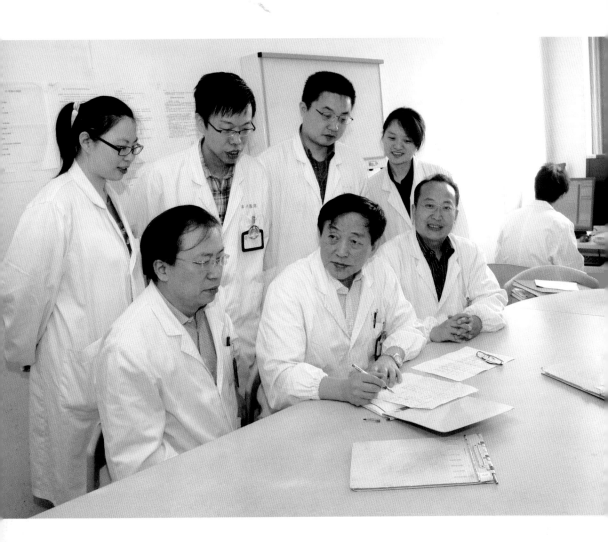

　　该科对外开放病床数 41 张。参与国家"八五"攻关重点课题及上海市重大医学课题 2 项，其他各级课题共 8 项，近 10 年来，发表消化系统有关基础与临床研究论文 300 余篇，主编及参编专著 10 部。主要临床特色为胃食管反流病、中晚期胃癌术后及癌性腹水干预及综合治疗、早期肝纤维化、肝硬化诊断及中西药结合治疗慢性肝炎伴肝硬化、胃肠动力障碍性疾病和功能性胃肠病的诊治、内镜下放置金属支架治疗贲门失弛缓症及内镜下注射免疫化疗药物治疗不能手术的胃癌癌性梗阻、不明原因消化道出血的诊断和治疗。

诊疗特色

中晚期胃癌术后癌性腹水综合治疗

中晚期胃癌患者术后两年内发生腹腔转移，导致癌性腹水发生率约占中晚期胃癌者 50%～70%，患者不能进行手术再切除，常规静脉化疗不能耐受，是临床顽症。该科开展了"温热腹腔免疫化疗"联合"超选择胃动脉化疗"为主治疗中晚期胃癌患者术后伴有大量癌性腹水，有效率达 78.3%。同时开展"外周血自体造血干细胞支持下超选择高剂量化疗治疗中晚期胃癌临床研究"，可避免胃癌化疗毒副作用，为中晚期胃癌患者综合治疗开辟了安全性高、痛苦性小、毒副作用低的新途径。

慢性肝病早期诊治

该科开展了早期肝纤维化、肝硬化诊断：包括一次性肝穿刺及超声、CT 引导下肝穿刺诊断措施，及中西医结合对早期肝纤维化、肝硬化的预防和治疗。

胃肠动力障碍性疾病及功能性胃肠病

对于长期便秘、腹泻、腹痛、胃灼热、腹胀等症状，而常规检查未发现病变患者，该科通过食道测压及有关胃肠镜检查、胃肠激素和产毒素幽门螺杆菌的检测，并研究其与"反流性食管炎"、"功能消化不良"、"肠易激综合征"之间的关系，再确定合理的治疗方案。

消化内镜下的特色治疗

以暂时性金属扩张术治疗贲门失弛缓症，并将新开展内镜下局部注射免疫化疗药物治疗无法手术的胃癌癌性梗阻，使用金属钛夹及组织黏合剂止血为特色。同时又开展了内镜下食道静脉曲张圈套套扎治疗食道静脉曲张破裂出血，痛苦小，安全可靠。

不明原因消化道出血的诊断和治疗

患者大便隐血持续阳性，表现为黑便、贫血、乏力、消瘦，经食道、胃、结肠内镜等检查手段还无法明确消化道出血病因。该科通过患者临床表现、放射性核素出血部位定位、数字化血管造影、小肠气钡双重造影小肠镜等先进措施可明确消化道出血原因，并对症治疗。

消化内科

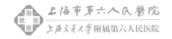
重症胰腺炎治疗

该病往往因大量饮酒或暴饮暴食，尤其是胆囊炎、胆结石患者进食高脂肪餐后容易发作。该病病死率约 50%。该科通过中西医结合综合治疗成功救治了近百名重症胰腺炎患者，积累了丰富的经验。

炎症性肠病的诊治

深入开展相关基础及临床研究，已发表研究论文 20 余篇。针对不同病情开展综合性及个体化治疗，取得良好的疗效。

专家介绍

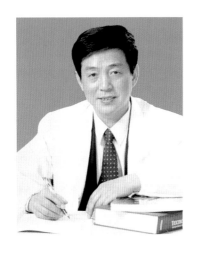

陈维雄　消化内科行政主任。主任医师，教授，硕士研究生导师，医学硕士。

　　1989年毕业于上海第二医科大学，获硕士学位。现为上海医学会消化专业委员会委员以及胃肠动力及激素学组成员、上海医学会食道静脉曲张研究会会员。主持并完成上海市科委、卫生局等科研课题4项；参编专著5部，发表学术论文50余篇。系统掌握内科及消化科的基础理论及学科进展动态，具有丰富的处理临床危重、疑难杂症的经验。

　　擅长消化系疾病的诊治，尤其是胃肠动力障碍性疾病和炎症性肠病的诊治。

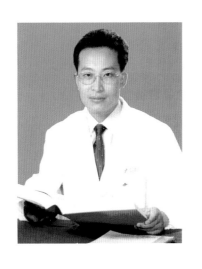

朱金水　主任医师，医学博士，教授，博士研究生导师，胃食管反流病特色专业负责人，内三党支部书记，消化内科行政副主任，消化内科教研组组长。

　　1995年毕业于上海第二医科大学，获博士学位。1988年6月至1989年12月留学美国纽约州立大学，现为中华医学会肿瘤免疫专业名誉主任委员、上海市中西医结合学会消化学会主任委员、亚太肝病学会委员，欧洲胃肠学会委员。承担了国家自然科学基金、省市级、局院等院外重大重点课题12项，并先后获得上海市施思明科技进步一等奖等5项市局级以上奖项，目前承担国家自然科学基金及上海市重点基金课题2项，发表论文近300篇，已带教硕士生、博士生36名，毕业32名，在读博士4名。

　　主要擅长消化疾病的诊治，尤其对胃癌及癌前疾病（胃溃疡及萎缩性胃炎等）早期诊断及胃癌术后癌性腹水和慢性肝病的诊治有丰富经验。

消化内科

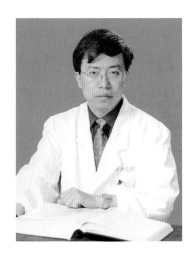

陈尼维 消化内科行政副主任兼消化内镜室主任。主任医师，教授，硕士研究生导师，并兼任上海市中西医结合消化学会委员和上海市消化内科学会委员。主持局级以上相关科研课题2项，主编及参与编写专著5部，已发表学术论文40余篇。

长期从事内科临床工作，擅长消化系统疾病的诊治，尤其在溃疡病、慢性肝病、肝硬化及其并发症的治疗和消化内镜诊治方面颇有经验。

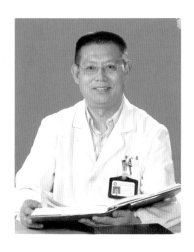

孟祥军 消化内科行政副主任，主任医师，硕士研究生导师。医学博士，法国斯特拉斯堡大学博士后。曾供职于上海交通大学附属新华医院消化科、上海交通大学附属第一人民医院消化科等单位，从事消化系统疾病及相关肿瘤的基础研究与临床工作近30余年，在慢性胃肠疾病癌变机理的研究及其癌变的防治方面有较深的造诣，多项研究成果发表在国际顶尖专业杂志。获国家自然科学基金面上项目2项，上海市浦江人才计划A类项目资助；掌握学科发展前沿及方向，擅长以内镜操作（如ERCP等）及介入技术为基础的各种消化系疾病的诊治。

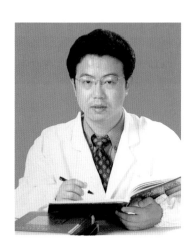

金湧 副主任医师。1987年毕业于同济大学医学院。从事消化内科工作近20年，积累了丰富的临床经验。现任中西医结合消化学会会员。发表学术论文近10篇。

擅长肠功能紊乱、慢性胃病、肝硬化、胃肠道动力异常疾病的诊治，消化道肿瘤的综合治疗等，胃镜诊断、胃肠多功能检查仪的操作及多种消化道危重疾病的诊断及抢救，如重症坏死性胰腺炎、上消化道大出血等。

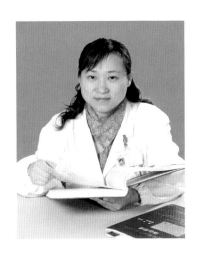

孙 群 副主任医师，医学硕士。1993年毕业于上海第二医科大学，参与多项卫生局课题，主持科研课题1项，发表学术论文20余篇。

长期从事消化内科的临床工作，擅长消化系统疾病的诊断及治疗，尤其对反流性食管炎、消化性溃疡、慢性胃炎、慢性肝病、胰腺炎及功能性消化不良等疾病的诊治有一定的经验。

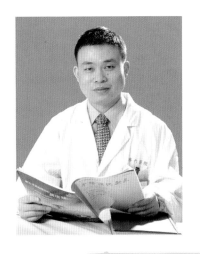

王 龙 副主任医师，医学博士，硕士研究生导师。现为中华医学会消化专业肝病及炎症性肠病学组会员。发表省级以上的学术论文10余篇，获得局级以上的医疗科技成果奖2项。

主要从事慢性非酒精性脂肪性肝病、胃癌的基础及临床研究；曾参与多项有关慢性肝病（乙肝、脂肪肝等）的临床研究，对慢性肝病，尤其是非酒精性脂肪肝的诊治积累了丰富的临床经验。对于中晚期胃癌的腹腔免疫化疗有一定的临床经验。主攻方向为消化道肿瘤（胃癌）的诊治，慢性肝病的诊治。

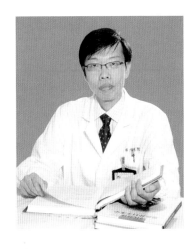

达 炜 副主任医师，医学硕士，1996年毕业于上海医科大学，长期从事消化内科临床工作。

在消化道肿瘤（胃癌）方面从事了大量的基础研究，发表论文10余篇，主持及参与多项相关课题。现任上海市中西医结合学会消化系疾病专业委员会委员兼秘书，中华医学会上海分会消化系病专科委员会生物样本库与转化医学学组成员。

擅长消化系统常见疾病的诊断与治疗，尤其对于慢性胃炎、消化性溃疡、胃食管反流病、重症胰腺炎、脂肪肝等积累了一定的经验。

消化内科

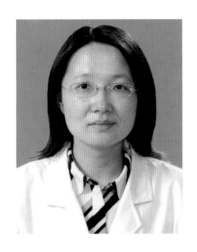

陈 玮 副主任医师，医学硕士。1994 年毕业于上海第二医科大学，2006 年获得硕士学位。发表学术论文 10 余篇。

长期从事消化内科的临床工作，积累了丰富的临床经验，具有扎实的基础理论和临床实践能力。在消化内科疾病，如消化性溃疡及其并发症、急性胰腺炎、慢性肝病、炎症性肠病的诊治等方面积累了丰富的临床经验。

神经内科

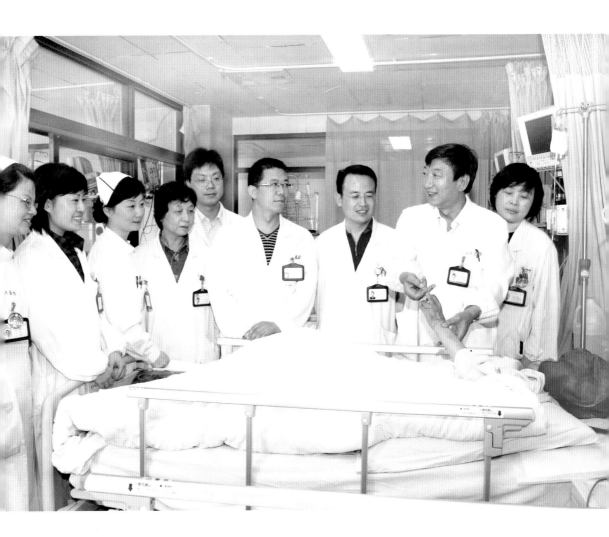

　　该科是集医疗、教学、科研一体的独立临床学科，是博士研究生培养点和博士后流动站。具备一流神经特殊监护设施。对外开放病床数：监护病床 12张，普通病床 46 张，该科 24 小时独立对外接诊，由中级职称的专科医生坐诊，并有副主任医师以上专家把关。对神经系统危重疾病，特别是蛛网膜下腔出血（SAH）脑梗死患者设立绿色通道，急诊数字减影脑血管造影（DSA）检查或迅速收入病房，脑梗死动静脉溶栓治疗水平及例数据国内领先水平。该科设有

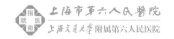

5 个专题门诊（脑血管病和痴呆、震颤和帕金森病、头痛和神经痛、癫痫、神经衰弱）及专家门诊。该科所属神经电生理室，可进行脑电图、脑电分布（地形）图、诱发电位、24 小时动态脑电图、肌电图、经颅多普勒（TCD）等检查。神经科学实验室主要开展脑血管病分子病因学研究，神经肽和神经细胞老化的相关性研究。

诊疗特色

超早期脑梗死溶栓治疗

脑卒中严重危害人类健康，需要发病 3 ~ 6 小时内超早期溶栓治疗。该科运用先进的 MRI 和 DWI 技术，可在梗死半小时至 3 小时内获得超早期诊断。

蛛网膜下腔出血（SAH）的病因诊断和介入治疗

SAH 是指颅内血管破裂，血液流入蛛网膜下腔，各年龄组均可发病，以青年人多见，有极高的复发率和病死率。该科在这方面积累了丰富的临床经验，大大减低了不典型病例的漏诊率。

青年人脑卒中的病因诊断和治疗

45 岁以下青年人脑卒中占全部脑卒中病例的 5%~10%。该科在常规治疗基础上，作全面检查和病因治疗。如心脏手术等，以防止复发或进行性恶化，疗效显著。

脑血管病的康复及多巴胺受体激动剂治疗

脑血管病致残率极高，该科在抢救患者生命的同时注重脑保护剂治疗及康复治疗，在选择性应用理疗、体疗、针灸等综合性康复治疗的基础上，应用多巴胺受体激动剂治疗神经损害的后遗症，使多例貌似植物状态的患者获得新生。

记忆障碍的诊治

随着全球人口趋于老龄化，记忆障碍的发病率日益升高。我国 65 岁以上的城镇居民老年记忆障碍的患病率为 6.9%，85 岁以上人群的患病率为 30%。老年记忆障碍已成为老年人群中继心血管病、恶性肿瘤、脑卒中之后的第四大"杀手"。

引起记忆障碍的常见疾病有：老年性痴呆、脑血管病、脑外伤、脑炎、脑缺氧、慢性酒精中毒、糖尿病等。为更好地为患者服务，该科采用最新的认知能力测查量表工具进行筛查，结合脑电图、头颅 CT 或 MRI、脑 DTI 及血液生化检测等实验室检查手段对记忆障碍进行早期诊断，并且实施有效的药物治疗和积极的心理治疗，旨在维护老年人晚年心理健康和提高生活质量，防治老年痴呆症。

癫痫的诊治

癫痫俗称"羊痫疯"、"羊角风"、"抽风"，是神经科常见的一种临床综合征。引起癫痫的病因很多，如大脑发育异常、外伤、中风、感染等。癫痫发作不分时间、地点，非主观所能控制，给患者带来极大的痛苦。癫痫虽然是一种顽固性疾病，但并非不治之症，经过系统的正规治疗，大部分患者是可以治愈或控制的。因此癫痫患者应该到正规的医院就诊，在医生的指导下用药，接受系统的正规的治疗，争取早日康复。

神经内科

专家介绍

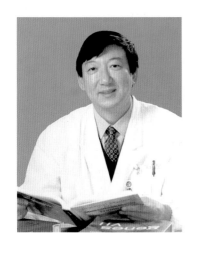

孙晓江 神经内科行政主任。主任医师，教授，医学博士。现为上海交通大学附属第六人民医院神经内科研究室主任、上海交通大学附属市六临床医学院神经病学教研室主任。兼任上海市医学会神经内科专业委员会顾问、上海市中西医结合学会神经内科专业委员会副主任委员、国际卒中组织委员、中华中医药学会络病分会委员、上海市神经科学学会理事、上海市高级职称评审员会卫生系列专家。参编著作2部，担任《中华脑血管病杂志》、《中华医院管理杂志》、《中国临床神经科学杂志》、《中国神经病学与神经康复杂志》、《中国老年学杂志》、《International Integrative Medicine》等医学专业期刊编委或常务编委，从事神经病学临床和神经病科学研究工作30余年，主攻方向脑血管病及老年性神经系统疾病。曾主持神经肽与神经细胞老化的相关性研究；脑梗死的溶栓治疗；脑血管病的分子病因学研究等科研课题。作为项目副主任主持或参加国家自然科学基金委、上海市科委等课题20余项，发表中英文学术论文100余篇。

擅长老年性神经系统疾病、脑血管病（脑出血、蛛网膜下腔出血、脑血栓形成、脑栓塞）、震颤麻痹、癫痫、运动神经元病、遗传性共济失调、头痛、神经衰弱及各种神经内科疑难杂症的诊治。

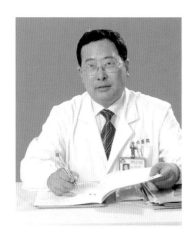

赵玉武 神经内科行政副主任。主任医师，教授，硕士研究生导师，医学博士。具有扎实的神经内科基础理论及丰富的临床实践经验；熟练掌握神经系统基础理论、常见病、多发病以及疑难杂症的诊断及治疗以及神经系统影像及电生理诊断知识，并可以独立完成神经系统常见病的病理诊断工作。擅长脑血管病、糖尿病性神经系统并发症、头痛、癫痫、痴呆、帕金森病、心理障碍、失眠等疾病的诊治。同时具有很强的科研及学术能力。作为项目负责人获国家自然科学基金、上海市自然科学基金等多项课题。第一完成人获科技进步奖5项，国家专利1项。发表学术论著40篇。

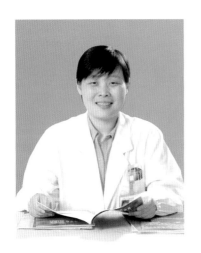

耿直 神经内科行政副主任。主任医师，教授，硕士研究生导师，1991年毕业于华西医科大学获医学硕士学位，自1986年本科毕业后一直在三级甲等医院从事神经内科临床及科研教学工作，积累了丰富的经验。主持并完成1项局级课题，参与多项课题，在核心期刊发表学术论著20余篇。

擅长急性脑血管病、眩晕、各种癫痫、帕金森病、脊髓病变、周围神经病变的诊治，对疑难病症的诊治及危重患者的抢救亦有着丰富的经验。

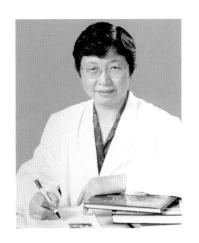

张进 主任医师。现为上海市医学会神经内科专科分会第六届委员会脑血管病学组成员。长期从事临床一线工作。在省市级以上专业刊物发表学术论文10多篇。

擅长：① 脑血管病、颅内感染、癫痫、眩晕、认知功能减低、帕金森氏病、周围神经病等的诊治；② 突发脑疝、癫痫持续状态等危重症象的抢救及疑难杂症的鉴别诊断。

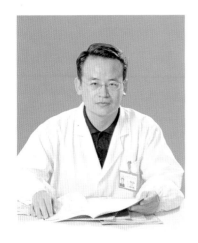

付剑亮 副主任医师，医学博士。从事神经内科临床工作多年，具有丰富的理论及临床实践经验；神经系统基础理论和基本技能扎实，熟练掌握神经内科常见病、多发病以及疑难杂症的诊断及治疗以及神经系统影像和电生理诊断知识，并能独立完成微创颅内血肿清除术等手术操作。

科研及学术能力较强，主持市卫生局课题1项，获市级科技进步奖4项，发表学术文近20余篇。曾获省级"青年岗位能手"、"新长征突击手"等荣誉称号。

擅长脑血管病、老年性痴呆、睡眠障碍、头痛、头晕、癫痫及神经内科疑难杂症等的诊治。

神经内科

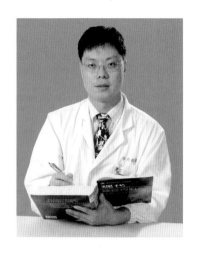

陆磊　副主任医师，医学硕士。从事神经病学的临床工作近20年，以第一作者在国内外专业期刊上发表论文近10篇。

擅长帕金森病、脑出血、脑梗死、脑炎、周围神经病、痴呆、癫痫和重症肌无力等病的诊断和治疗。中风危重患者和难治性癫痫的抢救和治疗。神经科疑难病的鉴别诊断。

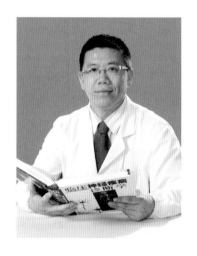

任今鹏　副主任医师，医学博士。2002年毕业于复旦大学附属华山医院神经病学专业。具有扎实的神经内科基础理论及丰富的临床实践经验；熟练掌握神经系统基础理论、常见病、多发病以及疑难杂症的诊断及治疗以及神经系统影像及电生理诊断知识，作为主要申请人参与1项国家自然科学基金课题研究，在国内外本专业核心期刊发表论文近20篇，其中SCI收录1篇。

擅长帕金森病、脑血管病、癫痫、痴呆、脊髓疾病以及神经内科疑难杂症的诊治。

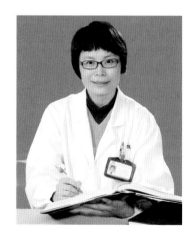

项静燕　副主任医师，医学硕士。1996年毕业于上海第二医科大学，长期从事神经内科的临床工作，熟练掌握神经内科常见病多发病的诊治，如脑血管疾病（脑梗死、TIA、蛛网膜下腔出血、脑出血等）、头痛、帕金森病、癫痫、周围神经疾病的规范化治疗以及神经内科危重病人的抢救和疑难病症的鉴别诊断。特别是在头痛的诊治、脑血管疾病的危险因素及其预防上积累了一定的临床经验，同时进行了糖尿病骨骼肌病变的基础实验研究，并承担了部分教学工作。以第一作者在省市级以上专业期刊发表论文多篇。

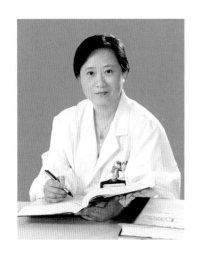

程晓娟 副主任医师，医学博士。2009年毕业于上海市交通大学获博士学位。从事神经内科医疗、科研及教学工作10余年，具有扎实的理论基础和丰富的临床经验，熟练掌握神经内科危重疾病以及疑难病的诊断、鉴别及治疗。以第一作者在国内外专业期刊发表学术论著15篇，其中SCI论著2篇，获得上海市科学技术进步奖1项。

擅长急性脑血管病、头痛、眩晕、脊髓病变、肌变及周围神经病的诊治。目前主要研究方向：多发性硬化、视神经脊髓炎、格林——巴利综合征等神经系统脱髓鞘疾病的诊断与治疗。

神经内科

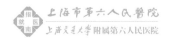
老年病科

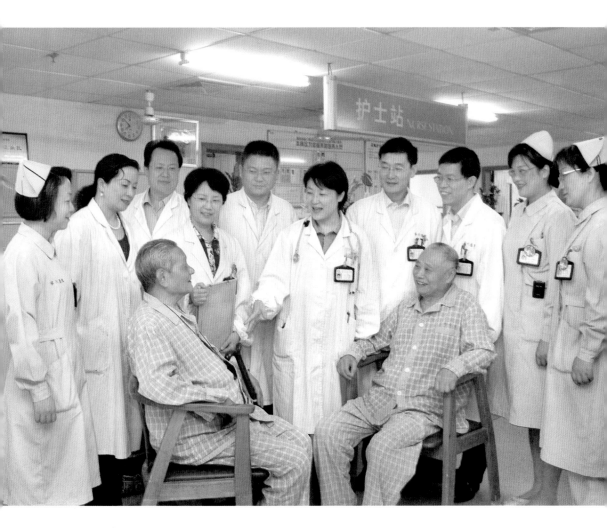

老年病科的床位数在市六医院中仅次于骨科，是上海市规模最大的老年科之一。科室拥有主任医师3名，副主任医师8名，主治医师11名，住院医师14名。科室较早成为硕士研究生培养点，拥有研究生导师3名。学科带头人钟远教授为中华医学会老年病学术委员会上海分会委员，中华医学会老年病学术委员会内分泌学组委员，中华老年学会上海老年医学与保健专业委员会委员，中华医学会老年学会脑血管病防治委员会副秘书长；中华老年络病学术委员会委员，《中国临床康复》杂志编委，《第二军医大学学报》特邀审稿专家。

科室医师中拥有研究生学历及以上者 26 名（博士 4 名，硕士 22 名）。护理人员中本科生占 12%，大专生占 40%。科室的主要优势特色是老年认知功能障碍的早期防治，系上海交通大学阿尔茨海默病临床诊治中心之一。在其他老年病如老年心血管疾病、多脏器功能衰竭、骨质疏松的防治方面也具有丰富的经验与专业特点，特别是针对老年心脑血管疾病及其并发症的多种危险因素（肥胖、高血压、高血脂、糖尿病等）采取综合性早期干预措施取得了满意的疗效。

近年来该科获得了国家、上海市科委和上海交通大学多项科研课题资助，论文的质量和数量不断提高，每年在核心期刊发表论之数 10 篇，并发表了 SCI 收录论文多篇。

诊疗特色

记忆障碍特色门诊

随着中国平均预期寿命的延长，人口老龄化的时代悄然到来，痴呆老年人逐渐增加已经是一个不容忽视的社会问题。痴呆的发病率和患病率均呈逐渐增高的趋势。中国 65 岁以上的人群痴呆发病率和患病率为 4.8%。调查资料提示 60 岁至 94 岁痴呆患病率，每 5 岁为一年龄段而倍增。80 岁以上老人痴呆患病率可高达 20%。

老年痴呆的早期表现主要是记忆障碍。老年病科在长期为老年患者的服务中发现，大多数老年人及其家人对记忆障碍的认识不足，很少有人主动到医院进行相关的检测，往往仅在就诊其他疾病时提到记忆功能的减退，导致一些老年人的认知功能继续下降而失去了早期诊治的良好时期而发展为痴呆。为了提高早期认知功能减退的检出率，及早给予干预，延缓老年痴呆的发生，该科以钟远主任领衔开设了记忆专题门诊，接诊医师均为具有丰富临床经验的副主任以上医师或高年资主治医师。

目前该科已被上海交通大学批准为上海交通大学阿尔茨海默病临床诊治中心之一，已建立了一套完整、规范的记忆障碍诊断、治疗、定期随访制度，形成了以药物治疗为主，结合中医、针灸、理疗、高压氧和手指操等综合治疗为特色的临床诊治中心。该科相关研究课题获得了国家及上海市基金资助；与上海市精神卫生中心合作的关于轻度认知障碍的危险因素、早期表现和综合诊断标准的研究，已获得上海市科委重大课题基金资助。同时科内多名医师及护理部的多项关于认知障碍的科研工作得到了院级课题经费资助。对认知功能障碍

老年病科

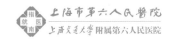
患者进行的一系列护理研究及康复训练，取得了较好的成效。

老年糖尿病早期防治

老年糖尿病是老年病科主要亚学科之一，由钟远主任医师领衔，针对老年糖尿病隐匿性的特点，展开了糖尿病的筛查工作，做到早期发现，早期治疗。对于老年糖尿病患者采用个体化治疗、综合治疗的方法，对患者进行胰岛功能及胰岛素抵抗状态评估，应用动态血糖监测系统对血糖波动情况进行细致反映，做到精细降糖，安全达标。同时从多角度进行糖尿病的综合防治，包括降压、调脂、并发症干预治疗等，对于老年糖尿病的诊治拥有丰富经验，取得了良好疗效。同时开展了老年糖尿病骨质疏松及认知功能障碍的临床及基础研究，获得了喜人成果。老年糖尿病亚学科承担了中央干保局专项科研课题，以及多项市六医院院级课题。近年来发表文章 10 余篇，在第八届亚太地区老年学及老年医学国际会议中进行英文发言及上海老年病学大会上进行交流发言。

老年心血管疾病的防治

在老年病科就诊的患者中，大部分伴有高血压，血脂异常，糖代谢异常的比例也非常高。心血管亚学科带头人谈世进和黄高忠两位主任医师均为硕士研究生导师，担任多家国家级核心期刊编委或审稿专家。近 3 年获得上海交通大学医学院及院级课题多项，参与上海市高血压研究所承担的国家"十一五"科技支撑项目《高血压综合防治研究》子项目"颅内动脉狭窄"的临床研究及上海市老年医学会的合作临床研究课题多项，发表论文十几篇，包括 SCI 收录论文 2 篇。主要研究领域为高血压与盐代谢、老年高血压与性激素、高血压与代谢综合征、高血压与老年认知功能障碍等。

该科在广泛吸纳国内外心血管疾病治疗的新进展同时，针对老年人的特点，开展多种新方法、新技术治疗老年心血管疾病。如难治性心力衰竭是威胁老年人生存率的一大难题，科室针对不同病因，采取早期综合治疗措施，大大提高了抢救成功率；积极进行健康宣教和多重危险因素控制，特别是有关平稳降压、血脂达标和老年人合理用药的监控，既节约了费用，又降低了心血管事件的发病率和死亡率。该科拥有先进的心电监护设备和辅助呼吸系统，与心导管室合作，发挥 24 小时绿色救治通道的作用，大大提高了心肌梗死和严重心律失常的抢救成功率。

老年多脏器功能衰竭的防治

老年人随着年龄增长，体内各器官逐渐老化，功能低下，免疫调节障碍，易患多种疾病，当存在创伤、手术、感染、心血管疾病等诱因时，常在短时间内出现2个或2个以上器官损伤或衰竭，称多脏器功能衰竭（MOFE），是导致老年人死亡的重要原因。

该科在长期对疑难、重危病的诊治、抢救中，积累了丰富的临床经验，能妥善处理救治中的矛盾问题：MOFE抢救中应用抗生素抗感染与抗生素致肝肾功能不全、肠道菌群失调之间的矛盾；应用糖皮质激素与诱发胃肠道出血、感染扩散的矛盾；纠正低血容量与加重心力衰竭的矛盾、运用抗心律失常与致心律失常的矛盾；营养支持与胃肠功能紊乱之间矛盾等；运用止血疗法与诱发心脏血管闭塞性疾病的矛盾；MOFE致凝血障碍与应用肝素之间的矛盾，大大提高了MOFE的抢救成功率。

老年病科

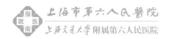

专家介绍

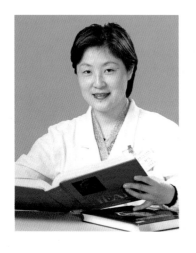

钟远 老年病科行政主任，老年病学教研室主任，全科医学教研室主任。主任医师，教授，硕士研究生导师。

1983年毕业于第三军医大学军医系，2005年获上海第二医科大学内科学硕士学位。担任国家级、市科委、局级科研课题多项，发表论文60余篇。从事内科临床工作至今。基础理论扎实，临床技能娴熟。在内科疾病的诊治方面经验丰富，对老年全身疾病注重内在关联和整体性考虑，在抢救危重症方面见解独到，具有较多成功的经验。1999年曾应香港科技大学邀请，赴港进行有关课题项目合作研究。牵头负责国家级科研课题和上海交通大学自然科学基金课题各1项，参与市科委、局级科研课题多项，

发表论文近30篇。现任中华医学会老年病学术委员会上海分会委员，中华医学会老年病学术委员会内分泌学组委员，中华医学会老年学会脑血管病防治委员会副秘书长，中国老年保健医学研究会第四届理事，中国老年保健医学研究会老年认知心理疾病分会第一届委员会委员，中华老年学会上海老年医学与保健专业委员会委员，中华老年络病学术委员会委员。《中国老年多器官杂志》审稿专家，《中国组织工程研究与临床康复》杂志编委，《第二军医大学学报》特邀审稿专家。上海市徐汇区政协委员。农工党申康委员会六院支部主任委员。

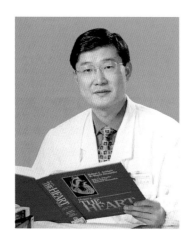

谈世进 老年病科行政副主任。主任医师，教授，硕士研究生导师，医学硕士。

目前任上海中西医结合学会虚症老年病专业委员会委员，《中国组织工程研究与临床康复》杂志编委，《中华高血压》杂志审稿专家。擅长老年常见内科疾病，研究方向为性激素水平与老年心血管疾病、盐敏感性高血压及老年靶器官损伤的关系，老年冠心病、内皮功能的研究。参与了3项国家、省市级科研课题，承担了5项上海市卫生局、上海市交通大学与上海市第六人民医院的科研课题研究工作，在国内外核心期刊上发表论文近40篇。多次参加国内外心血管学术会议与论文交流，参加上海市社区心血管病防治的健康普及工作。

擅长老年患者常见疾病与疑难杂症的诊治，尤其是老年心血管疾病的防治，包括：老年高血压、高脂血症、糖尿病、动脉硬化、冠心病和心力衰竭、心律失常与脑梗死、脑出血、老年认知功能减退等疾病的诊治。

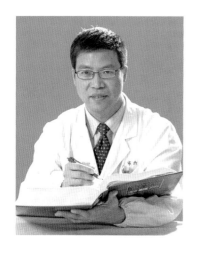

黄高忠　老年病科行政副主任。主任医师，教授，硕士研究生导师，医学博士。

1985年毕业于第二军医大学，从事心血管专科临床工作20多年，近年来从事老年病的临床和科研工作。具有扎实的内科基础理论和临床实践，担任中华医学会上海分会老年医学专科委员会委员，中国医师协会中西医结合分会心血管专家委员常委，《心脏杂志》编委，《中华高血压杂志》《第二军医大学学报》特约审稿专家。主持上海市自然科学基金和上海交通大学科研基金各1项，参加中央保健课题和上海市科委重大科研项目多项。以第一作者身份在国内核心期刊发表论著30余篇，获军队科技进步奖3项，参与编写军队"九·五"重点教材、《中国内科年鉴》和心血管专著多部。

擅长高血压、冠心病、心律失常、心力衰竭、心血管临床药理及老年病诊治。

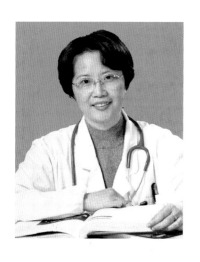

燕虹　副主任医师。长期从事内科临床及带教工作，曾赴国外研修1年。已在专业期刊发表学术论文几十篇。荣获上海交通大学30年荣誉教师称号。在心脑血管疾病治疗与预防方面，积累了丰富的临床经验。擅长冠心病、各种心律失常、心力衰竭、难治性高血压、缺血性脑血管疾病、老年痴呆早期记忆减退及认知功能障碍伴焦虑、抑郁状态的诊断和治疗。在多年的临床实践中，对老年同时伴随各系统疾病的整体性、全科性诊治及多器官功能衰竭抢救方面，有独到的见解和成功的治疗经验。

老年病科

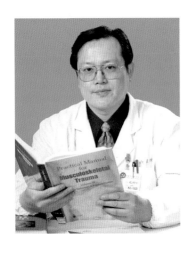

毛明华 副主任医师。1985年毕业于上海第二医科大学，从事普外科临床工作近30年。在省市级专业刊物发表论文多篇。

擅长胃肠道肿瘤的诊断和手术及综合治疗；对甲状腺疾病、胆道疾病和各种复杂性疝等疾病的诊治也具有丰富的经验，手术操作精细，并发症少。研究方向为老年胃肠道肿瘤合并多脏器疾病的手术及综合治疗。近10多年从事老年外科工作，对老年患者术前评估及围术期工作也积累了较丰富的经验。同时注重老年人的心理治疗。

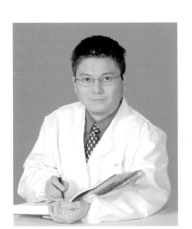

杨敬业 副主任医师。现任中华医学会上海呼吸分会中青年组成员。在省级以上期刊发表学术论文数篇。

长期从事呼吸内科的临床与研究，对支气管哮喘、慢性阻塞性肺病、呼吸衰竭等有较深入的研究。主要研究方向：① 呼吸衰竭的诊治；② 如何延缓支气管哮喘、慢性阻塞性肺病等气道病变患者肺功能减退。

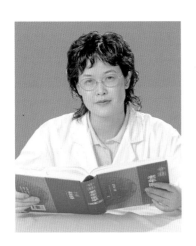

杨庆良 副主任医师。医务二处副处长，干部保健管理办公室主任。1987年大学本科毕业。从事临床工作20余年，其中老年科临床工作10余年。熟练掌握老年科常见病的诊治和神经心理量表的测评。擅长老年记忆障碍的综合防治。主要从事老年认知功能障碍的临床研究。

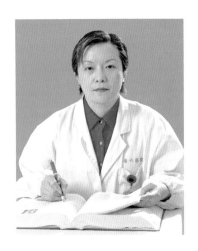

夏瑾玮 副主任医师。毕业于上海第二医科大学（六年制本科）、同济大学医学院（医学硕士）。多次参加国内外的学术会议和论文交流，并参与了数项科研课题的研究，在国内核心期刊上发表论文近20篇。

从事老年全内科的临床工作近20年，积累了丰富的老年常见疾病的诊疗经验，擅长老年心脑血管病的多种危险因素的防治，尤其是老年代谢综合征（肥胖、高血脂、高血压、高血糖及脂肪肝等）的早期诊断和积极干预。研究方向为：胰岛素抵抗与血管内皮功能紊乱、早期认知功能障碍、老年骨质疏松症等。

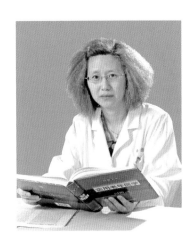

冯缨缨 副主任医师。1987年毕业于上海第二医科大学。在国内核心期刊发表论文10余篇。

从事内科临床工作20余年，其中老年科工作10余年，具有扎实的临床工作基础，擅长老年常见疾病的诊治，尤其对老年心脑血管疾病、老年高血压、高血脂、高血糖、高尿酸等代谢异常、老年性骨质疏松症及老年记忆障碍具有丰富的诊断和防治经验。

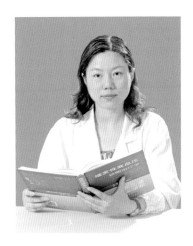

杨建芬 副主任医师。1991年7月毕业于上海市第二医科大学。以第一作者发表论文5篇，病例报道1篇。负责完成院级课题1项。从事内科临床工作21年，其中老年病科工作20年。

熟悉老年病科常见病、多发病的诊断和治疗，侧重于老年心血管疾病，如冠心病、心律失常、心功能不全、高血压、高脂血症、脑血管供血不足等。研究方向：老年病学。

老年病科

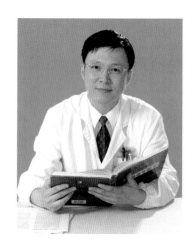

郭慧峰 副主任医师。1993年毕业于南京医科大学。2005年毕业于上海第二医科大学，获硕士学位。从医至今，发表医学论文10余篇。1993年至2002年从事心内科临床工作，自2005年起从事老年病科临床工作。研究方向为老年心肺血管疾病的防治，在老年高血压、冠心病、心律失常、慢性心衰，以及慢性阻塞性肺病的诊断与治疗方面积累了较为丰富的临床经验。

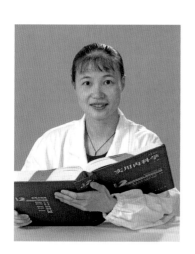

李蔚 副主任医师，医学硕士。1996年毕业于上海第二医科大学，统计源核心期刊发表学术论文10余篇。从事老年病科临床工作14余年。基础理论扎实 基本技能娴熟，掌握老年内科常见病、多发病和疑难杂症的诊断和治疗，尤其在老年认知功能减退方面，能熟练运用神经心理量表，并对老年记忆障碍进行综合防治。

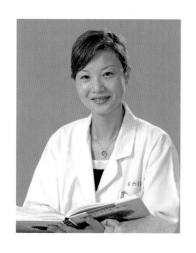

王蓓芸 副主任医师。1998年毕业于上海市第二医科大学临床医学系，2008年毕业于交通大学医学院，获硕士学位。现任上海市老年学会老年医学与保健委员会青年学术分会委员。负责完成院级课题2项，在统计源核心期刊发表论文近20篇。

从事老年并可临床工作14余年。熟练掌握老年病科常见疾病的诊断和治疗，主要研究方向是老年人认知功能减退和心脑血管疾病的防治，能熟练运用神经心理量表，在老年轻度认知功能障碍的诊断和治疗上积累了较为丰富的临床经验。

呼吸内科

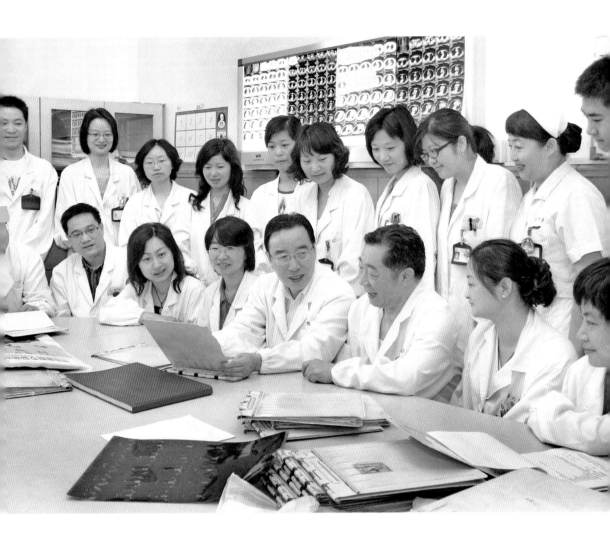

　　该科对外开放病床 57 张，拥有肺功能室及气管镜室两个临床亚学科。配备先进的血气分析仪、肺功能检测仪、电子纤维支气管镜及多种型号的呼吸机。擅长肺部疑难病症的诊断，特别是慢性咳嗽、哮喘、肺间质疾病、肺部阴影、不明原因发热等。对于危重病的治疗有丰富的临床经验。专长机械通气治疗、全麻下全肺灌洗治疗、气道狭窄的扩张和支架置入、肺癌的介入治疗等。

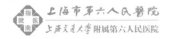
诊疗特色

纤维支气管镜介入治疗

比如经纤支镜对肿瘤、肺脓肿及支气管扩张的介入治疗、经纤支镜置放记忆合金支架治疗气道良、恶性狭窄及良性气管支气管狭窄的球囊扩张治疗等。

肺癌的早期诊断

已开展胸膜活检，纤支镜下刷检、活检，络下纤支镜肺活检（TBLB），CT引导下经皮肺穿刺术等多种方法，早期发现肺癌，早期治疗。

慢性咳嗽的诊断和治疗

对长期慢性咳嗽有系列诊断和治疗方法，积累了丰富的经验，疗效显著。

肺科疑难病症的诊治

该科对呼吸系统各种疾病都有丰富的临床经验，特别是肺泡蛋白沉着症、复发性多软骨炎及泛细支气管炎、难治性咳嗽的诊断与治疗。对慢性阻塞性肺病、肺间质纤维化、支气管哮喘的治疗有独到之处。

危重患者的抢救

拥有各类有创及无创呼吸机，每年经机械通气救治患者50余例，对危重患者的机械通气治疗有相当丰富的临床经验。

专家介绍

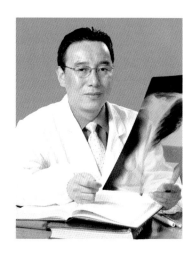

沈莱 呼吸内科行政主任。主任医师，教授，博士研究生导师，医学博士。1983年毕业于第二军医大学，先后获医学学士、硕士及博士学位。现任上海医学会呼吸专业学会委员、重症监护学组组长、上海医学会危害重病专业学会和上海市呼吸康复专业委员等职务。

临床工作20余年来，具有丰富的临床经验。特别是慢性咳嗽、哮喘、长期发热不退及不明原因的肺部阴影等疑难杂症的诊断与治疗颇有研究；擅长纤维支气管镜检查、气道内息肉的摘除、球囊扩张、支架治疗气道狭窄和高频电烧等；擅长肺癌的诊断及管理和化疗等综合治疗。采用全麻下全肺灌洗诊断并治疗肺蛋白沉着症技术处于国内领先水平。对危重病的抢救，特别是机械通气的临床应用，积累了丰富的经验，抢救成功率国内领先。对重症肺部感染、抗生素的临床应用积累了丰富经验。

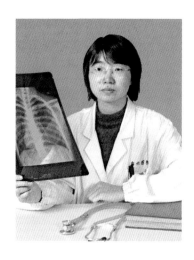

徐凌 呼吸内科行政副主任。副主任医师，医学博士。1993年毕业于上海医科大学，获医学学士学位，2003年毕业于北京协和医科大学，获医学博士学位，曾在北京协和医院实习、工作8年。发表学术论文10余篇，参编专著7部。

擅长肺部感染、支气管哮喘、慢性阻塞性肺病、支气管扩张、间质性肺病及一些少见疾病的诊治，对使用支气管镜、全肺灌洗、呼吸机诊治肺部疾病具有丰富的临床经验。

呼吸内科

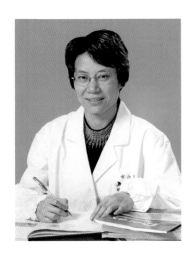

艾华 副主任医师，医学硕士。1990年毕业于上海第二医科大学。发表学术论文近10篇。

　　熟练使用纤支镜、呼吸机等进行肺部疾病的诊治，擅长肺部感染性疾病的诊断、鉴别诊断与治疗肺部阴影的鉴别诊断，对各种肺部炎症、支气管扩张、支气管哮喘、慢性支气管炎、慢性阻塞性肺气肿、胸腔积液等的临床诊治以及特色危重病的抢救具有丰富的经验。对肺癌早期发现也有丰富的经验。

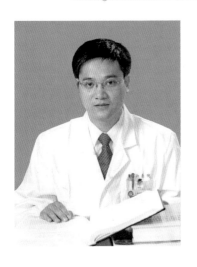

郭忠 副主任医师。发表学术论文近10篇。熟练使用有创和无创机械通气治疗各种急慢性呼吸衰竭。对危重支气管哮喘、COPD急性加重并发呼吸衰竭等的抢救和治疗积累了一定的经验。能熟练运用纤维支气管镜技术行各种肺部疾病的诊断和治疗。

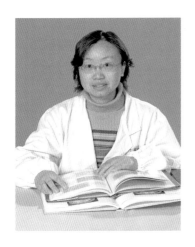

容朝晖 副主任医师，医学硕士。1992年毕业于上海医科大学。擅长急慢性呼衰的抢救、治疗及熟练使用无创及有创呼吸机；擅长肺部弥漫性病变和胸腔积液的鉴别诊断及治疗。主攻慢性咳嗽的临床诊断和治疗；慢性咳嗽的气道炎症机制研究。

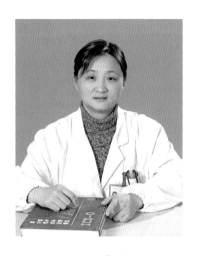

唐洁 副主任医师,医学硕士。1990年毕业于上海第二医科大学,发表国家级统计源学术10余篇,参与编写内科学专著1本。

　　擅长急慢呼吸衰竭的抢救,治疗及熟练使用无创及有创呼吸机;COPD的诊治及肺部阴影及肺部疑难病例的鉴别诊断,对肺癌的诊治有一定的经验。

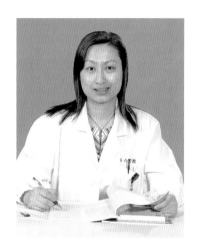

张文梅 副主任医师,医学硕士。1993年毕业于上海第二医科大学临床医学专业。2007年获得医学硕士学位。从事呼吸科临床工作10余年,在急、慢性呼吸衰竭,肺炎,胸膜腔疾病,肺部肿瘤,哮喘,肺间质纤维化,支气管扩张,纤维支气管镜的介入治疗等方面具有丰富的临床经验。以第一作者在国家级杂志上发表论文6篇,参与编写内科学专著1本。

　　擅长:①急、慢性呼吸衰竭的临床治疗。②气道狭窄的气道内支架植入术。

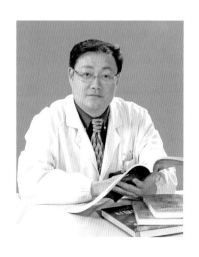

周晓辉 副主任医师,医学硕士。2000年毕业于山东医科大学,从事呼吸内科的临床工作10余年,对慢性咳嗽的临床诊断和治疗,肺癌的综合治疗,COPD和支气管哮喘的诊疗以及胸膜疾病的鉴别诊断及治疗积累了一定的经验,近年来发表学术论文10余篇,主持局级课题1项。研究方向为呼吸衰竭的诊疗和慢性咳嗽的诊治。

　　擅长肺间质性疾病的诊疗,烟草成瘾的戒断治疗,呼吸病危重症的抢救。

呼吸内科

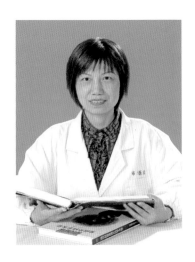

杨丹榕 副主任医师，医学博士。发表论文10余篇，参编专著2部。2004年毕业于第二军医大学，获博士学位。上次支气管哮喘，慢性阻塞性肺病等慢性气道疾病及支气管扩张、肺炎等肺部感染性疾病的诊治，对间质性肺病及一些少见疾病的诊治及气管镜、全肺灌洗、呼吸机的使用具有较丰富的临床经验。

肾脏风湿科

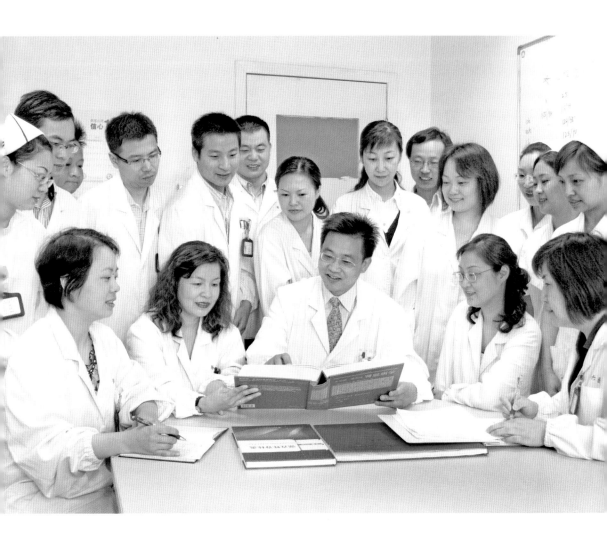

　　该科有肾脏病、风湿病两个亚学科并附设血液透析室和肾脏病研究，对外开放床位 53 张，拥有先进的血液透析机、床旁透析机等多种医疗设备。擅长各种急慢性肾脏疾病和各种风湿性疾病诊治、血液透析和腹膜透析治疗。在参与重危患者抢救和延缓慢性肾衰竭和糖尿病肾病和强直性脊柱炎诊治方面有丰富的临床经验。

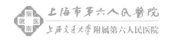

诊疗特色

各种急慢性肾小球疾病的诊治

该科在急性肾小球肾炎、急进性肾小球肾炎、慢性肾小球肾炎、肾病综合征等各种肾小球疾病的诊断和治疗。治疗方面积累了大量的经验，并与 B 超室合作，进行 B 超定位下肾穿刺活检术，大大提高了肾穿刺的成功率，并发症极少，根据临床并结合肾脏病理诊断，制定出各种急慢性肾小球疾病的治疗方案，并进行随访，取得了很好的疗效。

各种肾小管间质性疾病的诊治

各种肾小管间质性疾病病因复杂多样，多见于感染、药物、免疫性疾病、代谢性疾病、梗阻性和反流性疾病等，积极寻找病因是治疗成功的关键，在此方面，该科经验丰富，救治了大量的急性和慢性肾小管间质性疾病患者，显著延缓了肾功能不全的进一步发展。

尿路感染的诊治

难治性尿路感染给患者带来了难言之隐，治疗有时非常困难。根据患者的年龄、易感因素、严重程度，并结合药敏试验，积极寻找各种原因，对不同的患者采取不同的治疗方案，治愈了大量患者。

血液净化治疗

血液透析中心拥有先进的血液透析设备，常规开展血液透析治疗，对于颈内静脉、股静脉穿刺及动静脉内瘘手术长期深筋脉导管植入术经验丰富，严格透析患者的管理，并对患者进行一系列的医疗指导，提高了透析质量和患者的生存期，目前在该科透析时间最长的患者已经生存了 25 年。该科还救治了大量各种原因所致的急性肾衰竭患者，经过透析等综合治疗后，肾功能恢复正常，回归社会。

开展了在床旁进行的连续性血液净化技术，对于顽固性心衰、多脏器功能不全、肝性昏迷、急性重症坏死性胰腺炎、心脏术后急性肾衰等重危患者的抢救有显著的疗效，已与多个科室合作，成功挽救了大量重危患者的生命。

通过血浆置换清除胆红素，联合 CVVH 或血液透析，救治了部分重症肝炎、系统性小血管炎、系统性红斑狼疮患者。通过血液灌流技术可以吸附清除毒物，与急诊科合作，成功抢救了许多急性药物或毒物中毒的患者，包括百草枯中毒患者。

腹膜透析治疗

腹膜透析利用腹膜为生物半透膜的特点，向腹膜内注入透析液，使腹膜毛细血管内血液与透析液经腹膜进行溶质和水的交换，以清除代谢产物及毒物等。部分尿毒症患者不适合进行血透治疗，如心血管功能不佳、脑血管病变和血管条件差者，可选择腹透治疗。该科开展腹透治疗 20 余年，经验丰富，腹透植管术成功率高，经指导后，患者完全可在家中腹透，非常方便，而采用了新型的双联腹膜透析系统后，以往常见的腹透感染已大大降低，提高了腹透患者的生存期和生活质量。

各种风湿性疾病的诊治

对各类风湿性疾病的诊断和治疗具有丰富的临床经验，尤其是强直性脊柱炎的规范化诊断和治疗，以及系统性红斑狼疮、类风湿性关节炎、皮肌炎和多肌炎、硬皮病、干燥综合征等疾病的诊断和治疗，有独到之处。许多疑难重症在该科得到明确的诊断，并取得了良好的疗效。每年诊治大量强直性脊柱炎患者，在诊断和治疗上有很多新的检查方法和方案，该病的诊治已成为该科在风湿病诊治中的特色，吸引了大量来自各国各地的患者。

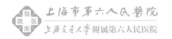
专家介绍

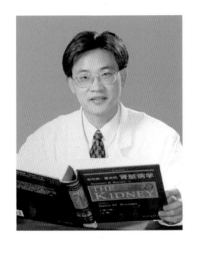

汪年松　肾脏风湿科行政主任。主任医师，教授，博士研究生导师，医学博士。

1989年毕业于江西医学院医疗系。1997年毕业于上海医科大学，获医学博士学位。现为上海市医学会肾脏病分会委员兼秘书、中国中西医结合肾病学会全国常员、中国医师协会肾脏病分会委员、全国人工肝和血液净化学组委员、全国血液净化专家组委员，华东肾脏病协作组委员、上海市肾脏病临床康复委员会副委上海市中西医结合肾病分委常委、上海市血液透析质控专家组文员、上海市肾脏病质控专家组委员、中国康复学会风湿病分会常务理事、《上海医学》、《世界临床药物》、《临床肾脏病》、《内科危重病杂志》和《中国中西医结合肾病》等杂志编委。上海市医苑新星。主持国家自然科学基金等10余项多项科研课题。近5年发表论文250余篇，SCI收录35篇。主编著作：《强直性脊柱炎》、《肝炎病毒感染与肾脏疾病》、《继发性肾脏疾病》《糖尿病肾病》等。擅长肾脏病和风湿性疾病的诊断和治疗，尤其对糖尿病肾病、强直性脊柱炎、延缓慢性肾功能不全进展、各种血液净化技术的应用和各种透析并发症的防治有较深的研究。

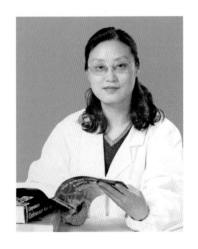

高许萍　肾脏风湿科行政副主任。副主任医师。

从事内科临床工作20余年，具有扎实的理论基础，熟练掌握肾脏和风湿内科临床技能，在内科肾脏和风湿性疾病的诊治方面具有一定的积累。

对各种肾小球疾病、慢性肾功能不全、常见风湿病的诊治有较丰富的经验，尤其对肾小球疾病的各种病理诊断分型有较全面的知识。

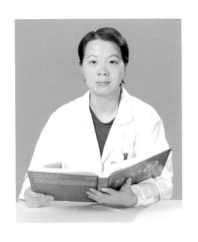

薛勤 主任医师。现为中华医学会肾脏病分会会员、上海市医学会风湿病分会委员。从事内科临床工作20余年,具有扎实的理论基础,熟练掌握内科临床技能,对肾脏和风湿性疾病中的常见病、疑难危重症的诊治具有一定的积累,对各种肾小球疾病、急慢性肾功能不全等的诊治有较丰富的经验,主持和参与局级课题多项,在省级以上专业杂志发表学术论文10余篇。

擅长于各种风湿性疾病,如强直性脊柱炎、类风湿关节炎等的诊断和治疗。

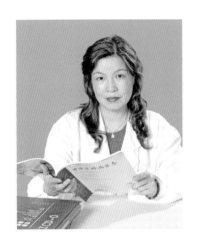

简桂花 副主任医师。毕业于上海医科大学。参与完成市卫生局的课题多项。以第一作者发表学术论文10余篇,SCI收录2篇,主编著作1部,参编著作2部。从事肾脏风湿病工作20余年,具有扎实的临床工作基础,对各种肾脏疾病急慢性肾炎、肾衰和尿路感染等及风湿病(如类风湿关节炎、强直性脊柱炎和系统性红斑狼疮等)有较丰富的诊治经验。现任中华中医药学会肾脏病分会全国委员和上海市中医药学会肾病分会委员,上海市中西医结合肾病分会委员。

擅长延缓慢性肾衰竭的进展和复杂性尿路感染的诊治,根据病情制定较完善的个体化治疗及随访方案。

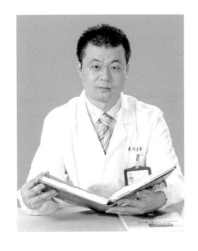

王锋 副主任医师,医学博士,中华医学会肾脏病学分会全国青年委员,曾入选上海市交通大学医学院新百人计划与上海市第六人民医院优秀青年骨干培养计划。从事肾脏病与风湿病临床与研究工作10多年,曾进修肾脏病理1年。承担国家自然科学基金、上海市科委与上海市卫生局课题多项。近年发表论文40余篇,副主编著作2部。

擅长肾小球肾炎、糖尿病肾病、肾性高血压与风湿病的诊治以及肾脏病理诊治。

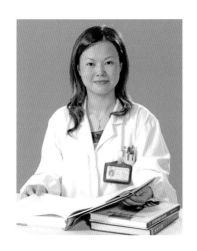

盛晓华　副主任医师，医学硕士。毕业于上海第二医科大学，参与编写 2 部专著，参加科内多项科研课题，在国内核心期刊上发表论文 10 余篇。

从事医疗工作 10 余年，熟练掌握各种肾小球疾病及肾功能不全的诊治，主要研究方向为急、慢性肾衰竭的一体化治疗及血液净化技术，尤其在急性肾损伤伴多脏器功能衰竭的救治方面积累了较丰富的经验。

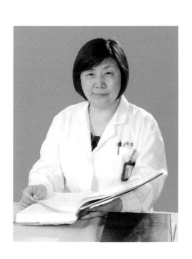

王筱霞　副主任医师，医学博士，硕士生导师。从事肾脏内科临床工作近 20 余年，熟练掌握各类肾小球疾病、肾功能不全等的诊治，主要研究方向为糖尿病肾病的发病机制。近年来主持和参加国家自然科学基金、上海市科委课题等研究。发表论文 10 余篇，SCI 收录 5 余篇。参编著作 2 部。

肿瘤内科

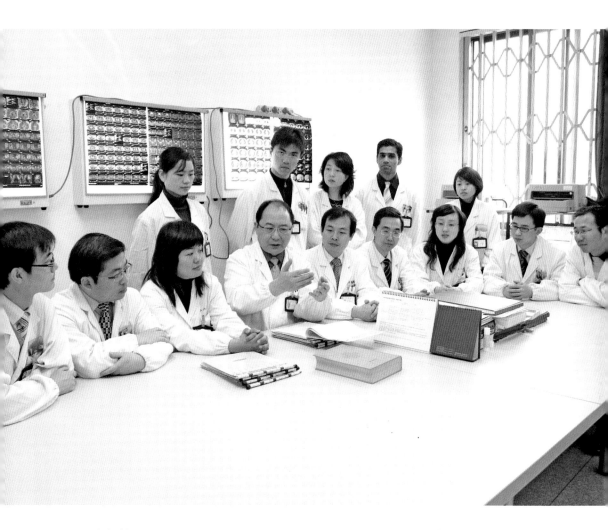

　　肿瘤内科是市六医院重点发展的临床学科，成立以来从单一化疗的治疗模式发展成较成熟的医、教、研、防紧密结合的综合性科室，逐渐发展壮大。尤其近年来通过引进人才，创新发展，各方面均取得了长足进步。2008年度全院42个临床医技科室考评中，被评为精神文明示范病区。科室设有肿瘤研究室1个和骨软组织肿瘤标本库。床位近50张。在职医师10余名，其中博士、硕士学历占80%，正高1名，副高4名，博士研究生导师1名，硕士研究生导师3名。主要擅长于实体肿瘤的诊断、内科综合治疗，拥有多种治疗特色，同时与兄弟

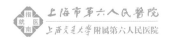

科室合作，形成肿瘤的全方位治疗体系。学科为上海交通大学医学院、苏州大学医学院肿瘤学硕士学位授予点；承担国家自然科学基金和市级课题多项。科室每年在国内外学术期刊发表论文 20 余篇，近 2 年来有 8 篇论著被 SCI 收录，作为国家临床药理研究基地，承担国际多中心及国内新药研究项目多项。

诊疗特色

（1）开展各种实体肿瘤的内科综合治疗及定期随访工作。在肿瘤全身化疗、腔内化疗、免疫治疗、内分泌治疗、分子靶向治疗、肿瘤并发症的治疗及肿瘤内科急症的救治等领域有着丰富的临床经验。

（2）开展骨肉瘤基础与临床的研究多年，骨肉瘤的综合治疗水平在全国处于领先地位。与大剂量 MTX 化疗配合的血药浓度监测技术日趋成熟，在提高骨肉瘤治疗疗效、减低副反应方面发挥了积极作用。

（3）骨转移癌的个体化综合诊治流程代表了目前该领域最新诊治理念，临床应用可操作性强；各部位骨转移癌的外科手术治疗、骨水泥治疗、同位素内照射治疗技术等在国内处于领先地位；骨转移癌患者血清标记物的检测填补了国内空白。

（4）软组织肉瘤综合治疗特色，最大限度地保存患者肢体功能，减少复发转移，提高治愈率，延长生存期。

专家介绍

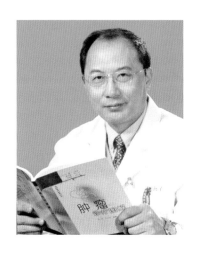

姚阳 肿瘤内科行政主任，肿瘤研究室主任。主任医师，教授，博士研究生导师。参与UCLA从及博士后研究。肿瘤内科实验室主任。主持2项国家自然基金项目的研究。已在国内外杂志上发表论文130余篇，其中SCI文章30篇，主编2部专著，参编多部。《肿瘤》《临床肿瘤学杂志》等杂志编委。目前担任中华肿瘤学会委员、卫生部抗肿瘤合理用药专家、中国抗癌协会肉瘤专业委员会常务、中国临床肿瘤学会执行理事，中国抗癌学会癌症康复与姑息治疗学会委员上海副主任委员，中国老年肿瘤学会委员，上海医学会肿瘤专业委员会委员兼秘书，中国抗癌学会上海胃肠肿瘤专业委员会委员，乳腺癌专业委员会常委上海系统医学专业委员会副主任委员。

擅长骨与软组织肿瘤等实体肿瘤及其并发症的综合治疗。

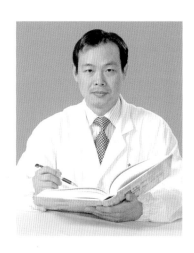

沈赞 肿瘤内科行政副主任，肿瘤研究室副主任。副主任医师。毕业于香港大学，获肿瘤学博士学位。中国抗癌协会乳腺会专业委员会青年委员，上海医学会肿瘤学分会青年委员、上海市抗癌协会乳腺癌专业委员会委员。曾在国际著名的M D Anderson癌症中心进修。从事肿瘤专业工作10余年，作为项目负责人，主持2项"国家自然科学基金"面上项目和上海市高级归国人员资助"浦江人才计划"1项。在国际、国内权威学术刊物上发表论文34篇。获国家发明专利5项，参编工部肿瘤学专荐。

擅长乳腺癌、肺癌、前列腺癌、骨转移癌、骨软组织瘤及恶性淋巴瘤的诊断和治疗。

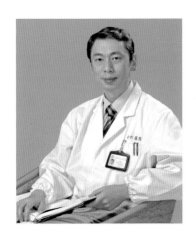

郭跃武 副主任医师，上海市癌症康复与姑息治疗协会委员兼秘书。1991年毕业于中山医科大学临床医学系全英班。长期从事恶性肿瘤的外科治疗、放射治疗及内科综合治疗，具有扎实的肿瘤学基础、临床操作技能和综合治疗经验，对常见实体肿瘤如消化道肿瘤、肺癌、乳腺癌、前列腺癌、恶性淋巴瘤、转移性骨肿瘤的诊断和个体化综合治疗具有丰富的临床经验，尤其擅长消化道肿瘤和转移性骨肿瘤的诊断和综合治疗。近年来积极探索并开展针对恶性肿瘤综合治疗前的评估工作，致力于为患者创造最佳医学效益和经济效益。

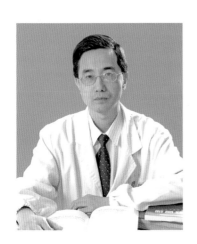

林峰 副主任医师，副教授，硕士研究生导师，医学硕士，上海市传统医学专业委员会委员。1995年毕业于安徽医科大学。2010年4月—2010年10月在加拿大英属哥伦比亚大学癌症研究中心进修学习。从事肿瘤内科临床工作10余年，参译著作1部，主持局级课题2项，以项目指导人参与国家自然科学基金课题1项，参与局级以上科研课题近5项，参编专著3部。发表省级以上学术论文近20篇。其中4篇被SCI期刊收录。

擅长骨肉瘤、肺癌、消化道及泌尿道肿瘤的临床诊断和治疗。

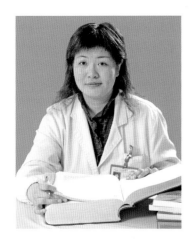

赵晖 副主任医师，副教授，硕士研究生导师，医学硕士。2000年毕业于同济大学。从事临床工作10余年，参与局级以上科研课题数项，以第一承担人身份承担局级课题1项，发表省级以上学术论文近10篇。对肿瘤的耐药机制有一定研究。擅长乳腺癌的综合治疗、实体肿瘤双径治疗及骨转移癌诊断及综合治疗。

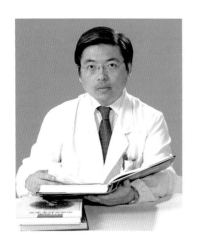

孙元珏　副主任医师，肿瘤研究室秘书，医学硕士。1998年6月毕业于上海医科大学（现复旦大学上海医学院）临床医学专业。目前担任上海抗癌协会肉瘤专业委员会委员、上海抗癌协会传统医学专业委员会委员，中国抗癌协会肉瘤专业委员会全国青年委员会、中国抗癌协会肉瘤专业委员会里肌瘤学组委员，同时还是中国抗癌协会临床肿瘤学协作专业委员会（CSCO）等多个学术组织会员。1998年11月开始从事肿瘤放化疗临床工作至今，已参编专著4部，发表综述7篇、论著4篇、科普文章5篇，在其他专业学术报刊发表文章6篇，多次参加国内外学术会议。

主要专业特长和研究方向是软组织肿瘤的内科治疗与综合治疗，也擅长骨肉瘤和恶性肿瘤骨转移的内科与综合治疗，熟悉常见恶性实体肿瘤的内科治疗和姑息治疗。

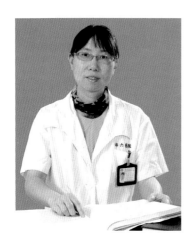

胡海燕　副主任医师，2005年博士毕业于暨南大学，主要从事淋巴瘤、乳腺癌、肺癌、胃癌、结直肠癌及前列腺癌等实体瘤的综合治疗。注重肿瘤姑息治疗，以肿瘤体细胞免疫治疗为专长，将免疫治疗与化疗、放疗、靶向治疗、细胞因子有机增效结合拟定个体化方案，具有丰富的临床工作经验。以肿瘤免疫、化疗耐药及肿瘤转移与微环境为研究方向，主持多项国家自然科学基金及省部级课题，发表SCI论文10余篇，获得省科技进步三等奖。

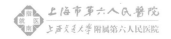
肿瘤放疗科

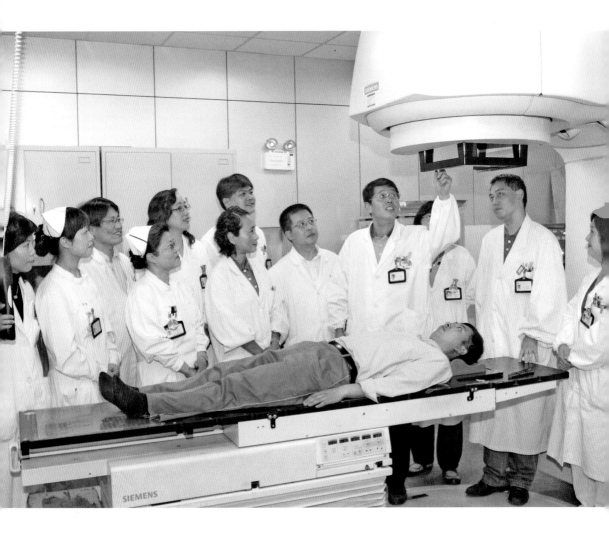

　　该科是市六医院重点发展的临床学科之一，主要致力于深入分析每位患者肿瘤病情，寻找最有效的个体化治疗方法提高疗效，保证生活质量。对外开放病床数 37 张。建科近 20 年来，已成为集临床、科研、教育、社区服务为一体的综合科室。该科不懈地追求医疗水平和服务质量的提高，积累了丰富的经验，并和德国海德堡大学肿瘤中心、美国约翰霍普金斯及 Vandebilt 大学肿瘤中心、新加坡国立大学肿瘤中心有着广泛的临床与基础研究的合作。

该科拥有完善的医疗护理团队：主任医师 1 名，副主任医师 4 名，主治医师 5 名，住院医师 2 名，研究生 2 名，高级物理师 1 名，物理师 2 名，剂量师 2 名，技术员 9 名，主管护师 2 名，护士 13 名。并拥有国外引进的全套一流治疗设施，包括美国西门子-ONCOR 及西门子-Artist 直线加速器、Intrabeam 移动式书中放疗仪、荷兰核通常规模拟定位机、美国西门子 CT 模拟定位机、美国 CMS 调强治疗计划系统、拓能治疗计划系统、美国飞利浦治疗计划系统（PINNACAL3）、射频热疗机、美国西门子 LANTIS 数字化网络，并建有术中放疗手术室和热疗室，开展了术中放疗（全国治疗患者最多的单位）、三维适形放疗、强调放疗和自适应放疗等国际最前沿的治疗技术，确保了治疗的精确性和正常组织的保护，在治疗疗效上达到了国际水平。

该科具有规范的治疗措施；非常规分割放疗技术，提高了局部控制率，改善了患者的生存率；不规则野技术的广泛应用，保护重要器官，提高生存质量；术中放疗及后装治疗的开展，减少了正常组织损伤，提高了肿瘤的控制率和患者的生存率；适形放射治疗技术，调强放射治疗技术及自适应放疗技术的应用，使放疗向精确定位、精确设计、精确实施的"三精"方向发展。

诊疗特色

对各种肿瘤开展以放疗为主的综合治疗，治疗包括以下方面：①头颈部肿瘤，胃、肠、胰腺肿瘤，前列腺肿瘤和妇科肿瘤等的调强及自适应放疗；②直肠肿瘤的保肛治疗；③乳癌的保乳治疗；④骨肿瘤的保肢治疗；⑤消化道肿瘤（胃、肠、胰腺等）和妇科肿瘤（宫颈、子宫内膜癌等）的术中放疗。

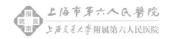
专家介绍

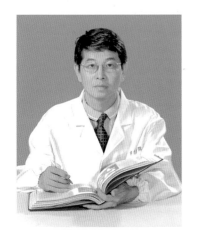

傅深 肿瘤放疗科行政主任。主任医师，教授，博士研究生导师，医学博士。现任上海医学会放射治疗专业委员会副主任委员，中国抗癌协会肿瘤放射治疗专业会全国委员，美国放射治疗协会（ASTRO）国际成员及美国约翰霍普金斯大学附属医院肿瘤外科及放疗协会成员。在从事肿瘤多学科综合治疗及研究的20年中，1999年在美国约翰霍普金斯大学附属医院肿瘤中心完成博士后，先后在美国约翰霍普金斯大学附属医院肿瘤中心及美国Fox Chase肿瘤医院工作，得到国际上一流专家学者的指导和帮助。在肿瘤放射治疗及综合治疗方面积累了丰富的经验，尤其擅长于肺癌、食道癌、腹部肿瘤如胃癌、肠癌、前列腺肿瘤等，并着力于开拓国内基础指导的临床精确放射治疗。在国内外专业杂志发表论文30余篇，并担任《中国癌症杂志》《NST》《中华现代临床医学杂志》等专业期刊常务编委及编委，主编及参编专著3本。着重强调肿瘤放疗的规范化、个体化、放疗的质量保证和质量控制。在肿瘤放射治疗基础研究及临床治疗和国内、国际多家著名医院开展了广泛的合作和交流。

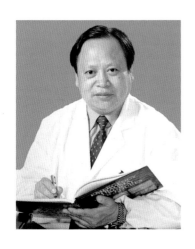

周国伟 副主任技师，高级物理师。从事核物理和放射治疗工作20余年。系统地建立了现代放射治疗质量控制和保证的标化措施，开拓了包括放射治疗新技术如三维适形、强调放疗在临床的广泛应用；作为术中放疗、高剂量率后装等应用于临床的主要负责人之一，在放疗临床剂量学的相关参数的确立及处理，治疗计划的确立和优化等方面有着丰富的实践经验，并发表论著多篇。在与放疗临床医师共同开展"三精（精确诊断、精确计划、精确治疗）"等方面做了卓有成效的工作。

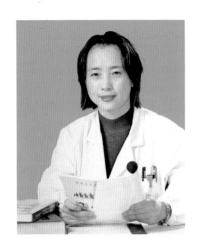

彭莉华　副主任医师。从事临床医疗工作 35 年。擅长：①肿瘤的术中放疗，即手术直视下对准肿瘤瘤床区及淋巴汇流区进行放疗：常见有消化道肿瘤（胃癌、大肠癌、胰腺癌等）和妇科肿瘤（卵巢癌、子宫癌等）；②前列腺癌后装治疗及妇科肿瘤（宫颈癌、子宫癌等）后装治疗；③擅长肠癌、肺癌、胰腺癌、宫颈癌、子宫癌的外照射及肿瘤适形治疗及调强治疗、精确定位等及对中晚期患者化放疗的综合治疗有丰富的临床经验。

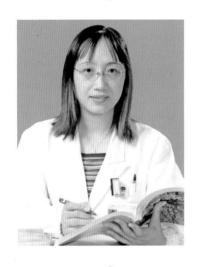

姜瑞瑶　医学装备处副处长。高级工程师、物理师。中华医学会医学工程学分会中青年委员，上海医学会临床医学工程学分会委员。清华大学生物医学工程硕士。在市六医院从事放射物理、放疗设备工作 20 年，主要负责放射治疗质控质保，放射物理，放疗新技术应用，确保放疗设备的安全运行，并确立了患者治疗期间放疗质量控制和保证的系统规范。在开展"精确计划、精确摆位、精确剂量"的领域积累了丰富的工作经验。

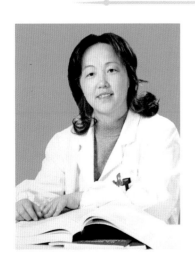

袁克莉　副主任医师。长期从事临床工作 20 余年，开展肿瘤的放射治疗为主的多项综合治疗，使各期肿瘤患者尽可能地延长生存期或晚期患者最大限度地减轻痛苦。尤其擅长：①头颈部肿瘤的放疗及综合治疗，尤其是鼻咽癌、喉癌的综合治疗；②支气管肺癌的外放疗及腔内治疗、放化疗结合为主的综合治疗；③消化道肿瘤的综合治疗。

肿瘤放疗科

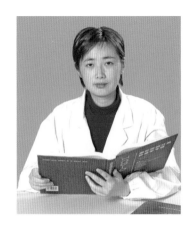

章青 副主任医师，医学硕士。现任中国抗癌协会放射治疗专业会会员，中华医学会肿瘤放射治疗上海分会会员。在从事临床放射治疗的10余年里，积累了丰富的临床经验，并在新加坡国立大学癌症中心等进一步深造。曾在国内外期刊发表中英文论文多篇，以第一作者身份参编两部英文专著中的部分章节，主持卫生部课题1项，参与市科委及卫生局课题多项。

擅长肺癌、前列腺癌、胃肠肿瘤、乳腺肿瘤，头颈部肿瘤等的综合治疗和个体化疗，尤其在肺癌的三维适形放疗，调强放疗及自适性放疗等新技术领域。

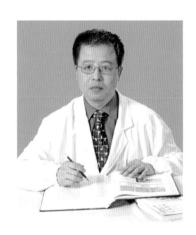

张修龙 副主任医师。现任中华医学会肿瘤放射治疗上海分会会员。从事临床工作20年。擅长各类肿瘤放射治疗为主的综合治疗。遵循肿瘤循证医学原则。尤其擅长乳腺癌的保乳及根治术后精确调强放射治疗和综合治疗、腹部肿瘤和胸部肿瘤的术中放疗及术后放疗。在头颈部肿瘤、骨肿瘤和部分良性疾病的放疗和综合治疗方面积累了丰富的临床经验。发表省级以上学术论文多篇。参与编写专著1部。

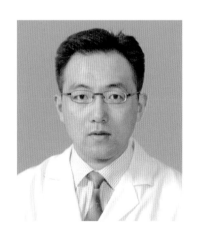

付杰 副主任医师、中华医学会上海分会会员。1998年大学毕业于白求恩医科大学放射医学（肿瘤放射治疗）专业；2006年博士毕业于复旦大学肿瘤学（肿瘤放射治疗临床技能训练与培养）专业。2008年在新加坡国立大学医学院肿瘤放射治疗科工作；2010—2011年分别在美国佛罗里达大学癌症中心和哥伦比亚大学长老会医院从事肿瘤基础和临床相关研究。参加和主持局、院级课题4项，已发表10余篇临床与科研论文，译著2部。

从事肿瘤放射治疗10余年，临床和科研方向为肿瘤诊断和多学科治疗。擅长头颈部、胸腹部、妇科及骨与软组织肿瘤诊治，尤其应用先进影像技术指导实时放射治疗，提高疗效同时最大程度减轻副作用。

特需医疗科

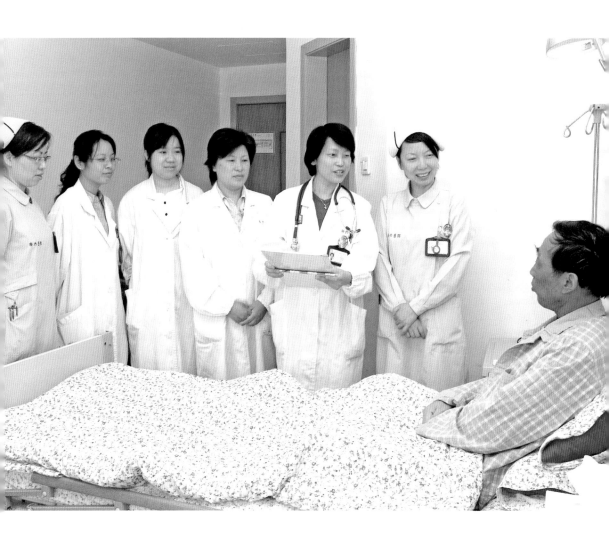

　　特需医疗科,环境幽雅,阳光充足,空气新鲜。环境舒心怡人,与家人、朋友、病友、医护人员或交流或漫步或观景,既能相互沟通,又有一定私密性,是静心养病和治疗的好地方。

　　病房内空调、电视、电话、冰箱等设施一应俱全,并配备专职医务人员,提供宾馆式服务,集医疗、保健、康复为一体,为患者提供最佳医疗服务。

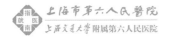

诊疗特色

　　病房主要收治内科、外科、骨科、妇科和儿科等各科患者，依托医院先进的医疗设备和雄厚的医护力量，由业务精湛的各科专家负责诊治。病区全体医护人员具有强烈的特需服务意识，为每位患者提供优质的医疗服务。

　　对海外患者，除了提供优质的医疗服务外，还受理海外医疗保险公司医疗保险的业务。

专家介绍

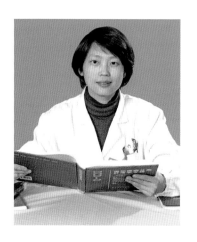

任颖 特需医疗科行政主任。主任医师，教授，硕士研究生导师，医学博士。1984 年毕业于上海第二医学院，从事临床工作 20 余年。1992 年 5 月—1997 年 12 月在日本国立群马大学第一内科学习，获内科学医学博士学位。1999—2005 年成为美国糖尿病学会会员。主持科研项目有上海市卫生局课题"中国 2 型糖尿病胰岛素抵抗的临床评价"和上海市科委横向课题"浦东上钢社区糖尿病肥胖流行病学调查"等。已完成"HOMA 法和血糖钳夹在中国 2 型糖尿病胰岛素抵抗的相关关系"、"内脏脂肪和 2 型糖尿病的胰岛素抵抗"等。

擅长内科常见疾病和多脏器功能衰竭的诊断和治疗，尤其是糖尿病、肥胖病、甲状腺病和其他内分泌疾病的诊治。以综合医学的理念给患者全方位的医疗照料。

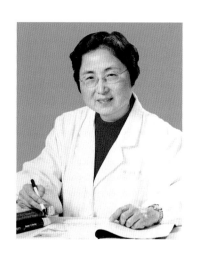

邵淮鲁 主任医师，教授。1970 年毕业于上海第一医学院医疗系。从事医学临床工作 30 余年，积累了丰富的临床实践经验。发表论文和译文 30 余篇，参加并完成国际多中心高血压病的临床研究课题。目前致力于多脏器功能衰竭的临床诊断和治疗。擅长内科疑难杂症的诊断和治疗，尤其是高血压病、冠心病、心律失常、心肌炎等心血管疾病的诊治。

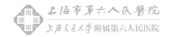
妇产科

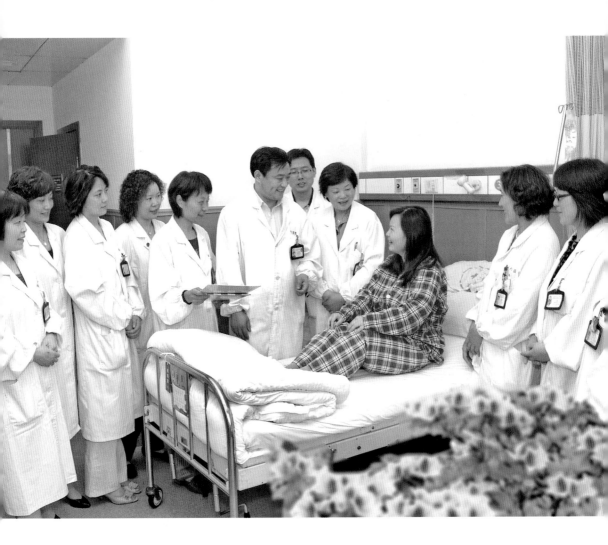

　　该科为上海交通大学医学院重点学科、市六医院重点学科，是一个集临床医疗，教学、科研为一体的综合性二级学科，有博士研究生导师 1 名，硕士研究生导师 5 名。临床医疗以妇科恶性肿瘤的综合治疗、妇科微创、女性盆底修复与重建、危重症孕产妇救治、高危妊娠的母胎监护等为主要特色专业。目前对外开放病床数：妇科 47 张，产科 33 张。配备有先进的妇产科常用诊疗设备如：阴道镜、宫腔镜、腹腔镜等。

诊疗特色

妇科肿瘤筛查及治疗

子宫颈癌、子宫内膜癌、卵巢癌是严重威胁妇女健康和生命的女性生殖道三大恶性肿瘤。该科在国内较早开展标准规范的妇科肿瘤分期手术和根治手术、超声多普勒对肿瘤综合评分技术、超选择动脉插管化疗技术、多种形式的放疗及肿瘤的射频治疗和热疗，其中术中放疗和DSA治疗为市内首创。几十年来，该科已对数千例各类妇科肿瘤患者进行了治疗，提高了患者的生存率，改善了生活质量。在子宫内膜癌的基础和临床研究方面，获得3项国家自然基金和多项市级重大专项基金支持，发表相关论文50余篇。近年来，该科加大了门诊就诊患者的妇科肿瘤筛查力度，成立宫颈疾病专病门诊，提高了宫颈癌前病变的诊断率，并对宫颈癌前病变进行标准规范治疗，降低了宫颈浸润癌的发生率。采用先进的宫腔镜技术，明显提高了早期子宫内膜癌的诊断率，改善了患者的预后。在治疗方面，对部分早起宫颈癌及子宫内膜癌病人采取了腹腔镜下根治手术，显著减少了手术创伤。同时，对所有恶性肿瘤病人进行系统随访，延长了生存期。

女性盆底功能障碍的修复和重建

该科自2000年开始在国内较早开展了以女性尿失禁及盆底器官脱垂为主的盆底缺陷诊疗新技术，2004年其建立了院级特色专业《女性盆底修复与重建专业》，举办多节"女性盆底重建"国家级医学继续教育学习班，5次邀请国外盆底重建专家来院手术演示及讲课。该科翻译出版的国内第一部完整阐述女生盆底重建理论的专著"女性骨盆底——基于整体理论的功能、功能障碍及治疗"已成为妇科泌尿学医生的必备书籍。

该科在国内较早开展各种尿失禁及盆底器官脱垂的盆底重建手术，在手术方式上已与国际接轨，在技术上积累了丰富的经验，并在临床实践中不断改进和完善手术方法，取得很好的治疗效果。相关技术处于国内领先水平，其临床和基础研究成果"女性尿失禁的发病及相关盆底缺陷诊断新技术的研究与应用"获得2009年国家科技进步二等奖（第二完成单位）。

学科同时关注产后妇女的盆底康复训练，引进国外先进的生物反馈和盆底评估诊治仪器，在上海率先建立了"产后盆底评估康复系统"。该系统综合以盆底影像学检查为基础的解剖评估及盆底肌电压力检测为基础的功能评估，对产后盆底进行全面系统地评估，并指导产后康复训练，从PFD的发病根源开展防治工作，达到满意的疗效。

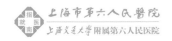

妇科微创手术

随着腔镜技术的进展，微创手术被广泛应用到妇科手术的各个领域，治疗效果好，术后恢复快。该科是上海市较早开展相关手术的科室，技术力量雄厚，可以进行各种复杂，难度较大的妇科微创手术，包括产生的子宫内膜异位症、宫颈癌、子宫内膜癌、卵巢癌的微创手术和根治手术。经阴道手术是经典的妇科微创手术，既可以达到治疗的目的，而腹部无疤痕，术后恢复好。该科在经阴道手术方面具有丰富经验，可以进行非脱垂阴式全子宫切除术、子宫肌瘤挖除术、附件良性肿瘤手术等。

妇科内分泌疾病与子宫内膜异位症的诊治

妇科内分泌是该科近年来建设和发展起来的亚专业，团队由临床业务精、科研能力强的专业人员组成，近年来专业组的临床业务量有显著增长，每年接诊妇科内分泌疾病患者约 2 万人次。主要研究方向为多囊卵巢综合征的发病机制及诊治和围绝经期综合征的综合诊治。其中，围绝经期综合征的多科联合诊治在全市各大综合性医院中已处于领先地位。子宫内膜异位症是育龄妇女的常见病，以痛经和不孕症为特点，该科采用宫腔镜、腹腔镜联合手术结合药物治疗，为不孕症妇女带来福音。对于无生育要求的妇女，可以根据不同的病情选择保守治疗，保守性手术或者根治性手术。

高危妊娠的治疗和监护

该科擅长诊治妊娠合并症和并发症而蜚声市内外，是"上海市危重孕产妇会诊抢救中心"之一，负责上海市西南片危重孕产妇的会诊和抢救工作。经过多年努力，该科对高危妊娠建立一套系统化、程序化管理，使高危孕妇在整个妊娠期得到全方位的监护和治疗。依托市六医院强大的整体实力，对危重孕产妇的抢救水平不断提高，抢救成功率达到 99.6%，切实保证了母亲安全，提高了出生婴儿的质量。为降低上海市孕产妇死亡率、围产儿死亡率做出了重要贡献。

产科特需服务

对分娩的恐惧、焦虑、及分娩过程的阵痛，使现代女性难以承受，为此该科在产房内开设康乐待产室，私密分娩室，可以让产妇的家人进入，给予产妇精神上的支持，使产妇心情放松，减少疼痛。

专家介绍

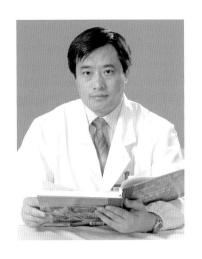

滕银成 妇产科行政主任，上海市危重孕产妇会诊抢救中心主任。主任医师，教授，上海交通大学医学院妇产科学系副主任，博士研究生导师，医学博士。上海市医学会妇产科分会委员，上海市抗癌协会妇科肿瘤专业委员会委员，中华医学会妇科肿瘤学分会委员；《中华围产医学杂志》、《中国产科急救医学》杂志编委，《中华临床医师杂志》(电子版)特邀编委。长期从事妇产科临床工作，具有丰富的妇产科专业知识和熟练的手术技能，在诊治妇产科疑难病症方面具有丰富经验。妇科方面能熟练进行妇科恶性肿瘤的分期和根治手术、腔镜下复杂全子宫切除术、阴式全子宫切除术、盆底修复与重建手术等。产科方面擅长产科并发症和合并症的处理，具有处理难产及危重孕产妇抢救方面丰富经验，能熟练进行产钳术、腹膜外剖宫产术等产科手术。目前主要研究方向为妇科肿瘤诊断和综合治疗，子宫内膜癌的基础和临床研究、子痫前期发病机理及临床防治研究。发表学术论文 70 余篇。

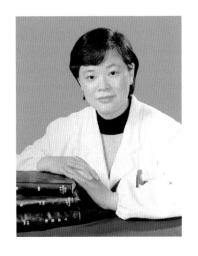

黄亚绢 妇产科行政副主任，上海市危重孕产妇会诊抢救中心副主任。主任医师，教授，硕士研究生导师。

1983 年毕业于上海第二医科大学医学系。现任中华医学会上海围产医学分会委员、上海市优先生育协会理事、上海产科质量管理组专家委员、上海市徐汇区、闵行区、奉贤区围产保健专家组委员。长期从事高危妊娠的临床研究与妊娠危重症的抢救。研究方向为妊娠期母胎疾病的诊治与监护。对妊娠期出现的各种合并症和并发症积累了丰富的临床诊治经验，尤其对妊娠合并糖尿病、血液疾病、心脏病、肾功能不全、甲状腺疾病，重度妊娠高血压综合征，妊娠期各种原因的肝功能异常，严重的产科出血症等在治疗有独到之处。近年来，对 Rh 阴性血型的孕妇进行自体血保存，并开展"母胎血型不符"的宫内胎儿输血治疗，取得了良好的妊娠结局。采用综合评定法，评估宫内胎儿的生存情况，能较早地了解宫内胎儿的安危，并及时给予指导和治疗。在市级以上杂志发表论文 40 余篇。主持和参与多项妊娠期相关疾病的课题研究。

妇产科

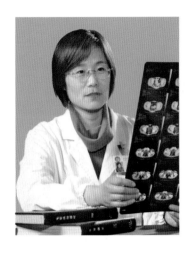

陶敏芳 上海市第六人民医院副院长。主任医师，教授，硕士研究生导师，医学硕士。中国医院协会门急诊专委会委员、上海医院协会门急诊专委会副主任委员、上海医院协会健康管理学专科分会委员；上海医学会骨质疏松分会委员，上海医学会生殖学会委员。

从事妇产科临床工作近30年，对妇科常见病如子宫肌瘤、软巢囊肿、子宫内膜异位症、不孕不育等复杂、疑难疾病的诊治具有丰富的临床经验，尤其是在对各种妇科疾病的治疗方案的制定上合理、有效。近年来对不同年龄段女性的月经失调、更年期综合征及相关疾病、绝经后骨质疏松症、宫颈疾病有较多的临床研究，并在疾病的诊治上具有独特的见解。对不孕不育的诊治方案个性化强。

发表学术论文20余篇。承担上海市科委、上海市卫生局、上海市申康医院发展中心课题等多项。

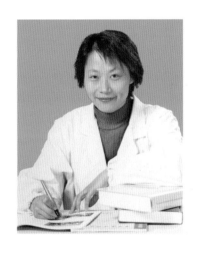

吴氢凯 妇产科行政副主任。主任医师，硕士研究生导师，医学博士。从事妇产科临床工作20余年。曾赴美国UNMC医学中心妇产科临床交流访问。现为中华医学会上海分会内分泌学组委员、女性盆底控制学组委员、国际妇科泌尿学会（IUGA）会员，意大利盆底专业杂志Pelviperineology编委。在国内外杂志发表论文20余篇。主编卫生部医学视听光盘《子宫脱垂手术》。2004年起主持院级特色专业《女性盆底组织修复与重建》，举办多项市局及科研课题，参与获得2009年参与获得国家科技进步二等奖，开展子宫脱垂、膀胱膨出、压力性尿失禁的手术及保守治疗，并建立了市六医院产底评估康复系统；熟练应用宫腔镜、腹腔镜技术处理子宫肌瘤、子宫内膜异位症、卵巢囊肿、内膜息肉、宫颈疾病等妇产科常见病。

擅长妇产科内分泌疾病及不孕不育症的诊治；对多囊卵巢综合征、卵巢早衰、更年期综合征等内分泌疾病的治疗有一定经验。

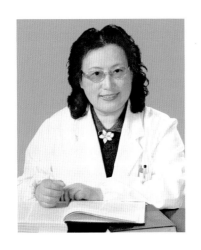

罗来敏 主任医师。现任中华医学会妇产科分会女性盆底学组委员、上海市医学会妇产科分会女性盆底学组副组长、上海市浦东新区围产质量评审专家、上海市医疗事故评审专家。在国内外学术刊物发表论著40余篇，主译出版国内第一部完整阐述以女性尿失禁为主的专著《女性骨盆底——基于整体理论的功能、功能障碍及治疗》；曾主持省部级重点项目2项、参加国家级项目1项。"女性尿失禁的发病及相关盆底缺陷诊疗新技术的研究与应用"项目（第二完成单位）获2009年国家科技进步二等奖。

擅长于尿失禁、盆底器官脱垂、妇科肿瘤、复杂的妊娠合并症与并发症的诊治以及妇产科急危重症的抢救，能极大地提高困难妊娠的成功率。有娴熟的开腹与腹腔镜手术技能，以及娴熟的阴道手术技能。在国内率先开展了以女性尿失禁为主及相关盆底缺陷的诊疗新技术。

妇产科

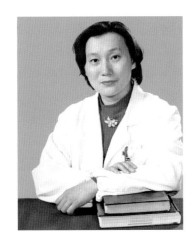

陆丽华 主任医师。中华医学会上海妇科微创手术组成员。从事妇产科工作30余年。有丰富的妇产科临床工作经验，擅长各类妇科疑难杂症的诊治和手术。娴熟开展妇科各种开腹、腹腔镜、在妇科腹腔镜、宫腔镜微创手术方面，具有相当丰富的手术经验，开展各类内科疑难手术。同时开展各种子宫脱垂等盆底功能障碍性疾病的手术治疗，压力型尿失禁的手术治疗和药物治疗。对复杂的子宫肌瘤、卵巢肿瘤、慢性盆腔疼痛、子宫内膜异位症、子宫肌腺症、慢性盆腔炎、不孕症、习惯性流产的临床治疗有较深的研究。参与卫生部的课题研究，在各类专业杂志发表文章20余篇，获得上海市科技进步三等奖。

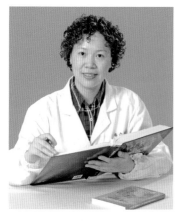

朱洁萍 科行政主任助理，兼任上海市第六人民医院东院妇产科执行主任。副主任医师，医学博士。从事妇产科临床、科研和教学工作近20年，对妇科常见病如宫颈疾病、子宫肌瘤、卵巢囊肿、子宫内膜异位症等有丰富的诊治经验，能熟练进行宫颈镜、腹腔镜等妇科微创手术，有处理妊娠合并症、并发症、以及难产方面的丰富经验。近年来之力与妇科生殖内分泌疾病的研究，现为院"妇科内分泌"特色专业的负责人。在国内权威及核心期刊上发表论著10余篇，参与多项局级以上课题的研究，承担国家级继续教育项目1项。

擅长多囊卵巢综合征、青春期和围绝经期功能性子宫出血、高泌乳素血症、闭经、不孕症、卵巢早衰、更年期综合征等疾病的诊治。

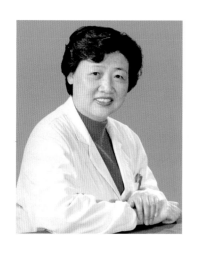

李芬 副主任医师。中华医学会上海妇科肿瘤学组委员。毕业于上海医科大学。

从事妇产科工作30余年。擅长妇产科疑难病处理、妇科恶性肿瘤的手术及综合治疗方案，尤其对子宫肌瘤、子宫内膜异位症的保留生育功能的手术治疗及子宫脱垂等各类妇科手术，积累了丰富的临床经验，有数千例的手术经历。

对妇科恶性肿瘤如宫颈癌、卵巢癌、宫内膜癌的根治性手术，技术娴熟，注重化疗、放疗的规范化、个性化，使患者延长了生命。在省市级以上专业刊物发表学术论文多篇。参编医学著作2部，参加上海市科委重点项目研究工作。

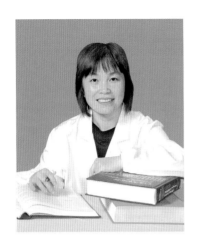

童剑倩　副主任医师，硕士研究生。自 1989 年毕业至今例行妇产科临床第一线 20 余年。在宫颈疾病、子宫内膜病变及子宫肌瘤、卵巢肿瘤等疾病的腔镜诊疗方面具有独特的见解。参与国家自然科学基金 2 项，上海市科委及卫生局课题 2 项，发表专业论文 10 余篇。

擅长各种妇科疑难杂症的诊治，对妇科常见病如宫颈疾病、子宫内膜病变、子宫肌瘤、子宫内膜异位症、慢性盆腔炎、妇科良恶性肿瘤、功能性子宫出血、不育症的诊断和治疗具有丰富的临床经验。尤其擅长应用妇科微创内窥镜技术（腹腔镜、宫腔镜）诊治各类妇科疾病，如妇科卵巢肿瘤，子宫肌瘤癌前病变、早期内膜癌。

妇产科

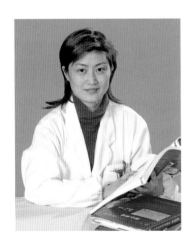

顾京红　副主任医师。毕业于上海第二医科大学，同济医科大学硕士。

从事妇产科工作近 20 年，积累了丰富的临床经验。从事优生优育工作：孕前及孕期咨询，孕期保健，宫内胎儿感染及胎儿异常的产前诊断，脐血管穿刺染色体检查数千例，避免近百列宫内胎儿异常儿出生。目前在宫内胎儿脐血管穿刺获得宫内胎儿疾病的信息方面积累了丰富的经验，发表论文多篇。

擅长妇产科常见病的诊断和处理、围产期监护和处理，高危妊娠的诊断、监护、处理，危重孕产妇的抢救。

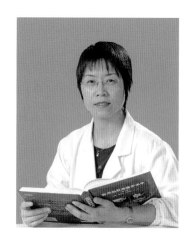

李华萍 主任医师，副教授，硕士研究生导师，医学博士。上海市医学会感染学组委员。

　　长期从事妇产科临床、教学和科研工作。接受了较严格、规范和系统的妇产科临床专业训练。擅长妇科肿瘤、癌前病变的筛查和早期诊治，宫颈病变、子宫内膜异位症、子宫肌瘤、卵巢囊块、月经失调、围绝经期疾病等妇科疾病的诊疗，及妊娠合并症、并发症、高危妊娠的诊断治疗，难产的临床处理。熟练进行妇科、产科手术操作。积累了较丰富的临床经验。研究方向主要为生殖免疫、围产医学、宫颈疾病。主持及负责市级科研项目1项，通过鉴定并获科技进步奖，在权威、核心期刊发表论文多篇，SCI 收录1篇。

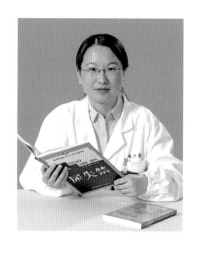

张睿 副主任医师，医学硕士。担任上海市女性盆底学组委员。

　　从事妇产科临床工作16年，擅长诊治妇产科常见病和多发病，尤其在女性盆底功能障碍性疾病的诊治方面具有丰富的经验和独到的见解，对于尿失禁和盆底器官脱垂，基于整体修复的原则，选择性应用 TVT、TVT-O、PIVS、PROLIFT 等手术方式，采用个体化的盆底重建术，意在提高中老年女性的生活质量。能独立熟练进行全子宫切除术、附件手术、阴式子宫切除术、腹腔镜下附件手术及宫腔镜检查术。能熟练进行低位产钳术、困难的剖宫产术及臀位助产术，准确处理产程的各种并发症。目前主要研究方向为女性盆底功能障碍性疾病的病因学和临床防治研究，负责举办4期女性尿失禁和盆底器官脱垂相关主题的国家级学习班，并多次参加全国会议，在核心期刊发表论文多篇，在国内首次提出加强围产期盆底功能保健的概念，承担了《女性骨盆底——基于整体理论的功能、功能障碍及其治疗》一书的主要编译工作，受到原著作者澳大利亚 Peter Petros 教授和国内同道的好评。

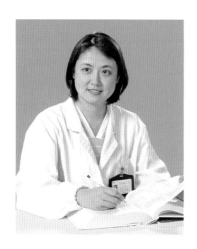

李萍 副主任医师，医学硕士。1994年毕业于上海第二医科大学，长期从事妇科临床工作，擅长各种妇科常见病多发病的诊断和治疗，开展阴道镜专题门诊多年，对常见妇科炎症，尤其宫颈疾病的诊断与治疗有独到的见解，积累了大量临床病例处理经验。主攻方向为宫颈癌前病变及宫颈癌的早诊、早治。在权威、核心期刊发表论文多篇，参与市级、局级课题多项。

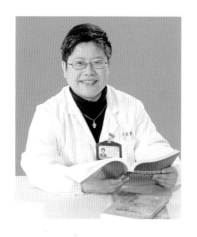

冯洁 副主任医师。从事妇产科临床工作10多年，期间参加援外工作2年，积累了丰富的临床经验，多次参加危急重症孕产妇的抢救，尤其是对各种妊娠合并症、并发症的诊治、围产期监护、异常产程和分娩的处理经验丰富。撰写多篇论文在学术会上交流和发表于国家级核心医学杂志上。

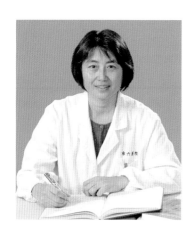

侯淑萍 副主任医师，医学博士。从事妇产科临床工作20多年。1997—1998年在日本大阪市立大学医学部附属医院妇产科学习。目前主要从事妇科和计划生育临床工作。熟练掌握妇科常见病如宫颈疾病，子宫内膜病变，功能性子宫出血、多囊卵巢肿瘤等疾病的诊断和治疗。对高危人流术、药物流产和引产过程中的合并症、并发症的处理以及绝经后宫内节育器的取出比较熟悉。参与国家"十一五"科技支撑项目课题1项，并获得上海市科学技术成果奖。完成上海市科委课题2项，发表SCI（3篇）以及国家核心期刊的专业论文15篇。

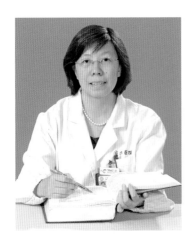

艾志宏　副主任医师，医学博士。2006年博士毕业于复旦大学妇产科医院，长期从事妇产科临床、教学及科研工作，具有扎实的专业理论基础及熟练的手术技能。对妇科多种常见病如子宫肌瘤、子宫内膜病变、卵巢肿瘤、宫颈疾病、子宫内膜异位症、功能性子宫出血及慢性盆腔炎的诊断及治疗具有丰富的临床经验。多年来致力于妇科恶性肿瘤发病机制及临床诊治的研究，对子宫内膜癌、卵巢癌、宫颈癌及滋养细胞疾病的诊治方面具有独到见解。主持国家自然科学基金1项，参与多项国家级和市局级课题，并在国外SCI、国内权威及核心期刊发表专业论文10余篇。

擅长妇科肿瘤的规范化诊治。

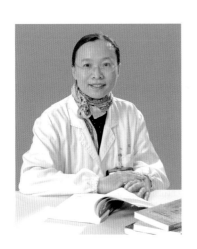

邢长英　副主任医师，医学博士。《中华临床医师杂志》特约编辑。长期从事妇产科临床、教学及科研工作，具有丰富的妇产科专业知识和熟练的手术技巧，对妇科疾病有丰富的诊治经验。核心期刊发表医学论著多篇，参编医学译著，参与完成国家自然科学基金、上海市科委课题的研究，获得国家级奖项2项。

主要研究方向：妇科疾病、生殖内分泌疾病、不孕症的基础与临床研究。

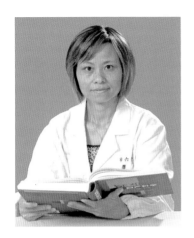

蒋荣珍 副主任医师。广西医科大学本科毕业，2005年于中科技大学同济医学院硕博连读，获得博士学位。中华医学会上海分会妇产科青年学组成员。

从事妇产科临床工作16年，妇产科业务熟练，现主要从事妊娠合并症与并发症的诊治、危重孕产妇的急救、产前诊断与宫内治疗。主要研究方向：子痫前期胎盘病因学、产前诊断与治疗，对于子痫前期的发病机制进行了一系列研究，对胎儿宫内治疗进行尝试，并取得一定结果，获得国家自然科学基金青年基金1项。参与多项省市级课题，国家级核心期刊发表论著40余篇，SCI收录论著3篇，参编参译妇产科著作2部。

妇产科

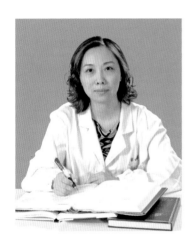

马莉 副主任医师，医学硕士。长期从事妇产科临床教学科研工作，熟悉妇科常见病与多发病的诊断与治疗，产科高危妊娠的监护与处理，以及危重孕产妇的抢救。研究方向为："围绝经期妇女激素替代治疗对子宫内膜的影响"，对围绝经期妇女的激素替代治疗和女性内分泌性疾病有较深入的研究。同时，开设有输卵管碘油造影和宫外孕术后随访专题门诊，开展输卵管源性病变的诊断与治疗，在输卵管阻塞所致不孕，宫外孕患者输卵管功能的保留与评估，宫外孕术后再次妊娠的治疗方面均积累了丰富的临床经验，取得了满意的效果。

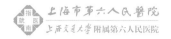
儿 科

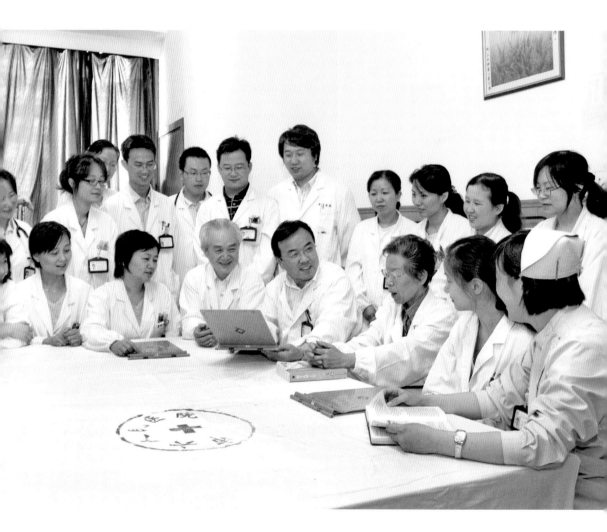

　　该科是为儿童提供全天候服务的三级甲等医院综合性科室，对外开放病床数47张，现有在职主任医师／教授 5 名，副主任医师／副教授 6 名，主治医师／讲师 11 名，住院医师／助教 9 名，为上海交通大学儿科学硕士、博士培养点，上海市住院医师（儿科）规范化培训基地。在老一辈儿科专家打下的坚实基础上，逐渐在儿科神经、儿科呼吸、儿科消化、儿科心血管、儿科血液、新生儿等各儿科专业形成了自己的临床诊治特色。拥有完善的医疗服务质量和就医环境，为广大患儿的康复提供了强有力的保证。该科的服务理念是：尽我所能，使您满意。

诊疗特色

儿科神经性及心理性疾病的诊断治疗

该科在脑瘫早期诊断及家庭康复训练，儿科癫痫的诊断及治疗，儿科高热惊厥的防治，儿科心理行为的诊断及治疗等方面积累了丰富的经验。凭借丰富的临床经验和先进的医疗设施，可为 3～6 个月龄的患儿作出早期诊断，并进行早期治疗和家庭康复训练指导，大大提高了脑瘫的治疗效果。应用脑电图诊治癫痫已有 30 年的临床经验。近年，应用脑放射性核素扫描（SPECT、ECT）确定癫痫的病灶，提高癫痫的诊断率和可靠性。应用脑 CT、MRI 检查帮助癫痫的诊断、治疗及预后判断，从而减少了癫痫患儿停药后的复发率。对于高热惊厥与癫痫之间的关系，及早明确诊断，从而指导临床是否应该对患儿采用预防复发的抗癫痫药物治疗。

开展对小儿心理行为问题的医教研工作已有 20 多年历史，应用心理测试量表提高诊断缺陷多动障碍（ADHD）（俗称小儿多动症）的可靠性，临床诊断儿童自闭症（孤独症）方面具有丰富经验，采用中西药结合治疗 ADHD 自闭症取得相当好的疗效。

儿科呼吸系统疾病临床诊治特色

在儿科急性和反复呼吸道感染诊断及治疗，儿童哮喘和小婴儿喘息性疾病的诊断及治疗，儿童慢性咳嗽的诊断及治疗方面积累了丰富的经验。

对儿科急性和反复呼吸道感染的常见病因及其相关免疫功能的检测和分析，临床治疗尽最大可能进行对因和对症治疗，防止抗生素的滥用。依照全球哮喘防治方案（GINA），强调对儿童哮喘和小婴儿喘息性疾病早期正确诊断和治疗。积极开展和推广以雾化吸入治疗为主要手段的标准治疗方案。建立随访制度，减少发作，直至康复。通过对儿童慢性咳嗽可能原因的筛选和检查，对儿童慢性咳嗽病因作出正确的诊断和治疗。在儿童哮喘与呼吸道感染基础研究方面处于先进水平。中西医结合治疗疑难儿童呼吸系统疾病逐渐形成特色。

儿科消化和感染疾病的诊断治疗

在儿童胃肠感染疾病和婴幼儿乙肝病毒感染方面有丰富的经验。采用 13CHp 呼气试验方法，对运用三联或四联疗法进行治疗。通过胃肠 GI 和胃肠镜检查，诊断儿童胃窦炎、消化道溃疡和胃食道反流，并根据病情轻重采用不同的方法进行治疗。通过粪便 RV 抗原检测，对早期儿童 RV 感染作出诊断。

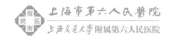

通过中西医结合方法治疗儿童腹泻病。通过乙肝病毒两对半和 DNA 的检测，对婴幼儿乙肝病毒感染，尤其是母婴垂直传播感染作出诊断，并及时采用乙肝疫苗和乙肝免疫球蛋白进行治疗。对特殊病原的儿童感染性疾病，作出病原学诊断，并制订相应的治疗方案。

儿科心血管疾病的诊断治疗

该科在各种心律失常诊断及治疗，病毒性心肌炎的诊断及治疗，川崎病的诊断及治疗方面积累了丰富的经验。应用心电图、电生理等物理诊断手段，对儿童各种心律失常作出正确的诊断，包括对新生儿快速心律失常的药物选择性治疗。应用抗心磷脂抗体、层黏蛋白等辅助检测手段，诊断病毒性心肌炎，并采用中西结合治疗方案。抢救成功多例急诊暴发性心肌炎。开展先天性心脏病术前诊治，并指导选择手术或介入治疗根治。通过超声诊断和同位素检测诊断相结合的方法，对儿童川崎病动脉病变早期作出明确诊断，并加以预防，临床取得满意的疗效。

儿科新生儿疾病的诊断治疗

对于新生儿肺炎、新生儿感染、新生儿黄疸、新生儿颅内充血、新生缺氧缺血性脑病、新生儿呼吸窘迫综合征等新生儿常见疾病的诊断、治疗具有丰富的临床经验。目前引进 HAMILTON MEDICAL 最新的 CPAP 无创呼吸机和 HKN-93 婴儿辐射抢救台。提高了早产儿 RDS 和新生儿的早期抢救成功率。

儿科其他亚学科方面临床诊治特色

在儿科血液病、儿科肾脏病、儿科内分泌疾病等专业均形成了自己的临床诊治特色。

专家介绍

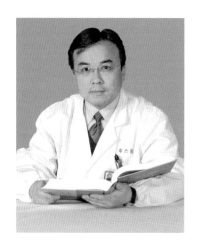

张建华 儿科行政主任。主任医师，教授，博士研究生导师，医学博士。

1987年毕业于南京医科大学儿科医学系。现任全国儿童哮喘协作组委员，上海医学会儿科委员，上海免疫学儿科委员。主要从事儿内科常见病、多发病的临床诊断与治疗。主攻方向：①儿科急性呼吸道感染（上感、肺炎等）病原、机制、临床诊断与治疗。②儿童哮喘发病机制、临床诊断和治疗。③儿童慢性咳嗽、反复呼吸道感染发病机制、临床诊断和治疗。④儿童结核病临床诊断与治疗。主持：国家自然基金、国防科工委（核工业总公司）课题、江苏教委自然科学基金指导项目、苏州科委科学研究基金项目、江苏省政府苏州大学"211工程"科研基金项目上海市科委各1项。曾获江苏省卫生厅科技成果（新技术引进奖）一等奖1项、二等奖2项、苏州市科技进步奖二等奖2项、三等奖1项。为《中华实用儿科临床杂志》、《中华临床医师杂志》、《临床儿科杂志》等多家杂志编委。参编专著4部，发表省级以上学术论文100余篇。

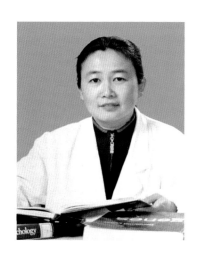

吴良霞 儿科行政副主任。主任医师。现任上海儿科学会小儿呼吸学组委会委员。对儿科常见病、疑难病及危重症的诊断和治疗有扎实的理论基础和丰富的临床经验，擅长小儿呼吸疾病如反复呼吸道感染支气管哮喘、呼吸衰竭等的诊治和小儿血液病如小儿贫血、小儿白血病、血小板减少性紫癜等的诊治。主持上海市科委自然基金1项，发表论文10余篇。

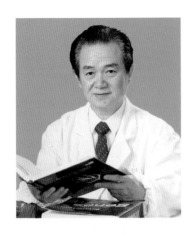

王子才　主任医师，教授。1964年毕业于上海第二医学院。现任上海市儿童医院康复中心医学顾问，上海市医学会儿科分会小儿神经学组副组长，上海市卫生局智力测验领导小组成员，中国残疾人康复协会小儿脑瘫康复专业委员会副理事长，中国康复医学会儿童医学康复委员会副主任委员。从事儿内科临床40余年，具有丰富的临床经验。医疗科技成果：1977年获上海市科技成果奖（724-A治疗小儿脑发育不全）。在省市级以上专业刊物发表学术论文40余篇。对小儿智力测验、脑性瘫痪家庭运动康复训练有深入研究和丰富经验。有关专著主编1本，参编4本。

擅长：小儿神经专业，对小儿癫痫、脑性瘫痪的早期诊断、智力低下、学习困难、儿童心理行为异常（如注意缺陷多动障碍、孤独症等）有较深研究。

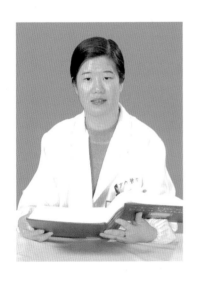

帅海平　副主任医师。病案统计室主任。从事临床工作10余年，对儿科常见病、危重病例及疑难病的诊治具有较为丰富的临床经验。擅长小儿心血管疾病的诊治，如各种心率失常、心肌炎的临床诊断、治疗，先天性心脏病的诊断、内科治疗和手术指导等。在省级以上专业刊物上发表学术论文多篇。

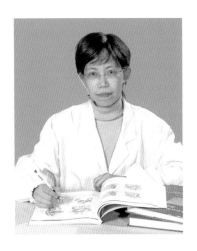

吴珉 副主任医师。从事儿科临床工作近 20 年，对儿科的常见病、多发病积累了较为丰富的临床经验，对疑难及危重病例的诊断、治疗有一定的临床经验。擅长儿童呼吸系统疾病，如反复呼吸道感染、慢性咳嗽、急性支气管炎、肺炎及支气管哮喘的诊断治疗和预防在省市级以上刊物发表论文多篇。

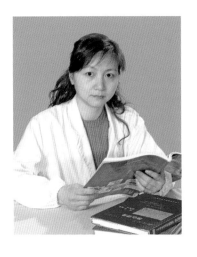

刘引 副主任医师。从事临床工作 20 余年。擅长儿童感染性疾病及消化系统疾病的诊治，对儿童常见病、多发病的诊治积累了较为丰富的经验。在儿科核心期刊上发表学术论文多篇。

儿
科

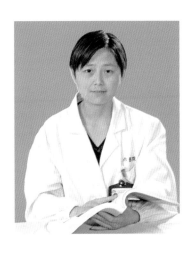

方洁 副主任医师。1992 年毕业于上海第二医科大学。现任上海市医学会儿科分会小儿神经学组委员，国家二级心理咨询师。从事儿内科临床工作 10 余年，对儿科常见病、多发病有丰富的临床经验。擅长小儿神经系统疾病的诊治，包括癫痫、脑瘫、多动症等疾病。主攻小儿神经系统疾病、癫痫、脑瘫、小儿多动症等，对儿童的心理行为问题和生长发育有较为深入的研究。发表省级以上学术论文多篇。

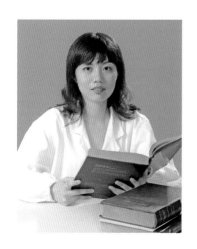

徐敏 副主任医师，医学硕士。1998 年上海第二医科大学儿科学系本科毕业，2008 年上海交通大学医学院儿科医学系硕士研究生毕业，现为中华医学会儿童分会青年学组委员。从事儿科临床工作 10 余年，对儿科的常见病、多发病积累了丰富的临床经验。研究方向为儿童呼吸感染性疾病的病原学研究及支气管哮喘的预防和治疗。在省市级以上刊物发表论著多篇。

擅长儿童呼吸系统疾病，如反复呼吸道感染、慢性咳嗽、急性支气管炎、重症肺炎及支气管哮喘、过敏性鼻炎、婴儿湿疹等过敏相关性疾病诊断治疗和预防。

眼 科

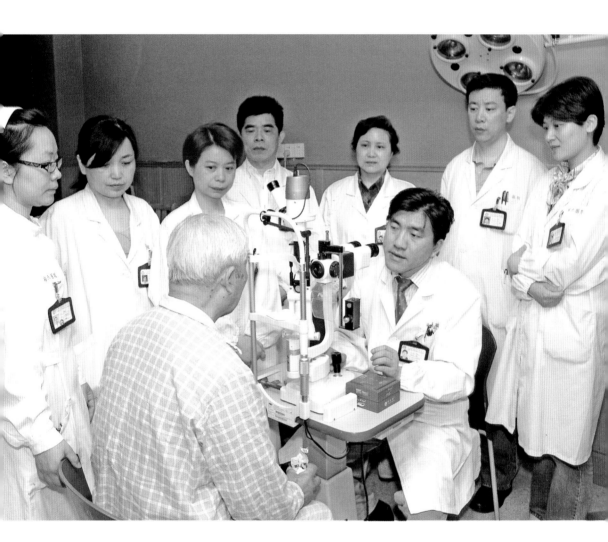

　　该科于 1950 年成立，并由著名眼科专家、一级教授周诚浒先生担任主任，发展至今，已成为一个集医疗、教学、科研于一体的综合性独立科室。

　　眼科开放病床 40 张，医技人员 21 人，其中在职的主任医师 2 人，副主任医师 6 人，主治医师 6 人，住院医师 3 人，具有博士学位者 4 人，硕士学位者 5 人，年门急诊量近 6 万人次，手术量近 2 000 人次，年住院患者达 1 600 余人次，各项主要业务指标居上海市同行前列。

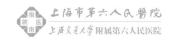
专业设置：眼科拥有白内障、糖尿病视网膜病及视光学三个特色亚学科，并设有青光眼、眼外伤、眼表及角膜病、眼整形、斜视弱视等多个亚专业，诊治的病种有白内障、青光眼、眼底病（玻璃体病和视网膜病）、眼外伤、角结膜病、眼表疾病、屈光不正、泪道疾病、眼部畸形、眼部肿瘤等眼科的常见病、多发病及疑难病症。

仪器设备：眼科先后引进许多先进的现代化仪器设备，包括：成套的白内障超声乳化手术系统、眼后段检查及手术系统、视光学检查及准分子激光个体化切削系统，眼底光学相干断层扫描仪、电生理仪、532 及 YAG 激光仪、泪道激光仪、荧光血管造影仪、眼前节照相系统、综合验光仪、波前相差仪、角膜地形图仪、Humphry 视野计、眼科 A/B 超、角膜内皮镜、非接触眼压计等。

眼科拥有独立的眼科手术室，并设有多个功能性检查室，包括电生理室、眼科激光室、视光学检查室、医学验光室、A/B 超检查室、配镜室、眼底血管造影系统，眼前节摄片系统等，可以开展眼科的各项检查和多种手术治疗。

目前眼科为上海交通大学医学院眼科学的硕士研究生培养点，拥有硕士研究生导师3人，在读硕士研究生11人，承担着上海交通大学医学院眼科学的教学任务，是眼科学的实习、见习基地。近年来承担市级以上研究课题 7 项，科技成果 5 项。

诊疗特色

白内障特色专科（院优势特色专业）

该专科创立于 1995 年，同年引进国际先进水平白内障超声乳化仪全套设备，并应用此新技术，被公认为国内最早开展微创白内障超声乳化技术的医院之一。2006 年被评为院优势特色专业。

白内障微创超声乳化摘除技术是 20 世纪眼科划时代的创新技术之一，摒弃传统、陈旧创伤性大切口白内障复明手术，瞄准国际最先进白内障微创复明技术，是上海地区影响全国的具有一定规模特色眼科专科。历年全市白内障防盲质控检查、各项指标超过全国防盲标准，处于全市领先水平。总手术量累积已超过 1.5 万余例。历年来发表眼科专业核心期刊论文 20 余篇，各种创新技术荣获全国中华眼科医学会颁发"S.torz"奖金和奖状 2 次，上海眼科学会颁发的依视路奖 3 次，上海市第六人民医院医学成果二等奖。"疑难，复杂性白内障超声乳化摘除手术系列研究"被确定为上海市科技成果。

数年来白内障超声乳化仪设备、仪器经过 3 次更新、升级换代，2006 年又引入国际最先进超微创冷超声乳化仪，使得市六医院白内障复明手术紧跟国际先进潮流，切口更小，超微创（原先热超声乳化切口 30mm）可达 15 mm，损伤更小，朝理想化和完美化方向发展。

目前该科开展新技术、新项目及处于领先水平的技术是：

（1）白内障超微创乳化冷超声摘除术（已完成 400 余例）超微创切口（15mm），散光极小，损伤更小。

（2）白内障微创超声乳化伴屈光性角膜松解术。调整术前术中，高度散光患者白内障。

（3）各种新型折叠式人工晶体植入技术，包括多焦点、可调节人工晶体，肝素处理、带虹膜人工晶体。

（4）各种复杂类型瞳孔闭锁白内障微创超声乳化手术。优势：术后仍保持功能性生理性瞳孔。

（5）各种高风险复杂性，并发性白内障或棕黑白内障超声乳化复明手术。优势：复明率高，手术并发症少。

（6）白内障、青光眼联合手术。优势：术后眼压稳定,视功能恢复快而稳定。

（7）眼球表面麻醉法（术前滴眼液 2 次，即可手术）。优势：快捷、安全、舒适,可避免球周、球后注射麻醉可能引发的眼、心反射致心律失常,疼痛、出血、眼球刺破等严重并发症，特别适合年老、体弱，伴心功能不全患者。

（8）有晶体眼屈光性人工晶体植入术,治疗超高度近视患者,恢复正常视力。

（9）囊袋内张力环治疗晶体是悬韧带松弛，断裂的晶体半脱位特殊白内障病例。

眼视光专科

眼视光专科致力于眼科和视光学的结合，应用医学方法解决视光学问题，提供完善的视觉健康全系列医疗保健服务，让每个人不但看得见，还要看得清、看得舒服，并促进眼睛健康。目前主要开展准分子激光和眼内镜片手术矫正近视、远视、散光等屈光不正、斜视弱视的预防和诊治、医学验光配镜等。

1. 准分子激光手术

引进最新的德国"科以人酷眼"个性化准分子激光矫治仪和完善的眼科检测系统，能够开展全系列的准分子激光手术，包括常规、Q 值引导、角膜地形图引导和波前像差引导的 PRK、LASIK、LASEK、EPI LASIK、PTK 等手术。小光斑高速飞点扫描激光仪和主动眼球跟踪系统等技术，在精确矫正人眼低阶像差（近视、远视、散光）的同时可矫正人眼的高阶像差，手术精确、安全和快速，使患者获得满意的视力，创造最佳的视觉质量，能够矫正近视、远视、散光、屈光参差和老视等。

眼科

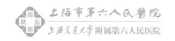

2. 眼内镜片

包括有晶体眼内镜片和无晶体眼内镜片，主要治疗准分子激光不能矫正的高度近视等屈光不正，具有预测性强、可逆等优势。

3. 医学验光配镜

由受过严格训练的验光师或者医师应用综合验光仪进行验光，结合验光的度数、眼位、调节力、双眼单视、辐辏集合，调节平衡、主视眼并根据治疗眼病的需要开具处方，定配师根据处方选择特定的镜片和镜架，达到不但看得清楚，而且看得舒适持久，并在一定程度上起到眼保健和治疗眼病的目的。医学验光配镜须经常复查，不断修正镜架的变形和镜片的光整以达到眼保健的目的。

4. 斜视

斜视是指当一眼注视某物时另眼发生偏斜，分内斜、外斜和垂直斜视。

儿童斜视会影响正常的视觉发育，从而导致严重弱视，如不及早进行治疗将终身丧失双眼融合功能和立体视觉。

斜视一般最常见的原因：一是眼球运动肌肉发育不平衡或神经冲动异常引起双眼运动不协调；二是由于屈光不正引起的调节集合比例失调。后者可通过验光戴镜进行矫正，前者则需要手术治疗。

5. 弱视

弱视是常见眼视光疾病，指眼部没有发现病变但矫正视力 ≤ 0.8 的患者，国内外发病率约 2% ~ 4%，弱视不仅影响单眼或双眼视力，而且会造成视功能多方面的损害，如失去双眼单视、精密高级的立体视，严重者会影响工作、学习及生活质量。早期发现与治疗可以治愈，一般在 6 岁以前治疗效果较好，12 岁以后会非常困难。

弱视治疗的目的主要是为了提高弱视眼的视力，使双眼视力逐步达到稳定平衡，在此基础上进一步促进双眼视力的建立、恢复与稳定。

弱视治疗以特征光和有效形觉目标刺激为主，探索性辅以药物治疗。常用方法有：遮盖疗法、光刺激疗法（包括精细作业、家庭治疗仪治疗）、后像疗法、同视机治疗法等。

眼底病专科

20 世纪 50 年代，时任市六医院眼科主任的周诚浒教授编写《眼底病学讲义》一书，是对眼底病的实践总结，在国内外医学界享有很高的声誉。20 世纪 60 年代，在老一辈眼底病专家卫煊主任、杨冠主任的带领下，市六医院眼科与中科院上海光机所共同开发研制视网膜激光凝固器，首先在全国范围内将激光用到了眼底病的治疗上，引起国内外同仁的关注。红宝石激光（1970 年）和铜蒸气激光（1991 年）的研制，两次获得上海市科技成果奖。20 世纪 70 年代，运用眼底荧光血管造影和视觉电生理对眼底疾病进行诊断，提高激光治疗眼底病的范围和适应证。80 年代，举办了三次全国性的眼底荧光造影学习班，将这些技术推广。2002 年眼科与上海市重点学科——市六医院内分泌代谢科联合成立了糖网病临床诊治中心，配备国际先进的诊疗设备，包括蔡氏眼底成像系统、眼底激光、视野计、眼部超声、视觉电生理等，为就诊的糖尿病患者进行眼底检查，做到早发现，早诊断，早治疗。

近年来该科在玻璃体视网膜手术技术方面不断提高，走向成熟，至今已施行了近 700 余例玻璃体视网膜手术，其中多例是联合手术，即同时进行了白内障超声乳化 + 玻璃体切割 + 眼内激光 + 人工晶体植入手术，术后效果良好，最大限度地为这些患者保留了可用视力，提高了生活质量。已成为市六医院眼科特色专科。目前该科在眼后段疾病方面的诊疗特色包括：

（1）各类眼底疾病的诊治。包括：糖尿病视网膜病变、老年黄斑变性、各种原因引起的眼底出血、视网膜血管阻塞、高度近视眼底病变、眼底肿瘤、视神经病变、葡萄膜炎症及其他全身疾病引起的眼底病变等。

（2）通过眼底荧光血管造影、脉络膜吲哚青绿血管造影、眼部 B 超、光学相干断层扫描仪、静态视野分析及眼电生理检查等特殊检查方法，精确诊断各类眼底疾病。

（3）开展各类眼底病的激光治疗。

（4）手术：包括外路手术和内路手术。外路手术（不经玻璃体）主要用于单纯性孔源性视网膜脱离，内路手术（经玻璃体）主要用于各种原因的玻璃体积血、复杂的视网膜脱离、眼外伤、眼内异物、增殖期糖尿病视网膜病变等。

眼科其他特色

1. 青光眼的诊治

青光眼是以视神经损害和视野缺损为特征，并伴有病理性眼压升高的一组眼病。是眼科的常见病、多发病，全球约 7 000 万青光眼患者，其中我国占到 700 万左右，居致盲眼病的第二位。

由于青光眼是可防治盲，因此早期诊断尤为重要。市六医院眼科拥有临床经验丰富的专业医生，以及先进的仪器设备，如：Humphry 视野计、Goldman 球形视野计、电生理仪、压平眼压计、非接触眼压计、角膜测厚仪等，为青光眼的早期诊断提供了可能，即将购置的 OCT 可进行视盘、视神经分析，这也是青光眼早期诊断和随访观察的有效手段。

青光眼的治疗包括药物治疗、激光治疗和手术治疗，该科拥有 532 激光和 YAG 激光治疗仪，可以进行激光虹膜造孔术、激光虹膜成形术、激光小梁成

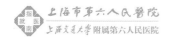

形术，因此可根据患者的病情选择不同的激光治疗，可以减少长期药物治疗带来的经济负担，以及由于患者药物治疗依从性差带来的不便，也减少了长期用药对眼表的损害和影响。此外，激光治疗减少了患者手术的痛苦，避免了手术的风险，从而为部分患者提供安全、有效、经济的治疗措施。对于药物不能控制或不适合激光治疗的原发性、继发性、先天性青光眼患者需行手术治疗，眼科可以开展的手术有虹膜周边切除术、标准化小梁切除术、复合式小梁切除术、小梁切开术及难治性青光眼的青光眼引流阀置入术、睫状体冷凝术等，可以满足不同类型青光眼治疗的需要。

2. 眼部医学整形

市六医院眼科在 20 世纪七八十年代就较早地开展了眼睑和眼眶的各类整形，其中尤其是在眼睑成形美容（包括重睑、眼袋）、眼睑再造、疤痕整形、各种眼睑手术（上睑下垂矫正、眼睑内、外翻等）、鼻腔泪囊吻合术、活动义眼等方面一直以来就有较好的手术效果。由于纤维外科、自体和异体组织在眼整形中的应用，以及当今的组织工程学和辅助检查技术的进步，眼科整形手术的方法和措施也是突飞猛进，特别是在结膜囊成形术、眼眶部良、恶性肿瘤和眼眶骨折整复方面的手术方面表现更为突出，近年来该科陆续开展了一些大型有难度的眼科整形手术，已开展了基本涵盖眼部医学整形的全部项目。成功进行了各项整形手术数百例。

专家介绍

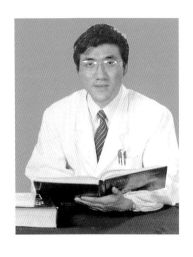

吴　强　眼科行政主任。主任医师，教授，博士研究生导师，医学博士。从事眼科临床近 30 年，现为上海市医学会眼科专科委员会委员及白内障专业学组副组长，上海高级职称评审委员会评审专家、上海市医疗事故鉴定委员会专家、上海市科委科技成果及科研基地评审专家、上海市第六人民医院眼科专科医师培训基地主任，任《临床眼科杂志》和《中国眼耳鼻喉科杂志》编委、《国际眼科》杂志特约编委，以及任《Current Eye Research》等多份杂志审稿人。主要从事眼科白内障、青光眼、眼底疾病的诊治及研究。入选市六医院优秀青年技术骨干培养计划。曾获云南省、厅科以及上海市科技奖项共 4 项；获 2 项国家级基金、2 项市科委重大项目基金以及其他科研项目基金资助共 9 项，已完成 3 项。在本专业核心源期刊上发表论文 100 余篇，其中 SCI 收录 9 篇。

擅长内眼显微外科手术。有上万例的白内障、青光眼及眼外伤等疾病的手术成功经验，特别是对一些复杂疑难类型的白内障、青光眼的治疗具有丰富的临床诊治经验；同时开展对高度近视眼的晶体屈光性手术矫正也获得了满意的临床效果。在视网膜脱离复位手术以及糖尿病视网膜疾病的手术治疗方面也取得良好的临床成效。

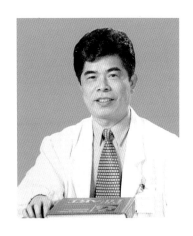

王文清　主任医师。从事眼科临床工作 30 年。现为华东地区白内障协作委员会委员、上海眼科分会白内障专业组组员、上海市防盲特邀指导专家、《眼科新进展》杂志编委。擅长先进眼前节显微微创技术、白内障超微创复明技术、各种类型人工晶体植入技术。主攻：疑难、复杂性白内障、各类复杂青光眼、眼底病。近 20 年来已成功完成白内障、青光眼等病例 5 万余例，获全国、上海、院医学奖项 10 余项，发表专业论文 20 余篇。

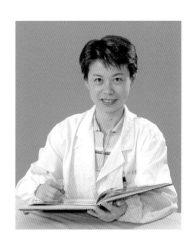

邹俊 眼科行政副主任。主任医师，教授，硕士研究生导师，医学博士。

主要从事眼科临床、教学和科研工作。对各种眼病的诊断和治疗具有较丰富的临床经验，擅长准分子激光治疗各种屈光不正手术、各种眼底病的诊断和激光治疗、小儿斜视与弱视的诊治。先后完成上海市科技启明星计划、上海交通大学中青年科学技术基金和上海市卫生局科研基金等课题的研究。目前承担上海市科委自然科学基金项目研究。

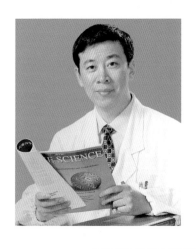

陆斌 眼科行政主任助理。副主任医师，医学硕士。多年来一直从事眼科临床特别是有关白内障的基础科研和临床工作。熟练掌握眼科显微手术技术，擅长各种类型白内障青光眼、应用羊膜移植眼表重建、眼睑整形及各类眼底疾病的诊断和治疗。主要参加、完成上海市自然科学基金项目2项，在省级以上期刊发表学术论文16篇，作为主要参加者获上海市科学技术成果三等奖2项。学术兼职：中华医学会眼科学会上海分会青年组委员。

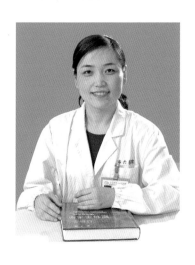

胡萍 眼科行政主任助理。副主任医师，医学博士。从事眼科临床、教学、科研工作近20年，对眼科各种常见病、多发病及疑难病症的诊治积累了较丰富的临床经验，熟练掌握眼科多种特殊检查技术及准分子激光治疗技术。

擅长青光眼；近视、远视、散光等各种屈光不正；眼表疾病、角结膜症疾病以及小儿斜视弱视的诊治等。承担科研课题3项，参加国家自然科学基金项目1项，厅局级课题3项，院级课题2项，发表专业学术论文10多篇，参编著作1部，获山东省科技进步二等奖1项，上海市科技成果奖1项。

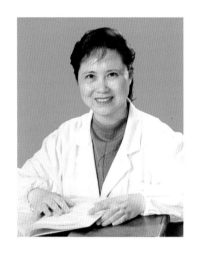

贾丽丽 副主任医师，副教授。1983年毕业于安徽医科大学医疗系。现为中华医学会上海分会中西医结合眼科专业委员会委员，中华医学会上海眼科分会眼底病学组成员。从事眼科工作27年。擅长糖尿病性视网膜病变、眼底黄斑疾病、视神经疾病、视网膜血管性疾病、白内障、青光眼等眼病的诊断和治疗，擅长各种眼病的视觉电生理检查和诊断，以及对各种眼底疾病的荧光血管造影、光学相干断层扫描等检查和诊断。尤其近年来与上海市糖尿病诊治中心合作，重点进行糖尿病性视网膜病变防治的临床及研究工作。主持和参与科研课题多项，其中包括眼科上海市科委登山计划科研课题、市六医院糖尿病诊治中心的上海市科委重大科研课题等，并获得上海市科学技术成果奖、上海市科技进步一等奖、上海医学科技二等奖、中华医学科技三等奖等。在国家级专业核心期刊上发表相关论文近30篇，参编《巩膜病学》专著1部。

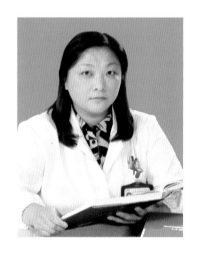

方健 副主任医师，医学硕士，1995年毕业于上海第二医科大学，从事眼科临床工作10余年，致力于眼科临床，教学及科研工作，积累了丰富的临床经验，熟练掌握眼科常见病及疑难病的诊断与治疗，擅长白内障，青光眼，角膜病，眼睑疾病等眼前段疾病的诊断，鉴别诊断与治疗，以及眼前段疾病的激光治疗，熟练掌握眼科各种特殊检查，先后在国内核心期刊发表论文数篇，主持并参与多项院级课题。

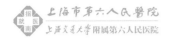

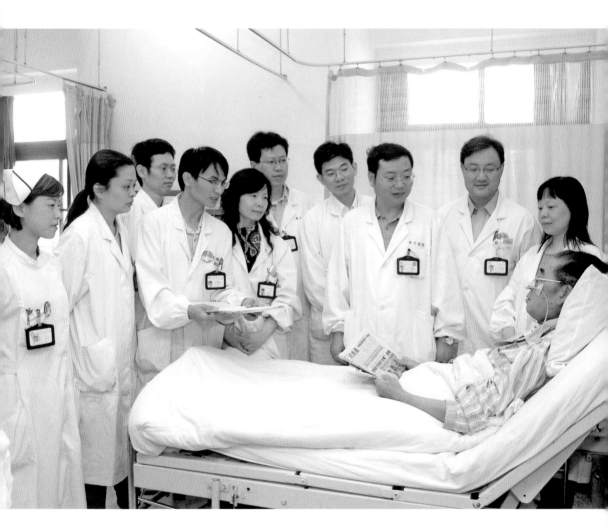

耳鼻咽喉科

　　该科始建于新中国成立前，经过几代人不懈的努力发展成如今在上海市内外具有一定影响，一系列诊治项目市内外领先，耳外科、耳神经外科、侧颅底外科、鼾症外科治疗特色明显，鼻内镜外科、鼻颅底外科迅猛起步，头颈肿瘤诊治技术齐全，医疗、教学、科研齐头并进的院级重点学科。陈玉琰、李伊士教授为本学科的创始人。陈玉琰教授系国内外知名的临床听力学家；葛贤锡教授系国内外知名的耳科学家；沈平江教授系享受国务院特殊津贴的著名耳鼻咽喉科专家。现任学科带头人殷善开教授在国内、市内耳鼻咽喉专业领域已有较高的学术地位。该科现设耳科、鼾症诊治中心、鼻科和咽喉科4个亚学科，拥有副高以上专家10人，其中主任医师、教授 2 人,副主任医师 8 人,担任市级以上学术团体职务人数 4 人。耳鼻咽喉科现有博士学位 5 人,在读博士 2 人,硕士学位 2 人,在读硕士 3 人。

耳鼻咽喉科下设上海交通大学(医学院)耳鼻咽喉科研究所,上海市听力测试中心,上海市第六人民医院鼾症诊治中心,上海交通大学耳鼻咽喉科博士后流动站,上海交通大学博士、硕士学位研究生培养点。承担国家级继续教育项目 2 项,分别为"颞骨解剖耳显微手术基础"及"阻塞性睡眠呼吸暂停综合征(鼾症)诊治",其中"颞骨解剖耳显微手术基础"项目已连续举办 19 期,受教育学员 600 余人。能够独立开展耳鼻咽喉头颈外科领域的各项诊治项目。

诊疗特色

耳科特色项目

1. 临床听力学测试

开展系统全面的临床听力学检测。

2. 慢性化脓性中耳炎鼓室成形术

已为 4 800 余例患者施行各类鼓室成形手术,术后并发症仅在 1% 左右,与发达国家近期报告相近。

3. 耳硬化人工镫骨手术

已为近 500 例耳硬化患者施行各类人工镫骨手术,一次手术成功率在 90% 以上。近期开展 CO_2 激光辅助人工镫骨技术。

4. 难治性外周性眩晕的外科治疗

已为 150 余例患者施行内淋巴乳突腔分流、半规管阻塞、前庭神经切断等手术,取得了良好的效果。

5. 周围性面瘫的外科治疗

为多种原因引起的近 200 例周围性面瘫患者施行各类手术,总有效率达 85% 以上。

6. 听神经瘤手术

1991 年起开展迷路径路听神经瘤手术,近年来与神经外科合作成立听神经瘤手术小组,进一步提高了手术的安全性与有效性。

7. 突发性聋诊治

总有效达 85% 以上,其中对低频感音神经性聋的疗效更佳。

8. 助听器验配

与专业助听器验配公司合作,为许多患者解除了听力障碍。

9. 电子耳蜗植入

已为近百例患儿施行电子耳蜗植入术，均取得了成功。

阻塞性睡眠呼吸暂停综合征诊治特色

（1）诊断：引进系列设备对疾病进行定性与定量诊断，开展的主要检查项目：

① PSG 检查：4 套 Alice Ⅳ系统，目前已累计完成近 4 000 例。② 声反射鼻咽测量：协助诊断阻塞的部位、程度。③ CT、MRI 及电子喉镜：协助诊断阻塞的部位与程度。

（2）治疗：该科为上海地区可提供个性化治疗方案的少数几家医院之一。主要治疗方法如下：

① Piller System 植入技术：系目前全球治疗 OSAHS 最简单、安全、有效的方法，对轻度 OSAHS 及单纯鼾症疗效确切。②无创机械通气治疗：对中重度 OSAHS 患者有确切疗效。③经典及改良型悬雍垂腭咽成形术（UPPP）：适用于轻中度 OSAHS 患者的治疗及重度患者的一期手术，目前已累计完成 2 000 余例手术。④舌骨悬吊颏舌肌前移术（GAHM）：针对部分 UPPP 术效果不好的患者设计的二期手术，疗效确切，目前已完成近百例手术。⑤双颌前移术（MMA）：系治疗重度 OSAHS 及伴有颌面畸形的 OSAHS 患者最为有效的手段，疗效确切。⑥ UPPP+GAHM：针对部分重症及 UPPP 手术失败的 OSAHS 患者设计的治疗方案，手术效果确切。⑦ OSAHS 射频治疗：微创治疗手段，适用于轻中度患者，可在门诊治疗。⑧激光辅助悬雍垂腭成形术（LAUP）：适用于轻中度患者，可在门诊治疗。

鼻科特色项目

1. 鼻内镜外科技术

（1）鼻息肉、鼻窦炎鼻内镜手术：先后为数千例鼻息肉、鼻窦炎患者施行鼻内镜手术，鼻内镜技术的应用大大提高手术效果，提高鼻息肉与鼻窦炎的治愈率，降低鼻息肉术后复发率。

（2）鼻内镜下鼻中隔成形术：鼻内镜下鼻中隔成形术创伤小，术后并发症少；在行鼻窦手术同时完成更具优越性。近年来数百例手术全部获得成功，达到良好的治疗效果。

（3）鼻内镜下鼻窦囊肿切除术：鼻内镜下鼻窦囊肿切除术没有面部瘢痕，手术创伤小，由于照明好、术野清晰，颅内损伤的风险大大降低。

（4）鼻内镜下蝶腭动脉电凝止血术：鼻内镜下蝶腭动脉电凝止血术具有疗效确切，创伤小，术后反应轻微的优点，系顽固性鼻出血的良好治疗手段。

（5）鼻内镜下蝶腭神经切断术：顽固性血管舒缩性鼻炎以往无治疗良策，该科开展此项技术，为患者解决了病痛。

2. 慢性肥厚性鼻炎的激光、射频治疗

慢性肥厚性鼻炎的 CO_2 激光、射频技术治疗具有手术简单，痛苦小，术后无需鼻腔填塞，可在门诊进行等优点，深受患者的欢迎。

3. 过敏性鼻炎的射频治疗

该科开展的过敏性鼻炎下鼻甲黏膜射频治疗具有操作简便，痛苦小，术后无需鼻腔填塞，可在门诊进行等优点，深受患者的欢迎。

4. 鼻内镜下视神经减压术

鼻内镜下视神经减压术具有创伤小，面部不留瘢痕等优点，系具备手术适应证的视神经外伤患者首选治疗手段。

5. 过敏原检测及免疫治疗

诊治过敏性鼻炎困难，学界公认该病为小毛病、大问题。过敏原检测可协助医生诊断，免疫治疗系唯一能够消除过敏状态的治疗手段。

咽喉科特色项目

1. 早期喉癌的功能性喉切除手术

该科从 20 世纪 80 年代初开始早期喉癌的功能性喉切除手术，至今共进行各类功能性喉切除手术 100 余例，取得了既切除病灶，又能保留发音、吞咽、经鼻呼吸功能的良好效果。

2. 放化疗失败的鼻咽癌挽救性手术

鼻咽癌挽救性手术适用于：① 放化疗后局部复发或尚有残存的病灶；② 放化疗无效的颈部局限性肿块。另外，对放射线不敏感的肿瘤，如腺瘤，也可采用手术治疗。该科近期开展的该类手术取得了良好的疗效。

3. 支撑喉镜下喉显微手术治疗声带良性病变

支撑喉镜下喉显微手术具有病变观察仔细，切除声带病变准确、无病变残留、无正常组织结构损伤的优点。近年来 1 600 余例各类声带良性病变的支撑喉镜下喉显微手术取得了良好的疗效。支撑喉镜下喉显微手术适用于：声带小结、声带息肉、乳头状瘤、局限性血管瘤、局限性纤维瘤等疾病。

4. 电子喉镜检查及声带良性病变摘除术

电子喉镜连接摄录像系统可以提供照片、录像带等详细检查结果，便于对照观察与随访。电子喉镜下声带良性病变摘除术具有病变观察仔细,操作简便,痛苦小，可在门诊手术的优点。该技术的主要适应证为：声带小结、声带息肉等。其外，电子喉镜尚可应用于下咽及喉部异物取出。

耳鼻咽喉科

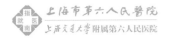
专家介绍

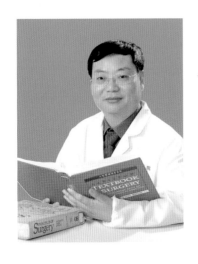

殷善开 上海市第六人民医院副院长，耳鼻咽喉科行政主任，睡眠呼吸障碍（鼾症）特色专科主任。主任医师，教授，博士研究生导师，医学博士。

现任上海交通大学耳鼻咽喉研究所所长，上海市听力测试中心主任，兼任中华医学会耳鼻咽喉科学会委员，上海医学会耳鼻咽喉科学会副主任委员，中国民政康复医学会听力言语专业委员会常务委员，上海市声学学会理事。1995年毕业于中国人民解放军总医院，获耳鼻咽喉科学博士学位，师从中国工程院姜泗长院士。2000年赴美国House Ear Institute访问进修，先后10多次应邀参加国际学术会议交流。自1984年起一直从事耳鼻咽喉科医、教、研工作，先后承担国家级课题2项，省部级课题15项，获得省市级科技进步奖6项。国内外发表各类学术论文120余篇，其中SCI收录论文8篇，核心期刊80余篇，主编、参编著作20余部。精于耳聋、眩晕、面瘫、阻塞性睡眠呼吸暂停综合征的诊治。擅长重度、极重度感音性聋的耳蜗植入，在国内率先开展耳道上径路耳蜗植入。擅长耳硬化激光镫骨技术，各型中耳炎的鼓室成型技术，各种外周性眩晕及面瘫的耳显微、耳神经外科手术，各种径路的听神经瘤切除术、颌骨前移、颏舌肌前移、舌骨悬吊、生物钉（Pillar）、Repose等系列阻塞性睡眠呼吸暂停综合征的外科治疗技术。

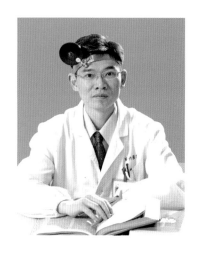

时海波　耳鼻咽喉科行政副主任（主持工作）。主任医师，副教授，硕士研究生导师，医学博士。1995年毕业于南京医科大学医学系。2002—2006年留学日本九州大学医学部耳鼻咽喉科并取得博士学位。2010年赴美国House耳科研究所进修。现任《Journal of Otology》杂志编委，上海交通大学医学院耳鼻咽喉科研究所所长助理。从事耳鼻咽喉科临床工作10余年，对临床常见病和疑难杂症有较丰富的诊治经验，尤其擅长耳显微外科、鼾症的综合治疗、噪音疾病以及吞咽障碍的手术治疗。近年来在国际及国内核心期刊发表论文20余篇。获得国际耳鼻咽喉科学振兴会优秀年青学者奖3项，上海市医学科技奖2项。

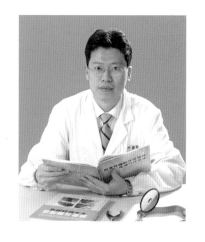

张维天　耳鼻咽喉科行政副主任。主任医师，医学博士。从事耳鼻咽喉科临床与基础研究工作10余年，曾于2002—2005年留学美国，从事博士后研究。熟练掌握耳、鼻、咽喉部常见疾病的诊治，特别擅长于鼻部疾病，鼻眼、鼻颅底相关疾病以及颈部肿瘤的手术治疗。熟练掌握鼻部，颅底区域复杂病变的内镜微创手术治疗。精通中晚期喉癌、下咽癌等病变广泛的头颈肿瘤的手术切除以及重建技术，使患者在彻底切除病变的同时最大限度地保持功能与外形的正常。在国际著名杂志及国内核心期刊发表论文十余篇，承担参与国家、省级课题3项。

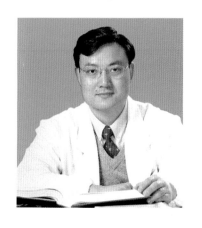

陈斌　耳鼻咽喉科行政主任助理，兼上海市第六人民医院东院耳鼻咽喉科执行主任。主任医师，教授，硕士研究生导师，医学博士。

从事临床工作近20年，对耳鼻咽喉科疑难杂症具有较丰富的经验。擅长耳显微外科手术、鼾症手术、鼻内镜手术以及咽喉部良、恶性疾病的诊断和治疗，在多种核心期刊、统计源期刊发表论著数十篇，SCI收录论著1篇。参编著作2部，主持市卫生局课题2项，参与市科委课题多项。

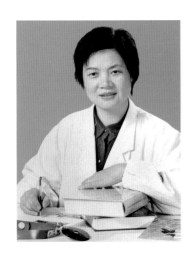

鲁文莺 主任医师。从事耳鼻咽喉科专业临床医疗工作已30多年，主要特长为耳、喉显微外科、鼾症及鼻内镜外科技术。主治耳聋、眩晕、面瘫、阻塞性睡眠呼吸暂停综合征、慢性鼻窦炎、鼻息肉及嗓音疾病。在各型慢性中耳炎的诊治及耳聋患者的听力重建，鼾症系列手术，声带病变的显微手术切除，慢性鼻、鼻窦炎和鼻息肉的鼻内镜手术等方面积累了丰富的临床经验。另外，对少见病、疑难病及与本科相关的其他疾病也有较深入的研究，参编著作2部，发表论文20余篇。

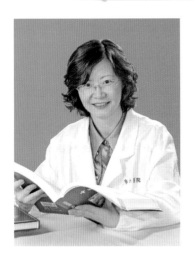

叶建萍 副主任医师。党委办公室主任。从事耳鼻咽喉科专业临床工作20余年。主要特长为诊治耳、鼻、咽、喉各种常见病和疑难杂症。尤其是对各种鼻和鼻窦疾病、声音嘶哑、耳鸣、耳聋、眩晕、面神经瘫痪以及耳、鼻、咽、喉良恶性肿瘤等疾病的早期诊断和治疗积累了丰富的临床经验。另外，对耳鼻咽喉科少见病和与耳鼻咽喉科疾病相关的其他疾病也有较深入的研究。在多种核心期刊、统计源期刊上发表论文7篇。

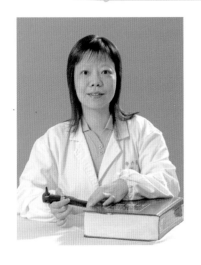

吴雅琴 副主任医师。1989年毕业于上海第二医科大学。主攻耳科疾患，对耳鼻咽喉科各种常见病、多发病具有较强的诊治能力，对各种疑难危重病例积累了较丰富的临床经验，尤擅长对慢性化脓性中耳炎、耳聋、眩晕、面瘫等耳科疾患的诊治。发表省级以上学术论文数篇。

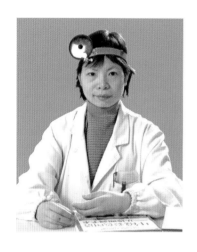

吴红敏 副主任医师。1991年毕业于上海交通大学医学院（原上海第二医科大学）。从事耳鼻咽喉科临床工作10余年，在耳鼻咽喉科常见病及较疑难疾病的诊断及处理方面积累了较丰富的临床经验。在处理急重症、与耳鼻咽喉科相关疾病方面积累了一定经验。尤其擅长鼾症的各类诊治（包括 UPPP 术、LAUP 术、GAHM 术、射频治疗等）、嗓音疾病的诊治、过敏性鼻炎、慢性鼻炎的诊治、头颈肿瘤的诊治、耳聋和耳鸣的诊治。发表省级以上学术论文数篇，获得院级新技术、新项目奖数项。

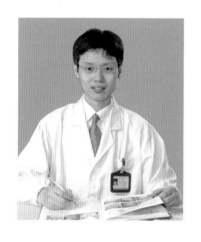

苏开明 副主任医师，医学博士。参加耳鼻咽喉科学临床与科研工作10余年。专业主攻方向为鼻科学及鼾症疾病的诊治，擅长鼻窦炎、鼻息肉、鼻部肿瘤、鼾症以及甲亢性突眼、鼻眼相关外伤、垂体肿瘤的手术治疗，尤其是在鼻内窥镜微创外科方面具有丰富的临床经验。现任《山东大学耳鼻喉眼学报》编委，近年以第一作者在国内知名期刊发表论文10余篇，获全军科技进步和医疗成果奖3项，上海市科技进步奖1项。

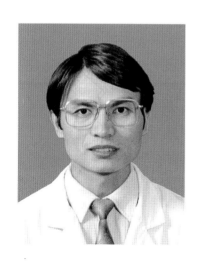

易红良 副主任医师。2008年毕业于上海交通大学医学院，获耳鼻咽喉科博士学位。从事耳鼻咽喉头颈外科和口腔颌面外科工作近20年，擅长阻塞性睡眠呼吸暂停通气综合征、颌面骨折、咽喉及头颈肿瘤的诊断与治疗。获上海科学技术进步三等奖，上海医学科技三等奖各1项。发表论文30余篇，其中作为第一作者或通讯作者发表SCI论文6篇。主编专著2部，参编专著4部。

耳鼻咽喉科

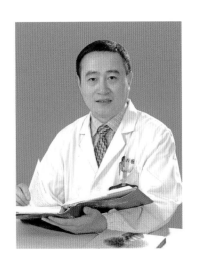

张玉君 副主任医师。1996 年毕业于上海医科大学，获耳鼻咽喉科学硕士学位。从事耳鼻咽喉专业近 20 年，对耳鼻咽喉科各种常见病、多发病具有较强的诊治能力，对各种疑难危重病例积累了较丰富的临床经验。擅长鼻疾病的诊断和治疗，掌握各种鼻内镜微创手术；精于咽喉、头颈部疾病和鼾症的诊断及手术治疗。曾获得上海市科技成果奖 1 项，上海市科学技术三等奖，上海医学科技三等奖。国内顶级期刊发表论文 5 篇。

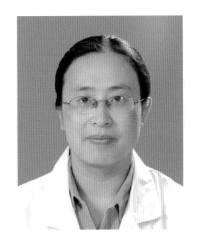

冯艳梅 副主任医师，医学博士。2007 年毕业于上海交通大学医学院，获博士学位。2008—2009 年留学加拿大达尔豪斯大学从事博士后研究。现任《中华耳科学杂志》编委，中华医学会耳鼻咽喉分会耳内科学组核心组成员。主持国家自然科学基金 1 项。SCI 收录论文 10 余篇。擅长耳科疾病的诊治，包括中耳炎、各种类型感音神经性聋，听神经病、耳鸣、眩晕、突发性耳聋等，掌握突发性聋综合治疗，耳鸣再训练治疗，良性阵发性位置性眩晕复位治疗，电子耳蜗患者的术前评估以及术后调试、康复等。

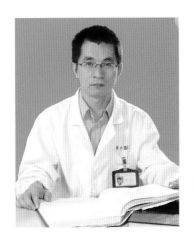

于栋祯 副主任医师，医学博士。2006—2007 年在纽约州立大学布法罗分校进行博士后研究。现任上海市医学会耳鼻喉科专科分会第十七届委员会听力学组成员，《中华耳科学杂志》编委。主持和参与多项国家级和省部级课题，包括国家自然科学基金（81271093），“十二五”国家科技支撑计划（2012BAI12B01）等。对耳鼻咽喉科常见病和疑难杂症具有较为丰富的诊治经验，尤其擅长眩晕疾病，包括梅尼埃病、良性阵发性位置性眩晕、前庭神经炎等疾病的诊治，对各种少见、罕见眩晕疾病有独到见解。

口腔科

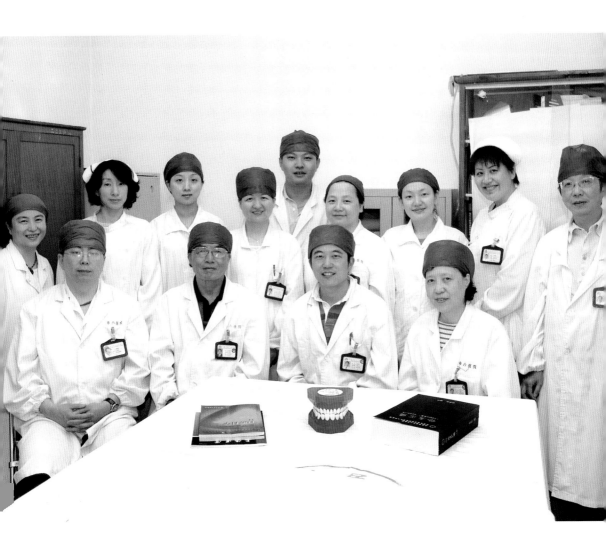

　　上海市第六人民医院口腔科是全国口腔医学会专委会常委单位，上海市口腔医学修复学会副主任委员单位，有多位委员和青年委员活跃在各个方向的口腔领域中。该科长期以来承担了大量的口腔门诊和急诊的医疗诊治任务，致力于为患者减轻痛苦，使患者在恢复牙齿功能的同时，力求提高患者的生活质量。以邹德荣教授为首的导师团队多年来培养了数十位研究生，主要研究方向是种植体周围骨缺损的修复、组织工程骨和生物材料等，在 SCI、EI

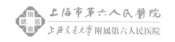

和国内核心期刊发表论文近 50 篇，并申请到了"石墨烯水凝胶的生物学评价及应用的研究"等 4 项上海市科委课题，以及多项卫生局课题和上海交通大学课题，申请到的经费累计超过 100 万。该科拥有口腔综合治疗台 22 台、牙科锥形束 CT、全景定位 X 线机、X 线牙片机、种植机、烤瓷机、矫正仪器、洁牙机、喷砂机、高压灭菌炉等多种大型设备。在拔牙、补牙、镶牙、畸形牙矫正、牙种植、口腔黏膜疾病、口面部手术及外伤处置等各方面积累了丰富的经验。

诊疗特色

牙体牙髓病的治疗

龋病是人类常见病和多发病之一，其病变向牙体深部发展后，可引起牙髓病、根尖周病、颌骨炎症等一系列并发症。龋病的治疗主要有药物治疗、再矿化治疗、窝沟封闭充填法和修复性治疗。牙髓病根据牙髓受损的程度，选择不同的治疗方法。该科在牙体牙髓病治疗方面具有丰富的经验。对龋病选用适宜的材料填充窝洞修复缺损，恢复牙的形态和功能。对于牙体缺损较大且固位效果差的患牙，可同时采用全冠、嵌体等修复性治疗，并通过对牙髓病采用多种的治疗手段，很好地恢复了牙体形态和功能，保全了牙列的完整性。

口腔黏膜病

口腔黏膜病专题正式成立于 20 世纪 80 年代初。对于口腔扁平苔藓、复发性口疮等常见黏膜疾病的诊治具有丰富的经验。

牙周病

该科开展牙周病的综合治疗，不仅治疗牙周组织疾病，同时还积极治疗牙体牙髓病变，以及配合牙周病的修复治疗。从多方位纠正病变、恢复牙齿的咀嚼功能。

牙列缺失修复

1. 前牙美容修复

前牙 CAD/CAM 全瓷及贵金属烤瓷冠桥修复，能根据各人脸型、年龄、性别度身定制，美观逼真、坚固耐用。广泛适用于前牙大面积缺损或缺失。前牙冠折、前牙颜色及形态异常等病例。

2. 舒适美观牢固的固定和固定 – 可摘式义齿修复

如精密附着体义齿、套筒冠义齿、磁性附着体覆盖义齿、烤瓷冠桥修复等。和传统活动义齿相比，具有美观精巧舒适、咀嚼能力强、有效保护基牙的优点。广泛适用于多数牙缺失及牙周病患者的牙列缺损修复。

3. 传统的活动托牙和全口牙缺失修复

经济实用，最低限度地解决患者的咀嚼功能。

4. 种植义齿修复

与活动义齿修复和传统固定义齿修复相比，具有更佳舒适度，无卡环及托板，无须磨改邻牙，较好地保持了邻牙的完整性，被誉为人类的第三副牙。

残根残冠保留

牙齿缺失，造成牙周膜的丧失，使得牙槽骨萎缩不利义齿固位。该科通过完善的根管治疗来保存牙根，并在此基础上选择固定义齿来修复牙列的缺损。长期保存患者的牙槽骨，使义齿保持良好的固位效果，恢复患者已被破坏的咀嚼功能，提高患者的生活质量。

种植

自 1988 年起，该科率先在上海市开展口腔种植专科门诊及手术。目前已形成了一套种植外科、修复及种植体周围炎的治疗方法，且在总结经验的基础上，在国内首次提出种植体重植和种植体周围炎的概念，并开始对种植体周围炎进行治疗，取得了较好的效果，提高了种植质量，同时，该科拥有先进的计算机模拟种植，可术前预测种植义齿修复的效果，达到医患良好的沟通。该科具有多种种植体系可供病人选择。

正畸

错牙和畸形有很大的危害性。错牙和畸形不仅影响容貌外观，重要的是影响儿童的身心健康。牙齿不齐易患龋齿、牙龈炎症，且可导致口腔咀嚼功能异常，影响消化吸收，此外也对发音功能产生影响，从而对全身的生长发育产生不良作用，甚至引起心理异常。通过矫正错牙和畸形，可使儿童更健康的成长。该科长期以来，在牙列正畸方面做了大量的工作，拥有大量的儿童病人及成年病人群。

颞下颌关节紊乱病非手术治疗

颞下颌关节紊乱病（TMD）是一系列病因尚未完全清楚而又有共同发病

口腔科

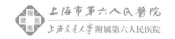

因素和临床症状的一组疾病的总称。引起 TMD 的主要病因有牙合因素、精神因素、咀嚼肌和关节因素、心理社会因素等等，全身健康状况也会影响关节疾病。颞下颌关节紊乱病的治疗应先从温和、保守、可逆性治疗开始作对症处理，治疗病因，最后采取手术治疗。

目前该科采用非手术治疗手段治疗颞下颌关节紊乱病，能够较为有效地减轻患者的症状。该科配有先进的 KAWA 下颌运动轨迹扫描仪，能够帮助患者恢复正常咀嚼运动，指导治疗用咬合板的制作以及对疗效进行评估，可以有效地增强疗效。

专家介绍

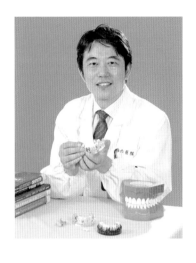

邹德荣 口腔科行政主任。主任医师，教授，博士研究生导师，口腔医学博士。1984年毕业于南京医科大学口腔医学院。

现任中华口腔医学会口腔修复学专委会常务委员，口腔全科医学专委会委员，中国美容整形协会理事，上海市口腔医学会口腔修复学副主任委员，口腔移植学常委，上海市口腔医疗质量控制中心专家委员，国家级、上海市级继续医学教育项目评审委员会学科组专家成员，《上海口腔医学》、《中国口腔颌面外科》、《口腔颌面外科》、《口腔医学》、《口腔器械和材料》杂志编委、《华西口腔医学》杂志特邀审稿人。主持口腔种植专科及牙周病专科门诊，开展口腔种植外科、口腔种植义齿修复以及口腔种植体周围炎的诊治。同时在口腔外科、口腔内科、口腔修复科领域亦颇有研究。发表学术论著及SCI论著50余篇，发表专著3本，并承担市科委、上海交通大学医学院以及上海市卫生局科研项目多项。

擅长口腔颌面部肿瘤的诊治、牙周病的诊治以及义齿的修复。能熟练处理口腔科各种常见病及疑难杂症。

口腔科

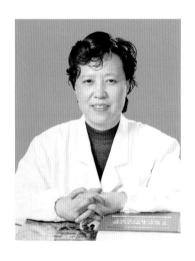

张兰新 副主任医师。从事口腔医疗事业30余年，着重研究口腔黏膜病的诊断和治疗。

擅长牙体病、牙髓病、根尖周病、颌面部炎症、肿瘤等疾病诊治。口腔修复：对活动义齿修复、全口义齿修复、烤瓷牙及桥体的修复有一定临床经验。在口腔颌面部软组织损伤及颌骨骨折的诊治有独到之处。

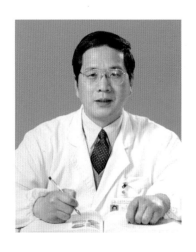

李嘉佑 　副主任医师。经过 30 年的临床实践，积累了丰富的临床经验。擅长疑难牙体病的保留治疗及门诊口腔手术。

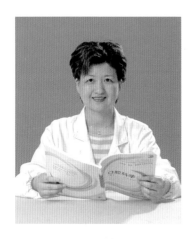

朱　红 　副主任医师。承担局级以上科研课题 2 项，发表学术论文数篇。现任上海交通大学附属第二人民医院口腔科教研室副主任。上海市口腔医学会口腔全科学会委员，上海市口腔医学会儿童口腔专委会委员。

擅长口腔科常见病、多发病诊治，尤以口腔内科牙体病、牙髓病和根尖周病、牙周病的治疗见长。

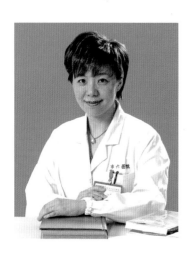

张海华 　副主任医师。1991 年毕业于上海第二医科大学口腔医学院。发表学术论文数篇。

擅长口腔科牙体病、牙髓炎、根尖周炎、牙周病的综合治疗。注重口腔美容修复，有机地保留残根、残冠。

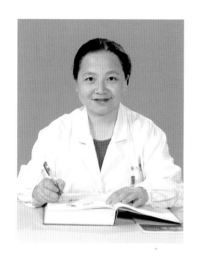

杨 柳　副主任医师。1994年毕业于上海市第二医科大学口腔医学院。擅长口腔内科、外科及修复科各种疾病诊断、处理，积累了丰富的临床经验。对颞下颌关节病及磨牙症的诊断和治疗有独到之处。

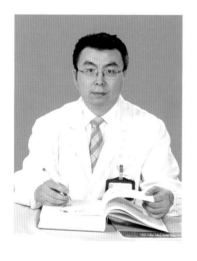

俞律峰　副主任医师，口腔医学硕士，硕士生导师。1995年毕业于上海市第二医科大学口腔医学院；2007年同济大学口腔医学院获得硕士学位。

1995年工作至今。参与口腔颌面外伤治疗，对于颌面软组织损伤修复及颌骨骨折有一定的临床经验。参与市科委课题1项，负责院内课题2项；在《上海医学》《同济大学学报医学版》、《中国临床医学》等核心期刊发表近10篇论著。参与发表专著1本。

擅长牙体病、牙髓病、根尖周病、牙周病、颌面部炎症、肿瘤等疾病诊治；在义齿修复中，对活动义齿、全口义齿、烤瓷牙及桥体的修复有一定的临床经验。

口腔科

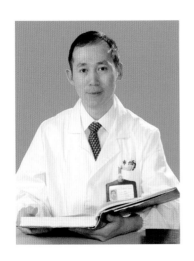

陈 挺　副主任医师。1995 年毕业于南京医科大学口腔医学系。2002 年毕业于西安交通大学口腔医学院，获硕士学位。从事口腔临床工作 15 年，熟练掌握口腔常见牙体牙髓病治疗，拔牙、牙列缺损修复技术。发表了数篇核心期刊论文，参编著作 1 部。承担和参与数项院级课题研究。国际正畸联盟 WFO 成员，中华口腔医学会口腔正畸和口腔修复专科会员。上海市口腔医学会口腔正畸专业委员会委员以及口腔材料专业委员会委员。擅长口腔颌面部错颌畸形的诊断和治疗，儿童和成人牙列不齐的活动和固定矫治技术。开展有直丝弓、自锁托槽矫治技术以及舌侧隐形矫正技术。

皮肤科

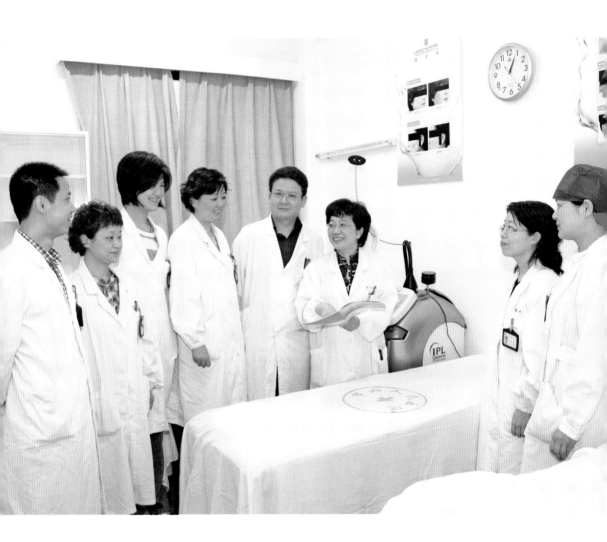

　　该科为市六医院的主要临床科室之一，设有门诊、急诊。分设性病诊治特色专科、光生物学特色治疗专科及痤疮、白癜风、尖锐湿疣、甲病等专题门诊，全面负责各种皮肤病和性病的临床诊疗、教学和科研工作。

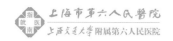
诊疗特色

性传播疾病的诊治

除资深皮肤科医生外，尚有泌尿外科、妇产科医师参与联合诊治，对性传播疾病如淋病、生殖道衣原体感染、梅毒、尖锐湿疣、生殖器疱疹等诊治已积累了丰富的治疗经验。同时开设有尖锐湿疣专题门诊，配备了先进的 CO_2 激光治疗仪及 ALA 光动力治疗仪，不仅能有效地治疗各种难治性尖锐湿疣，还能预防尖锐湿疣复发。此外，皮肤科拥有配套的性病实验室和艾滋病抗体初筛实验室，能快速、准确地进行各项检查。

光生物学特色治疗

1. 复合彩光美容

该科配备有先进的激光及强脉冲光治疗仪器，能对炎症痤疮、痤疮疤痕、雀斑、老年斑、太田痣、炎症后色素沉着、文身、酒渣鼻、面部红血丝、血管瘤、鲜红斑痣及多余毛发进行安全有效地治疗。此外，该项治疗创伤小，门诊即能完成，不影响正常的生活、无需休假。

2. CO_2 激光祛除皮肤赘生物

对祛除寻常疣、扁平疣、丝状疣、睑黄疣、皮赘、老年疣、皮脂囊肿、血管痣、色素痣等有良好的效果。

3. UVB 治疗白癜风

对稳定期白癜风患者在药物治疗的同时联合紫外光疗能取得显著的疗效。

4. 氦氖激光治疗

适用于疖肿、毛囊炎、甲沟炎、下肢静脉曲张性湿疹伴溃疡、带状疱疹及后遗神经痛、斑秃、寒冷性多形红斑以及外阴肛门瘙痒的治疗。

银屑病治疗

对各种类型的银屑病，在中西医结合综合治疗的基础上联合紫外光疗，能及时缓解病情、预防复发、提高患者的生活质量。

感染性皮肤病的治疗

1. 真菌病

是皮肤科的常见病、多发病，发病率占感染性皮肤病首位。该科根据致病菌、发病部位及临床分型的不同采用外搽及内服疗法，取得良好的疗效。

2. 病毒性皮肤病

对各种疣采用药物封包、激光及中西医结合治疗等方法。对各种红斑发疹型、水疱型患者采用内服及外用抗病毒治疗。

3. 痤疮

采用药物联合复合彩光治疗疗效显著。

其他皮肤病的诊治

1. 过敏性疾病

对湿疹、接触性皮炎、特应性皮炎、荨麻疹等通过检测过敏原，全身及局部抗过敏治疗，达到缓解乃至治愈疾病。

2. 药物性皮炎

对各种类型药物性皮炎的诊断、治疗，尤其是各种重型药疹的诊治上具有丰富的临床经验。

3. 皮肤血管炎

对各种类型的皮肤血管炎均有较为丰富的经验联合国内领先的实验室诊断技术能及时予以治疗。

4. 大疱性皮肤病

对各型天疱疮、类天疱疮、疱疹样皮炎等通过免疫荧光检查及其他辅助检查明确诊断，并采取有效的综合治疗。

5. 结缔组织病

对盘状狼疮（DLE）、系统性红斑狼疮（SLE）、皮肌炎、硬皮病、白塞氏病（Behcet's disease）、成人 Still 病、干燥综合征等，合理应用激素及免疫抑制剂，有效地控制及缓解病情。

皮肤科

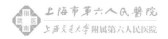
专家介绍

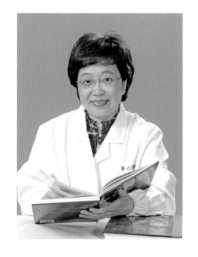

袁定芬 皮肤科行政主任，性病诊治特色专科主任。主任医师，教授，硕士研究生导师。

中华医学会上海皮肤性病学会委员，中西医结合学会上海皮肤性病学委员，中国医师学会皮肤病分会委员。《中国真菌学》杂志编委。发表论文30余篇，参编著作4本。

从事皮肤科性病临床、教学和科研工作20余年。擅长于过敏性皮肤病、血管炎性疾病、大疱性皮肤病、银屑病、痤疮、结缔组织病及性传播性疾病的诊治。有皮肤病理学及皮肤免疫学基础，能够运用手术、激光及冷冻技术治疗皮肤疾病。

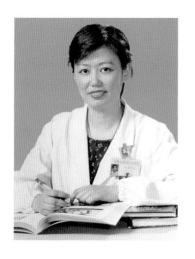

徐佩红 副主任医师。发表学术论文10余篇，对ALA光动力治疗尖锐湿疣血管类患者抗中性粒细胞胞浆抗体的检测进行研究，颇有心得。

擅长过敏性紫癜、变应性皮肤血管炎、结节性红斑、白赛氏病及性传播性疾病的诊治。对过敏性皮肤病、银屑病及自身免疫性皮肤病等也有较丰富的临床经验。

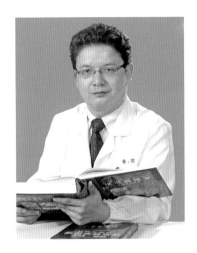

邓辉 副主任医师,医学博士。毕业于复旦大学(华山医院),主要从事光生物学相关临床及科研工作。作为负责人及主要承担人完成课题多项,发表文章10余篇。

擅长应用激光、光子及紫外线等手段进行皮肤病的治疗,在美容相关性皮肤病如白癜风、雀斑、脂溢性角化、褐青色痣、太田痣、黄褐斑、光老化、痤疮疤痕、鲜红斑痣、血管瘤等相关疾病的治疗中积累了丰富的经验。同时对痤疮、脱发、银屑病等疾病有自己独到的认识。

皮肤科

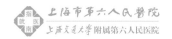

康复医学科

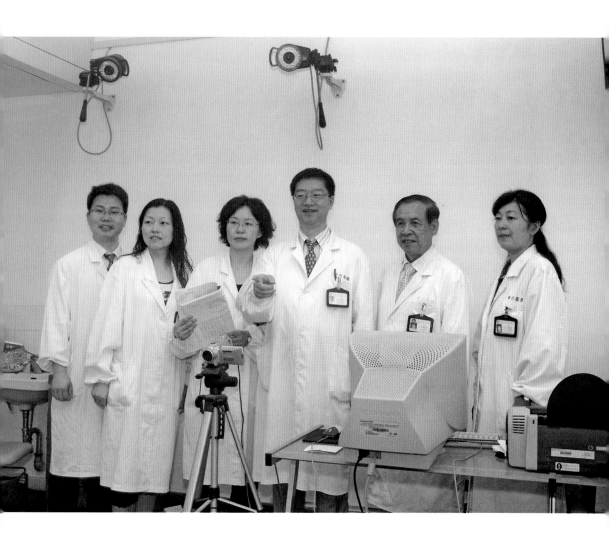

　　该学科是一门全新跨专业学科，曾参与世界医学史上第一例断手再植的康复。随着科学技术的迅猛发展，康复技术水平也在不断地提高，骨科康复，特别是以慢性下腰痛的基础研究、临床诊断、手术治疗、术后康复和步态分析为重点，以康复团队的形式，开展全面康复治疗工作。该科开展颈肩腰腿痛的诊治，特别是腰骶部慢性骨筋膜间隔综合征的基础研究、临床诊断、手术治疗、术后康复和预后的研究工作，该疾病的临床诊断、手术治疗为国内首创，临床效果佳。

该科设有骨科康复研究室、康复医学教研室,拥有三维步态分析仪、肌电图、背伸肌肌力测试、骨折愈合仪、微波、CO_2激光等先进设备。运用手术和体疗、理疗、传统医学等项康复技术对慢性下腰痛、颈肩腰腿痛、手外伤、骨关节炎、神经系统疾患、脑卒中等进行系列的康复治疗,取得明显的疗效。该科曾获得多项科研成果奖。现设有慢性下腰痛、颈肩腰腿痛、手外伤、骨关节术后、脑卒中康复等专家、专题门诊,并依据患者的个体差异及需要为脊柱及四肢关节疾病患者配制各种矫形器。

诊疗特色

下腰痛诊治

下腰痛是一种常见病、多发病,其发病原因大多是由于不良姿势,脊柱的劳损和退变、外伤、风寒或其他原因导致脊椎骨和软组织劳损。多见于驾驶员、长期从事体力劳动或者固定姿势者。该科积极开展以腰骶部慢性骨筋膜间隔综合征所致慢性下腰痛为主的相关临床诊断、治疗与术后早期康复工作。

三维步态分析的临床应用

三维步态分析在国际上颇为流行,国内相关研究较少,该科在国内率先引进英国某公司的步态分析系统,广泛应用于临床诊断及实验分析,可对各种步行周期及骨科、神经内、外科等骨骼、肌肉、神经系统疾病提供客观的诊断依据,同时可为手术方案的制订、手术后效果的评价及佩戴义肢后等康复评价提供客观真实的依据。该科与英国国立索尔福德大学生命健康学院合作建立"慢性腰痛和步态分析的基础研究与临床诊断、治疗"的研究工作。

肌电图(EMG)检查

肌电图检查是一种诊断肌肉疾病的电生理方法,可广泛用于神经源和肌源性疾病的鉴别及诊断,了解神经损伤的部位、程度及神经再生恢复情况,便于临床的疗效观察。

颈肩腰腿痛康复治疗

通过牵引、运动疗法、物理疗法、推拿、背伸肌肌力测试检测系统检测和训练等综合措施治疗颈肩腰腿痛,该科已积累了丰富的临床经验。

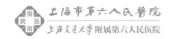

手外伤康复治疗

早期及时有效地开展外伤后功能康复治疗和评定，为患者手功能的康复创造必要的条件。如肌腱损伤修复后功能康复及评定、指骨骨折后的佩戴矫形器，周围神经损伤后的康复及评定，断手、断指再植康复及评定等。

四肢关节康复治疗

在四肢关节术后及骨折后的不同时期，积极主动地运用物理（电光、声、磁、热等）、运动（主动、被动）和作业治疗，有重点地进行综合性的康复治疗，在骨关节康复方面取得了一定的效果。

物理康复治疗

通过电、光、声、磁、热等物理因子作用于人体，起到消炎止痛、改善血液循环、促进神经生长和骨折愈合、调节自主神经功能、软化瘢痕、松解粘连的作用。应用超短波、短波、微波、紫外线等物理手段治疗创面，达到了特效；运用超短波、微波治疗周围性面瘫，得到了较好的效果；运用牵引、高频、低频综合治疗颈肩腰腿痛，疗效理想。针对手功能外伤的患者，早期及时有效地采用高频、低频的治疗手段，为患者早期的消炎、消肿，促使创面愈合，及早进行功能锻炼奠定了良好的基础。对周围神经损伤的患者采用干扰电刺激神经和肌肉的方法，为患者功能的恢复提供了必要的条件。

矫形器康复治疗

矫形器是该科率先在国内引进的治疗方法，采用美国先进的热塑材料，对部分因外伤、整形术后、四肢周围神经损伤、偏瘫等引起的肢体挛缩及关节功能畸形的缺陷进行有效的矫治，对促进功能恢复、防止关节挛缩起到良好的作用。

脊髓损伤后的康复治疗

针对患者脊髓损伤的不同平面以及不同时期，根据客观的评定结果，制定针对性的康复治疗方案（如四肢关节主被动活动，神经电刺激的应用，预防骨骼肌肉失用性萎缩及促进神经功能恢复，主动的康复训练等），为脊髓损伤患者功能最大化的恢复创造必要条件。

专家介绍

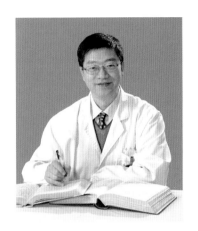

白跃宏 康复医学科行政主任。主任医师，教授，博士研究生导师，医学博士。康复医学教研室主任，骨康复研究室主任。

1983年毕业于哈尔滨医科大学。现任中国残疾人康复协会理事、中国软组织疼痛研究会常务理事、中国残疾人康复协会肢体残疾专业委员会骨科康复学组主任委员、上海市残疾人康复协会副会长、上海市康复医学会骨科康复专业委员会主任委员、上海市康复管理专业委员会委员、上海市康复医学会副秘书长、中国运动医学专业委员会委员、《中国矫形外科杂志》执行常务编委、《中国疼痛医学》《中国临床康复》杂志编委、最高人民法院司法鉴定中心专家。

擅长骨科颈肩腰腿痛的诊断治疗与康复；尤其是慢性下腰痛（即"腰肌劳损"）的诊断、治疗与康复；膝关节骨性关节病的诊断、治疗与康复；周围神经损伤后的治疗与康复。科研课题：①腰骶部慢性骨筋膜间隔综合征所致慢性腰痛的诊断、治疗、康复与预后。②颈肩腰腿痛非手术治疗方法选择的临床研究。③膝关节骨性关节病治疗方法的基础与临床研究。④中级神经损伤相关看护机器人的交叉学科研究。发表中、英、日文学术论文80余篇，著作13部。曾获北京市科技进步二等奖、上海市康复医学科技二等奖、上海市医学科技三等奖等。

康复医学科

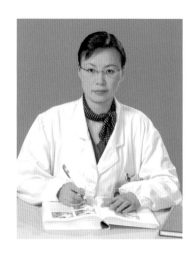

马燕红　康复医学科行政副主任，骨康复研究室副主任。主任医师，教授，硕士研究生导师。1996年毕业于上海第二医科大学，获医学硕士学位。

现为中华医学会物理医学与康复学会上海分会青年委员，上海市康复医学会骨科康复专业委员会委员兼秘书，中国残疾人康复协会肢体残疾康复专业委员会骨科康复学组委员兼秘书。主持完成局级以上课题多项，获上海医学科技奖1项。以第一作者在核心期刊发表论文20余篇，SCI论文2篇，参编著作2部。

擅长：①骨关节疾病的康复。主要从事四肢骨折、人工关节置换术后、关节镜术后、韧带重建术后、周围神经损伤、肩袖损伤、骨关节炎及颈肩腰腿痛等疾病的康复治疗。②中风后康复，通过康复治疗促进肢体功能恢复。

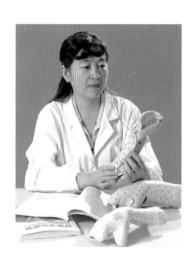

曹曼林　副主任医师，医学硕士。1985年毕业于西安第四军医大学。从事康复医学临床、科研、教学工作近30年，具有丰富的临床工作经验。参与完成上海市科委和上海市卫生局课题3项，获全军科技进步三等奖1项，发表学术论文20余篇，其中SCI收录3篇。

擅长手部肌腱损伤、手部骨与关节损伤、断指再植及上肢周围神经损伤导致的手部功能障碍康复评定、康复治疗及愈后评估。颈椎病、肩关节周围疾病、慢性腰腿痛及创伤后遗留各种疼痛、关节僵硬、皮肤瘢痕、肌肉萎缩的诊断及康复治疗。脑血管意外（脑梗死、脑出血）及脑外伤后肢体功能障碍、言语功能障碍等后遗症的康复评定及康复治疗。

感染病科

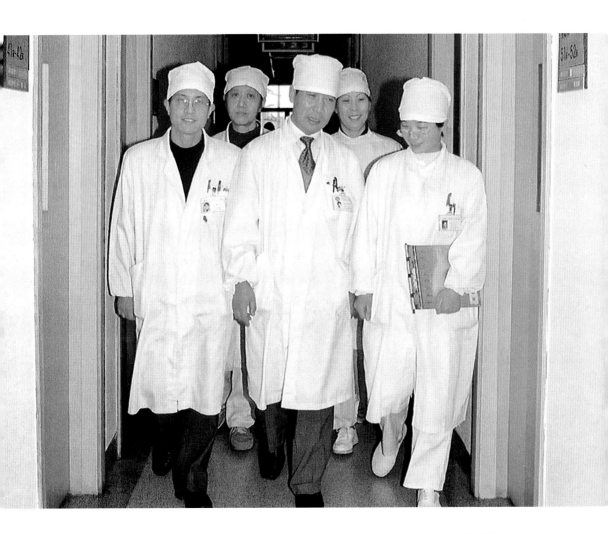

　　该科是上海市综合性医院中感染病床位数规模较大的科室之一，对外开放病床数 64 张，在感染性疾病的临床诊治及教研方面形成了具有特色的临床科室，积累了对有关感染性疾病诊断、鉴别诊断及治疗的丰富临床经验，主要诊治领域为包括各类病毒性肝炎及肝病、发热感染有关疾病、肠道感染性疾病、中枢神经系统感染性疾病。设有肠道、肝炎、感染发热门诊。病房为单独设立的楼房，病房各区分布合理，各种消毒隔离条件好。并设有特需病房，为患者治疗及休息提供了良好的条件。

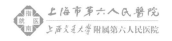
诊疗特色

肝脏疾病的诊治

形成以感染性肝脏疾病为主的相关肝脏病诊治特色，在感染性疾病中，病毒性肝炎占主要部分，病原体涉及乙型、丙型肝炎病毒及甲型、戊型等肝炎病毒，临床种类包括慢性肝炎、重症肝炎、急性肝炎、活动性肝硬化、淤胆型肝炎等。在诊治中，还发现部分并非以上病毒感染有关的功能异常，经过进一步的检查，部分患者为其他病毒感染引起，如巨细胞病毒感染、EB病毒感染等，部分为自身免疫相关的肝病，还有部分为其他原因所致如胆源性肝损害、药物性肝损害等，甚至发现一些遗传或代谢性肝病如脂肪肝及肿瘤性疾病。对各种肝功能异常进行合理评估，判断疾病的程度及预后，如慢性化程度、重症程度、发展趋势等。采用或建议合理的治疗方案。

通过各种途径治疗，如保护肝脏细胞、减少炎症、促进肝脏代谢、增加肝脏血液循环等措施保护肝脏，并且结合中药如护肝、退黄、解毒等改善肝脏功能。并注意患者的慢性化情况，延续或控制纤维化，减少并发症的发生。在慢性乙型、丙型肝炎病毒治疗中，为了控制病情，有关病毒性疾病的抗病毒及免疫措施是治疗的重要途径，对疾病的进展有一定控制或延缓作用，特别是一般治疗效果不满意的患者，如果没有禁忌证，在患者知情同意的情况下，根据病情采取相应的抗病毒方案。

对于有并发症的患者，在积极治疗原发病的同时，采取相应的治疗措施，如合并肝源性糖尿病，控制血糖有助于肝病的恢复。母婴传播是乙肝的重要传播途径，阻断母婴乙肝传播，降低乙肝发病率，在这方面该科特设有专家门诊。

病原体检测准确：各种细菌的培养，采用放射免疫等方法检测多种病毒抗体，利用荧光定量 PCR 对 HBV 等有关病毒核酸进行定量检测，用酶标定量检测 HBV 血清指标。利用免疫组化等技术，对肝组织内有关病毒进行原位标记检测。

肝脏穿刺：肝脏穿刺是有关肝病诊治的一种重要手段，该科常规开展 B 超引导下行肝脏穿刺检查。

中枢神经系统感染的诊治

传染性脑膜炎如流脑、乙脑随着疫苗的接种，临床病例较以前明显减少，但是其他病原体引起的脑膜炎在临床中仍时有发生，该科每年收治此类感染近百例，包括各种病毒、细菌、结核杆菌、真菌等病原体引起的脑膜及脑实质感染，如病毒脑炎、细菌性脑膜炎、结核性脑膜炎等。在结核性脑膜炎治疗中，部分患者进行了鞘内注射，使患者受益。

不明原因发热的诊治

不明原因发热的诊治，是该科一大特点。不明原因发热是一类复杂的、诊断比较困难的疾病，大多数与感染有关系，但需与非感染性疾病鉴别。在发热性疾病中，多数为各种感染性疾病，部分为自身免疫有关疾病，还有肿瘤性疾病等。大多数经过系统检查，能得到正确的诊断和治疗，仅少部分患者原因不明，部分患者病情在经过一段时间后才表现出原发病。在该科近年的诊治中，除了一般感染发热性疾病，发现了一些诊治疑难的病例，如症状不典型的腰椎结核感染，有患者一年后来该科才诊断为本病。该科医师长期从事感染性疾病的诊治及鉴别诊断，在此方面积累了较丰富的临床经验。

感染病科

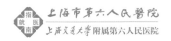
专家介绍

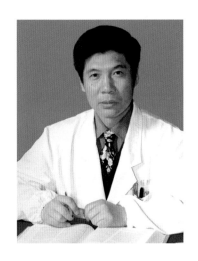

臧 国 庆 感染病科行政主任。主任医师，教授，博士研究生导师，医学博士。传染病与流行病学教研室主任，肝病研究室主任。1983年毕业于安徽蚌埠医学院获医学学士学位，1990年毕业于西安医科大学获传染病学硕士学位，2000年毕业于上海第二医科大学获传染病博士学位。

现为上海市政府采购咨询专家委员会委员，中国医师协会感染病分会委员，中华医学会上海市感染病分会委员，中华医学会上海市内科学会委员，上海市肝病研究中心专家委员会委员，上海市传染病科质控专家委员会委员，上海市肝病研究中心中青年专家委员会常委《世界感染病》《实用全科医学》杂志编委，《肝脏电子快讯》编委。近5年来已完成和正在进行科研课题7个项目（国家自然基金课题2项、上海市科委课题1项、上海市卫生局课题4项），主要研究方向为病毒性肝炎发病机制及诊治。在《中华传染病杂志》《中华肾脏病杂志》《中华医院感染杂志》、《中华消化病杂志》、《世界华人消化杂志》、《World Journal of Gastroenterology》、《肝脏》、《中华肝脏病杂志》等专业杂志发表论文40余篇。

除传染病的诊断和处理（各型病毒性肝炎、流行性出血热、流行性乙型脑炎、流行性脑脊髓膜炎、绦虫病、囊虫病、伤寒、霍乱、出血性肠炎等）外，擅长感染性疾病（不明发热、感染性休克、胶原结缔组织病、化脓性脑膜炎、真菌性脑膜炎）的诊断和治疗。

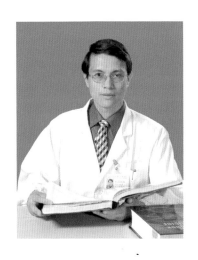

余永胜 感染病科行政副主任。主任医师，硕士研究生导师。2011年12月至今上海市感染病学会青年组成员。2009年9月—2012年9月上海交通大学博士。1990年7月皖南医学院临床医学（获学士学位）。1990年7月—1993年9月担任安徽省宁国人民医院内科。1996年7月山东医科大学（获硕士学位）。1996年7月—2001年12月皖南医学院附属医院感染病科。1998年3月—2001年12月安徽省传染病学会委员，热带病与寄生虫病学会委员。科研工作着重对乙型肝炎免疫机制进行研究，培养硕士研究生8名；承担和完成了市局级课题3项、参与国家自然基金2项；发表论文40余篇、SCI收录8篇；参编肝病专著2部。

熟悉感染性疾病的诊治，主要包括病毒性肝炎、中枢神经系统感染、败血症、肠道感染及发热待查的诊治等。

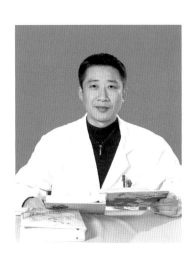

汤正好 感染病科行政副主任。主任医师，医学博士，硕士研究生导师。传染病学教研室副主任。1989年毕业于皖南医学院临床医疗系，获医学学士学位，1999年于安徽医科大学获医学硕士学位，2003年于广州中山大学获医学博士学位。从事传染病临床教学及科研工作20余年，一直在临床教学医院从事病毒性肝炎的流行病学以及肝炎病毒分子生物学，病毒性肝炎与肝纤维化的诊断和治疗、病毒性肝炎的抗病毒治疗研究。

擅长各种感染性疾病的诊断和治疗，以及不明原因发热的诊断与鉴别诊断等。近年承担国家自然基金1项，上海市自然基金2项，上海市卫生局基金项目1项。发表医学论文数十篇。专业特长：各种肝病、中枢神经系统研究方向：病毒性肝炎的基础与临床。

感染病科

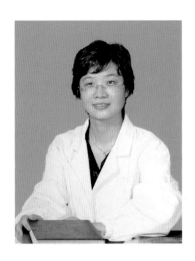

江红 副主任医师，医学硕士。上海市慢性肝病防治中心委员。从事感染病工作20余年，具有扎实的临床内科理论基础，熟练掌握内科临床技能，对感染科常见病、疑难危重症的诊治有一定的经验积累，在核心期刊发表论文多篇。

擅长诊治各种急慢性病毒性肝炎、肝硬化、脂肪肝，中枢神经系统感染，不明原因发热，肠道感染等。

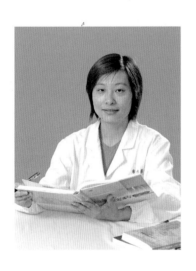

奚敏 副主任医师，医学硕士。教学秘书。1994年毕业于上海第二医科大学医学系，2008年获硕士学位。主要从事感染病的临床与教学、实习带教及科研工作。在学术杂志上发表论文数篇。

擅长诊治疾病主要包括：各种病毒性肝炎、肝硬化、中枢神经系统感染、肠道感染、不明原因发热等感染性疾病。

中医科

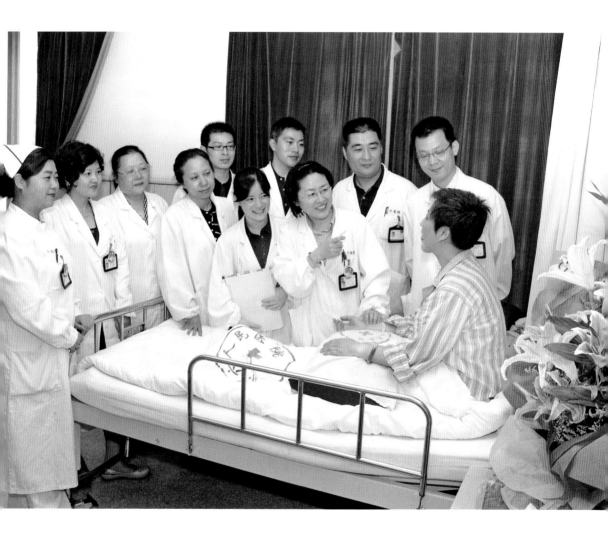

　　该科成立于20世纪50年代初，1992年建立病房，现对外开放床位数22张，设有亚学科中医内科、中医肛肠科及中医妇科等。年门诊近130 000人次，出院病人1 000余人次，平均住院天数≤8天，床位使用率104.23%，是上海市中医脑病优势专科建设单位，是上海市综合性医院示范中医科。长期以来科室坚持运用中医药、中西医结合等技术手段治疗缺血性脑血管病逐步摸索积累和制定了一套医术丰富的诊疗经验与较为成熟的防治结合方案，2005年中医内科被列为国家药品监督管理局中医脑病新药准备临床试验资格认定单

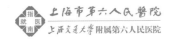
位，同年该科运用中医药治疗缺血性脑血管病被评为医院特色专业。

中医科坚持以祖国医学理论为指导，广泛吸取各家之长，融中西医于一体，秉承中医药为主，中西医结合的理念，充分发挥中医药特色优势，把握疾病治疗环节。除了中医药特色治疗脑动脉供血不足、短暂性脑缺血发作及早期脑梗等缺血性脑血管病以外，该科长期以来以中医为主中西医结合治疗包括呼吸、消化、心脑血管及泌尿系统在内的常见病、多发病、疑难杂症以及肿瘤的中医药治疗等方面也积累了丰富的经验，现开设老年病、慢性肝病、慢性胃炎及胃癌前病变、下肢深静脉血栓、子宫内膜异位症、脂肪肝、三叉神经痛、糖尿病、更年期综合征、慢性泄泻以及中医药肿瘤治疗调理康复等专题门诊。

教学上承担着上海交通大学医学院临床医学专业五年制及八年制的中医学教学任务。科研承担了多项国家及省部级课题科研任务。

该科目前现有医生16人，上海市名老中医1人，正高职称7人，副高职称者3人，博士生导师1人，硕士生导师3人。科室主任学科带头人霍清萍教授目前担任中国中西医结合学会活血化瘀专业委员会副主任委员；中国中西医结合学会虚证老年病专业委员会常务委员；上海中西医结合学会活血化瘀专业委员会委员；上海中西医结合学会虚证老年病专业委员会副主任委员；上海中医药学会内科分会副主任委员；上海中医药学会中医脑病专业委员会副主任委员；上海中医药学会中医脾胃病专业委员会常务委员；上海市卫生系统高级职称评审中医系列专家组成员；上海中西医结合学会理事；上海中医药学会理事等职。科室共计有十余人分别分别担任上海市中医药学会及上海中西医结合学会各专业委员会委员等职。

诊疗特色

缺血性脑血管病的中医治疗

缺血性脑血管病是本科诊治优势病种，根据缺血性脑血管病临床特点及发病规律，运用中医整体观念及中西医结合病证诊疗方法，加强对缺血性脑血管病的中医辨证和辨病治疗。依据其临床特点和发病规律采用内治与外治的结合。内治在辨证施治的基础上突出活血化瘀、扶正祛邪为主，辅以清热、温阳、化痰、通络等中医中药方案；外治以脑循环功能和高电位治疗仪为主，确立病人个体化中西医结合系统化规范化治疗方案，并对出院病人作出综合健康评估，建立资料库长期跟踪随访指导预防及治疗，医教研结合，已形成了完善的中西医两套诊疗方案，诊疗过程系统化、规范化、程序化，已获得明显的综合诊治缺血性脑血管病的优势并取得了较好的临床疗效，深受病人及家属的信任好评。

血管性认知障碍的中医治疗

中医多将认知障碍归属于"老年呆病"范畴。血管性认知功能障碍病因病机复杂，各家认识有所不同，但一般研究认为：本病病位在脑，涉及心肝脾肾，病性为本虚标实，虚有肾虚、气虚，实有风、火、痰、瘀，二者互为因果，治疗时应标本兼治，以补虚不忘调气化痰活血，祛邪不忘益精养血补气为原则。我们采用补虚、逐瘀、化痰、理气、解毒、清热、通络、开窍等多种方法，探索治疗血管性认知障碍，进行了有益的探索，取得了一定的疗效。

健脾消痞法治疗慢性胃炎胃癌前病变

慢性萎缩性胃炎属中医学"痞证"、"胃脘痛"范畴中医学认为本病多由感受外邪、饮食不节、情志不遂、脾胃虚弱所致，以致"胃膜"气血亏虚、气机壅滞、邪浊瘀阻，在长期临床经验总结的基础上逐步提出"补消兼施寒温并用"的治疗思想。临床多以半夏泻心汤为基础，结合现代药理研究成果选用补益气血、理气清热消积等中药合方，寓补于消标本兼治，能使全身气血流畅，虚弱之脾胃得以振奋，上下气机调达，升降有序，从而使"胃膜"之湿浊化郁热清瘀积消，获得较好的临床疗效。

清热化瘀舒肝养阴治疗慢性肝病肝纤维化

擅长治疗慢性肝病提出肝纤维化的实质是"肝血瘀阻"、"邪热瘀结"，是慢性肝病反复病情波动的主要病理机理，清热化瘀是阻断慢性肝病肝纤维化的重要环节之一。运用清热化瘀、舒肝养阴的方法治疗肝炎后肝纤维化患者，可降低血清IV型胶原（CIV）、III型胶原（CIII）、透明质酸（HA）及层黏蛋白（LN）等实验室肝纤维化指标。持续治疗6个月以上，门（脾）静脉直径和门（脾）静脉循环血流量可较治疗前明显改善，临床疗效较为满意。

补肾化瘀治疗子宫内膜异位症

子宫内膜异位症可归属于中医学"痛经"、"癥瘕"、"不孕"等范畴。瘀血、肾虚是本病的关键所在，确立补肾化瘀为基本治疗原则。临床擅用行气化瘀止痛补肾之剂，随症加减。同时兼顾女子易七情所伤，气郁化火，辅以舒肝

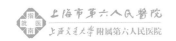

清热方药治疗该病，临床获得较为满意的效果。尤其对有生育要求或是希望缓解症状，减轻痛苦，自然平稳度过绝经期的患者而言，优势较为明显，可较好地缓解症状或助孕，较大程度地改善并提高患者的生活质量。

舒肝活血化痰法治疗脂肪肝

脂肪肝可归属于中医学"积聚"、"胁痛"、"痰湿"等范畴，认为嗜食肥甘、起居失常、情志失调、脂浊痰湿内生、肝经气血不畅、瘀血内生是其主要病变机理。治疗以疏肝健脾、化痰活血、软坚为主，结合饮食及运动的宣教，在消除或减轻肝脏脂肪含量、改善肝功能及临床症状等方面疗效显著。

升阳散火治疗三叉神经痛

三叉神经痛属中医学"偏头风"、"面痛"范畴，素来临床治疗棘手，其病因病机多为风热外袭阻遏经络；或气血凝滞，脉络失养，血瘀不通所致。在长期临床实践中，该科采用"升阳散火法"治疗三叉神经痛，切中病机，使风热得除、瘀血消散、脉络畅通、疼痛渐止，效果明显。

活血化瘀滋阴补肾法治疗糖尿病及其并发症

糖尿病属中医学"消渴"的范畴，研究发现该病患者多具有不同程度的血管损伤，符合中医学"久病多瘀"、"久病入络"、"久病伤肾"的理论，在总结本病多年临床治疗经验的基础上提出"从瘀论治"和"滋阴补肾"治疗糖尿病的观点，主张生活干预，积极控制血糖治疗，注重选用活血化瘀和滋阴补肾中药积极防治糖尿病及其并发症，临床疗效明显。

肿瘤及术后放化疗后患者的扶正祛邪抗癌治疗

"带瘤生存"、"综合治疗"缓解癌痛，延长生存时间，提高肿瘤患者的生活质量是当今医学治疗肿瘤的新理念。中医学认为"邪之所凑其气必虚"，在肿瘤的病变过程中外界的多种致癌因子固然重要，而人体正气的亏虚却是癌变的关键所在。因此，我们以扶正固本，增强患者抗病能力为主，崇尚"人以胃气为本，脾胃乃后天之本、气血生化之源"，临床治病注意顾护胃气和调理脾胃之功能，配合随症加减化裁，以求纠正患者整体阴阳平衡，从而实现增强机体免疫功能、抑瘤消瘤的目的。近年我们运用中医药在防治肿瘤术后的复发、肿瘤放疗后的并发症等方面取得了较好的疗效。

专家介绍

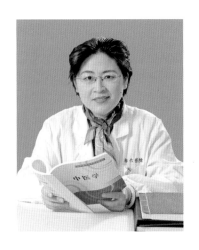

霍清萍 中医科行政主任。主任医师，教授，硕士研究生导师。长期从事中医临床、教学、科研工作。

现任中国中西医结合学会活血化瘀专业委员会，副主任委员；中国中西医结合学会虚证老年病专业委员会，常务委员；上海市中西医结合学会活血化瘀专业委员会，主任委员；上海市中西医结合学会虚证老年病专业委员会，副主任委员；上海市中医药学会内科分会，副主任委员；上海市中医药学会脑病分会，副主任委员；上海市卫生系统高级职称评审委员会中医学科组评委；等职。曾主持及参与省、部、市级课题7项，其中1项通过国家级鉴定。先后主持省部级课题8项。主编、副主编、参编专著6部，在国家统级计源期刊、核心期刊发表论文50余篇。

擅长运用中医学"活血化瘀"、"扶正祛邪"等手段，治疗内科、妇科等疑难杂症，如缺血性脑血管病、脾胃病、冠心病、慢性肝病、下肢深静脉血栓、类风湿性关节炎、强直性脊柱炎、卵巢功能紊乱、子宫内膜异位症、更年期综合征、男女慢性生殖系统炎症。对慢性支气管炎、哮喘、心脏支架术后再狭窄以及肿瘤的康复治疗也有较好的疗效。

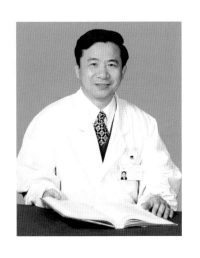

余大强 主任医师。曾师从全国著名老中医张镜人教授。从事中医、中西医结合临床40余年。现任上海中医药学会内科委员分会常务委员，上海中医药学会肿瘤分会委员，上海中医药学会老年病分会委员，上海中医药学会脾胃病分会顾问，上海中医药学会心病分会常务委员，上海市中医治疗支气管哮喘协作中心副主任委员，上海市徐汇区老年医学会副理事长，上海市政府采购咨询专家等职。在学术上有较高的造诣。

擅长治疗慢性支气管炎、哮喘、慢性萎缩性胃炎、胃癌前病变、慢性泄泻、高脂血症、冠心病、脑梗死等病及肿瘤术后放化疗的治疗。对疑难杂症诊疗有较丰富的经验，对中老年的养生保健、调理进补也颇有研究。

中
医
科

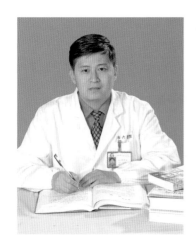

孙永宁 主任医师。上海市第六人民医院东院副院长。中医学博士，教授，硕士研究生导师。

师从"国医大师"张学文教授和著名中医内科学专家杨明均教授，多次应邀赴日本、中国香港等地进行学术交流。长期从事中医临床与科研工作，有扎实的中医理论与临床功底。

擅长心脑血管疾病如脑梗死、冠心病和心肌炎等的中医诊治；对诊治胃炎、胃溃疡、咳嗽等消化和呼吸系统疾病有独到的经验；对恶性肿瘤的中医内科治疗、亚健康的中医调治亦积累了较丰富的经验。

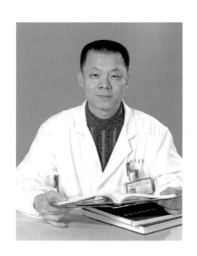

王兵 中医科行政副主任。主任医师，副教授，硕士研究生导师，医学博士。长期从事中医、中西医结合临床、科研及教学工作。现任上海市中西医结合学会虚证老年病专业委员会委员，上海市中西医结合学会青年工作委员会委员，上海中医药学会脑病专业委员会委员。近年以第一作者发表论文10余篇，主持和参与各级课题多项。

擅长中医、中西医结合诊疗慢性肝胆病及胃肠道疾病，在心脑血管病、内分泌代谢病、慢性咳喘、更年期综合征、肿瘤术后放化疗后及亚健康的调治方面也积累了丰富的经验。

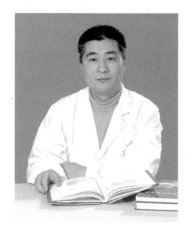

朱赟 副主任医师。现任上海市中西医结合学会大肠肛门病专业委员会委员。从事肛肠疾病的临床、科研及教学20年。发表学术论文10余篇。

熟练掌握肛肠疾病的生理、病理、解剖，在诊断及治疗上有较深造诣，将中医传统方法与现代医学的先进技术相结合治疗各种肛肠疑难疾病，尤其擅长运用无痛方法，采用独特的手术方法对环状混合痔、复杂性肛瘘、肛门狭窄等复杂性、难治性肛门病进行治疗。

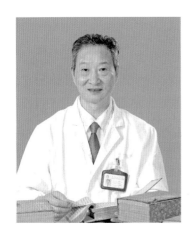

金能革　副主任医师。世医名门之后，金氏医学传人，崇尚中医经典，讲究临床疗效，善用经方、古方，集30余年临床之经验，融效验、价廉、便利于一炉。曾荣获上海市第一届中医临床各科青年优秀论文三等奖。主编、参编医学著作8部，主要代表性论文《升阳散火汤治疗原发性三叉神经痛》《泄热化滞法治疗胆石病》《温阳健脾、涩肠固脱法治疗溃疡性结肠炎》《大青龙汤治验肠伤寒一得》《中药治愈听神经瘤术后脑室－腹腔、盆腔引流排异反应》《十一藏取决于胆的理论与临床》《中医"二步治疗"治愈结节病》等分别在全国性中医专业会议大会交流和医学专业杂志发表。

擅长治疗外感热病、内伤杂病，疑难病症。

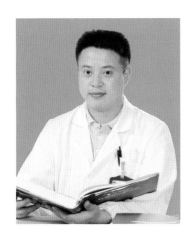

彭文波　副主任医师，医学博士。毕业于上海中医药大学，获中西医结合临床专业博士学位，从事中医、中西医结合临床工作10年，具有扎实的中西医理论知识和较为丰富的临床实践经验。擅长中医、中医学结合治疗慢性支气管炎、哮喘、慢性阻塞性肺性疾病以及心脑血管病，对慢性胃炎、反流性食管炎、高血压病、眩晕症、失眠症等疾病也具有一定的临床心得。在国家科技统计源期刊、核心期刊发表论文10余篇，参编学术论著2部，主持及参与各级科研项目多项。现任中国中西医结合学会活血化瘀专业委员会青年委员，上海中西医结合学会活血化瘀专业委员会委员兼秘书，上海中西医结合学会急救专业委员会青年委员。

中医科

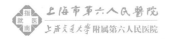

针推伤科

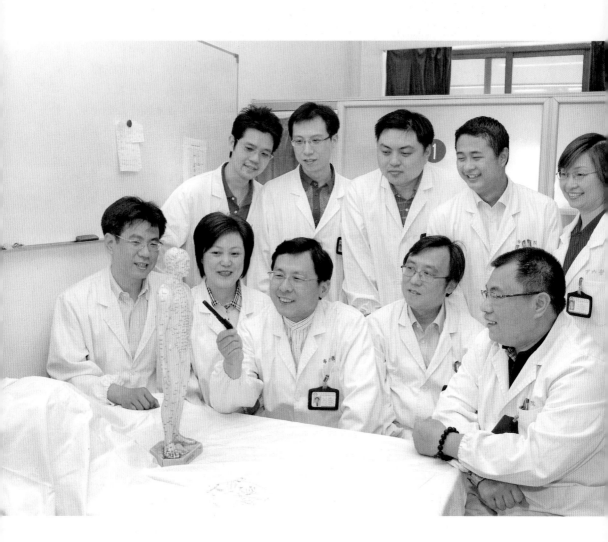

　　该科是全国综合医院中医药工作示范单位，国家中医药管理局"十一五"重点专病专科，上海市综合性医院示范中医科，上海市中医临床优势专科和上海市市级医院中医特色专科，是上海中医药大学针灸推拿学专业和上海交通大学中医骨伤科学专业的博士及硕士研究生培养点，是上海市针灸临床医学专业委员会的主任委员单位。是上海交通大学医学院、上海中医药大学和上海国际针灸培训中心的临床教学基地。科室拥有上海市中医药科研临床针灸II级实验室，并在海外开设了爱尔兰上海针灸学院和马赛中医学院。全科 46% 以上专业人员拥有教授、主任医师、副教授和副主任医师职称，硕博士学历人员比例超过 70%。近年来，先后主持承担国家自然科学基金、卫生部、国家中医药管理局、上海市科委以及上海市卫生局等各类科研课题 20 项，发表 SCI 收录文章及中国科技论文统计源期刊论文 200 余篇，出版专著 6 部。还获得了国家发明专利、上海市科技进步奖和上海市医学科技奖，中国针灸学会科学技术奖和上海市中医科技成果奖。门诊病房主要收治腰椎间盘突出症、卒中后遗症、颈肩综合征、粘连型肩周炎和面瘫等病种，尤其对腰突症的中西医综合诊治积累了丰富的临床经验，有很好的治疗效果。

诊疗特色

腰椎间盘突出症的电针治疗

依托该科"上海市科学进步奖"、"上海市医学科学进步奖"双奖课题《电针治疗腰椎间盘突出症》，采用电针结合推拿、灸疗、药敷（薰）、牵引等非手术疗法及中医药辨证施治，治疗腰椎间盘突出症，能有效治疗和缓解由于腰椎间盘突出压迫神经根引起的腰腿疼痛、麻木、活动不利等各种症状，减轻患者痛苦，提高生活质量。

肩粘连（无痛条件下肩关节粘连松解术）

"无痛条件下肩关节粘连松解术"主要针对以肩关节活动受限为主，有明确肩关节粘连征象的肩周炎患者。首先根据个体情况采用全身麻醉或臂丛麻醉，然后运用一整套特殊手法，将肩关节各部位的粘连充分、彻底地解除，使关节恢复各方向的活动。

"无痛条件下肩关节粘连松解术"是一种无痛、无创伤、安全、操作简单、松解彻底、无意外损伤的疗法，患者痛苦少，病情恢复快，相对于传统推拿手法治疗具有起效迅速、治疗周期短、疗效确切的特点。

中风的中医针灸推拿防治

中风是一种常见的疾病，中风患者一旦生命体征平稳，针灸按摩即可施用，而且治疗有其连续性、长期性，自身的功能锻炼也是极其重要的。越早接受中医针灸治疗，其预后越好，自主意识恢复越早，后遗症越轻，针灸治疗中风有其独特的治疗方法和良好的治疗效果，中医经络腧穴的辨证施治使其治

针推伤科

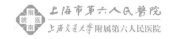

疗充满了个性化因素，针灸、电针、头针、耳针、穴位注射、推拿、功能锻炼，多种治疗手段联合施治，兼之对受损神经良性的针刺刺激，可以达到最好的治疗效果。

面瘫的中医针灸治疗

中医治疗面瘫有其独特的优势和明显的治疗效果，针灸在治疗方法和治疗手段及介入时期上都有其独特的中医特色。辨证施治，分期治疗，治疗手段多样，经济简便安全。采用祛风化痰、活血通络、补虚益气等基本大法，分别选用不同的穴位和不同的治疗方法，以及不同的中药内服。另外还可选用穴位注射、七星针（梅花针）叩刺、穴位照射、中药离子透入治疗、中药穴位敷贴和推拿治疗。

缺血性股骨头坏死中医的保守治疗

运用药物内服外敷结合针灸的治疗方法，活血化瘀，强筋健骨，使股骨头的血液循环得到改善，并加强了股骨头的修复功能，对治疗早期和中期的缺血性股骨头坏死有较好的疗效。

骨关节病的功法中疗治疗

运用补肝肾、强筋骨的药物为主，配合电针或温针的方法治疗骨关节病，特别是常见的膝骨关节病，具有很好的疗效；治疗的同时指导患者进行功能锻炼，以及采取适当的防护措施，以预防该病的复发和阻止该病的进一步的发展。

软组织损伤的手法补救治疗

对于急性软组织损伤（如急性扭挫伤），运用伤科手法、药物内服外敷、痛点封闭等方法治疗，当软组织损伤严重时，需先用小夹板固定治疗。对于慢性软组织损伤（如腰肌劳损、斜方肌劳损、肩周炎等），除运用伤科手法、药物内服外敷外、可以用药物熏蒸、针灸拔罐、功能锻炼等方法治疗。

专家介绍

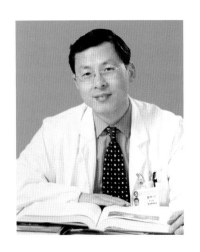

吴耀持 针推伤科行政主任，腰突症诊治特色专科主任。主任医师，教授，博士研究生导师。

上海市针灸临床医学专业委员会主任委员，爱尔兰上海针灸学院及法国马赛中医学院教务长，上海市"新世纪青年医学专家荣誉墙"入选对象，上海市卫生系统"银蛇奖"、上海市"医务青年管理十杰"和"上海市对中医药事业作出突出成绩奖"获得者。

主要从事中西医集合治疗腰突症的临床与基础研究工作。先后主持卫生部、国家中医药管理局、上海市科委以及上海市卫生局等各类科研项目20项。出版专著6部，在国内外专业杂志上发表学术论文60篇，曾获得国家发明专利、上海市科技进步奖和上海市医学科技奖多项，中国针灸学会科学技术奖和上海市中医药科技成果奖等奖项。

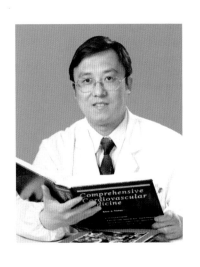

王健雄 针推伤科行政副主任。副主任医师，副教授，硕士研究生导师。中国针灸学会、上海针灸学会会员。中医针灸教研室针灸教研组组长。

1985年毕业于上海中医药大学针灸推拿系。在国内外专业核心期刊上发表论文10余篇，参编医学著作1本。承担上海中医药大学教学课题多项。

长期从事针灸临床与教学工作，对腰椎间盘突出症、卒中后遗症、面瘫、失眠的针灸推拿治疗有独到的心得和丰富的临床治疗经验，诊病讲究四诊合参，辨证施治。

针推伤科

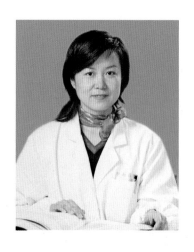

汪崇淼 副主任医师，副教授，硕士研究生导师。现任中华中医药学会上海市骨伤科分会委员。

1987年上海中医药大学本科毕业，2006年上海中医药大学硕士研究生班结业。从事中医骨伤科工作20余年，积累了丰富的临床经验。长期致力于股骨头缺血性坏死的中西医结合治疗的临床研究，承担和参与卫生部、国家中医药管理局、上海市科委、上海市中医药科研基金以及上海市卫生局等各类科研项目10余项，在国内外专业核心期刊上发表论文20余篇，参编医学著作3本。

擅长各种急、慢性软组织损伤、慢性劳损类疾病、各种骨关节病以及骨质疏松症的非手术治疗，特别对腰椎间盘突出症、颈椎病的中西医结合治疗有相当的理论造诣与临床经验。

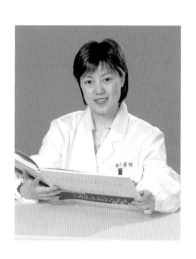

宓轶群 主任医师，副教授，硕士研究生导师。门急诊部常务副主任。1994年毕业于上海中医药大学，现为中国针灸学会会员。承担及参与多项上海市卫生局、上海市科委、国家中医药管理局等课题；在核心期刊、统计源期刊发表论著20余篇。

擅长中西医结合非手术方法治疗腰椎间盘突出症、颈椎病、肩周炎、颈肩综合征、卒中后遗症、更年期综合征等；近年来致力于针灸减肥的临床与科研工作，尤其对单纯性肥胖有丰富的临床经验。

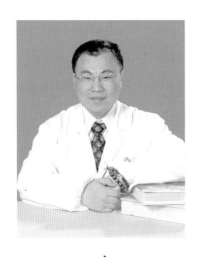

孙德斌 副主任医师。1987年毕业于上海中医药大学。现为中华全国推拿学会首批会员，中国针灸学会、中国体育科学学会运动医学学会、中华医学学会物理康复学会会员，国家职业技能鉴定（保健按摩师）考评员，上海市中医药学会推拿分会委员，上海物理康复学会中西医结合委员会委员。

具有较强的全科医生意识，擅长用针灸推拿中西医结合保守方法治疗腰椎间盘突出征、颈肩腰膝等软组织及关节损伤、失眠、头痛、高血压、糖尿病、白细胞减少症、痛经、阳痿、妇女更年期综合征、美容瘦身等。主攻运动系统各关节及软组织损伤的中西医保守疗法，耳穴贴压疗法治疗各类痛症、呃逆、妇女更年期综合征、美容瘦身等。

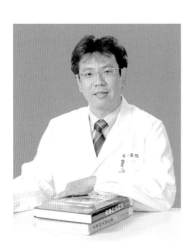

朱伟民 副主任医师，硕士研究生导师。1991年毕业于上海中医药大学。现为中华全国推拿学会、中国体育科学学会运动医学学会、中国针灸学会会员。主持该科特色疗法"无痛条件下肩关节粘连松解术"，能安全、迅速、有效地恢复肩周炎患者的关节活动功能。获市六医院2008年新技术新项目一等奖。在各类核心期刊、统计源期刊发表论文10余篇。

擅长以推拿、针灸等中医疗法治疗脊柱退行性病变、骨关节炎及各类急慢性软组织损伤、面瘫、卒中后遗症等。尤其对腰椎间盘突出症、颈椎病、肩周炎的中西医结合非手术治疗有独到的见解。

针推伤科

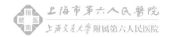

骨质疏松专科

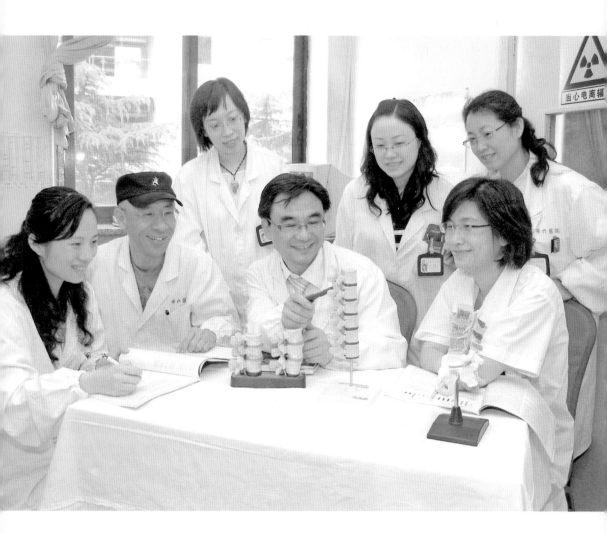

　　该科组建于 1993 年，在骨质疏松和其他代谢性骨病诊治方面积累了丰富的经验，居国内领先地位。科室有主任医师 4 名，副主任医师 2 名，主治医师和住院医师 3 名，其中博士 2 名。附设 1 个骨质疏松研究室，有主管技师 2 名，技师 2 名。拥有双能 X 线吸收仪 3 台（Lunar　advance、Lunar　prodigy 和 Hologic　QDR 2000 型各 1 台）。骨密度检测做到定位准确、精度高，复诊做到前后变化正确对比。

该科包括临床诊治、骨密度检测和研究室 3 部分。临床诊治代谢性骨病，包括原发性和继发性骨质疏松。科研方向是骨质疏松的遗传机制，目前承担国家自然科学基金等项目。在国内外杂志发表论文 100 余篇，其中 SCI 收录论著 40 篇，该领域的研究为国内领先；同时积累了 10 万余份骨密度检测数据，建立了上海市健康男女不同年龄段骨密度的参考值。此外，该科承担了 10 多项国际和国内多中心骨质疏松药物 2 期和 3 期临床研究工作。

诊疗特色

原发性骨质疏松症

包括绝经后骨质疏松症和老年性骨质疏松症，其定义是低骨量和骨组织微细结构破坏，导致骨的脆性增加和容易发生骨折的一种全身性骨骼疾病。引起的骨质疏松症性骨折是老年人致死致残的常见原因之一。

继发性骨质疏松症

治疗由于某些疾病、药物或其他原因而造成骨量低的骨质疏松症。常见原因：内分泌疾病，如甲状旁腺功能亢进、糖尿病、库欣综合征等；慢性疾病，如胃肠吸收障碍、慢性肝肾疾病等；恶性肿瘤及一些先天性代谢障碍等；药物，如泼尼松、激素、糖皮质等的应用。

特发性骨质疏松症

男性年龄小于 50 岁，女性年龄小于 40 岁，发生原因不明的骨质疏松症。

其他代谢性骨病

骨软化症、成骨不全、肾性骨营养不良、骨纤维异样增生症、畸形性骨炎等。

对以上疾病，可以通过有关检查，及早确诊和进行相关药物治疗，包括活性维生素 D、二膦酸盐、降钙素等，以及相关的康复治疗，能明显减轻骨质疏松的症状，如骨痛、肌肉抽搐等，改善肢体活动，提高患者生活质量，显著降低骨折的发生。

骨密度测定

骨密度是早期诊断骨质疏松症、预测骨质疏松症性骨折及随访药物疗效的重要依据。该科拥有当今最先进的美国双能 X 线骨密度测定仪 3 台（Lunar，

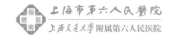

Advance 和 Prodigy、Hologic，QDR　2000 型），可体外、无创伤、快速和精确检测腰椎、股骨近端各部位骨密度。

通过对上海市 2 000 多例女性和 1 500 多例男性健康人群的骨密度测定，建立了上海市男、女不同年龄人群骨密度的正常值数据库。至今骨密度检测 10 万余人次，居国内同行之首。骨密度检测规范和精确性获得国际骨密度测量学会的认证。

骨代谢病和遗传研究室

为探索骨质疏松复杂的遗传机制，在国内率先开展了骨质疏松分子病因学的研究，通过对骨代谢有关基因多态性与骨质疏松表型，如骨密度、骨折关系的分析，试图筛选骨质疏松高危人群，以及早给予干预。该领域的研究居国内领先地位。同时开展单基因遗传病分子诊断，以辅助临床确诊分子病因。

开展了血清、尿液等多项骨代谢生化指标的检测，为骨质疏松症的诊断、鉴别诊断及治疗方案的选择提供依据。

专家介绍

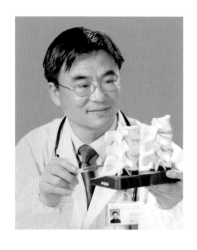

章振林 骨质疏松专科行政主任，骨代谢病和遗传研究室主任。主任医师，教授，博士研究生导师，医学博士。

2000年毕业于中国协和医科大学，获内分泌专业博士学位。现任中华医学会骨质疏松和骨矿盐疾病分会副主任委员，上海医学会骨质疏松分会主任委员，上海医学会理事。从事内分泌临床和研究工作25年，以第一作者身份在国内外专业期刊上发表论文近100篇，其中45篇被SCI收录。2008年获得上海市优秀学科带头人，2011年获得上海市卫生系统新百人培养计划，2012年获得上海市领军人才。

擅长代谢性骨病的诊治，包括原发性骨质疏松症（包括绝经后骨质疏松症和老年性骨质疏松症）；胃肠吸收障碍、慢性肝肾疾病或恶性肿瘤等引起的继发性骨质疏松症；对其他代谢性骨病，如甲状旁腺功能亢进、肾性骨营养不良、骨软化症等疑难代谢性骨病的诊治尤其有独到之处。

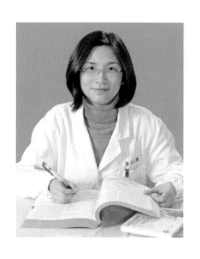

汪纯 副主任医师，医学博士。2008年毕业于德国汉诺威医科大学。

从事内分泌及代谢性疾病的临床工作10余年，擅长内分泌代谢性疾病的诊治，尤其是对绝经后妇女骨质疏松，继发于其他内分泌疾病的骨质疏松（如甲状腺、甲状旁腺、糖尿病、皮质类固醇性骨质疏松等）和其他慢性疾病导致的骨骼病变（如慢性肝病、肾病、胃肠吸收功能障碍等）的诊断、对鉴别诊断和制定个体化治疗方案积累了一定的经验。

骨质疏松专科

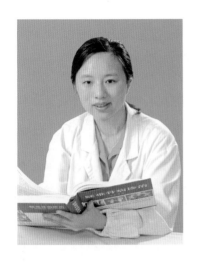

张浩　副主任医师，医学硕士。1998 年 7 月毕业于上海第二医科大学，获学士学位，2009 年 7 月毕业于上海交通大学附属医学院，获硕士学位。从事临床工作 10 余年，2002 年以来从事骨质疏松和骨代谢疾病临床工作。迄今作为第一作者发表论文 9 篇，其中 SCI 收录论文 5 篇。2009 年获得国家自然科学基金青年基金的资助，为项目负责人，并参与科室多项国家自然科学基金及市科委的研究课题，同时参与多项国际多中心药物临床研究。2012 年参与课题"骨质疏松和单基因骨病遗传机制及临床应用"，作为第二完成人，获得上海市科学技术奖一等奖。目前为上海市医学会骨质疏松专科分会青年委员。

擅长诊治原发性骨质疏松症；甲状旁腺功能亢进、糖皮质激素等引起的继发性骨质疏松症以及成骨不全等代谢性骨病。

急诊医学科

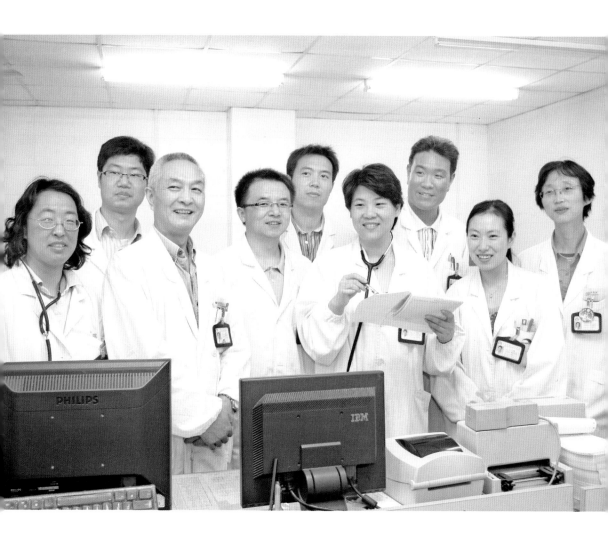

　　该科成立于 1986 年，是上海市最早成立的急诊科之一，目前为卫生部急诊专科住院医师培训基地，为全国各地培养急诊科医生。卫生部全科医师培训基地。承担国家继续医学教育任务。为上海交通大学医学院硕士学位培养点，并承担上海交通大学、苏州大学等学校本科生、研究生教育。经过 20 余年的建设和发展，目前该科设有各科急诊诊室，拥有 20 余名抢救经验丰富的急诊专科医师和一支训练有素的护理队伍。设有急诊抢救室、急诊监护室、内外科

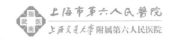

观察室共计病床100张。急诊范围内完全实施了电子信息化，实现了电子处方与电子收费。配备了中央监护系统3台，共有23台可连接多功能生命体征监护仪，无创呼吸机8台，5台有创呼吸机并纳入医院统一使用资源。年急诊量35万人次，抢救人数8 000人以上。危重患者抢救成功率达95%。开展各种急危重病救治工作及学术研究如心肺复苏、多发伤及多脏器损伤的危重患者的监护、急性心肌梗死、脑卒中、呼吸衰竭、心力衰竭等，承担上海市卫生局课题等多项，在省市级以上刊物发表学术论文百余篇。

诊疗特色

抢救室有11张抢救床位。主要以急、危重症患者实施抢救诊治为特色，主要病种包括：严重多发伤、中毒、心衰、呼衰、休克及昏迷等需要紧急抢救与诊治的急危重症。根据患者与病种增加情况，规范了抢救流程，实施绿色通道。人员配置均为高年资主治以上医师，一名副主任医师负责，同时每日有值班主任兼管，抢救成功率及抢救人数明显增加。

内科观察室扩大了收治病种的范围，主要是合并多种疾病的老年危重患者，诊治特色以急危重患者的诊断与鉴别诊断，主要包括：发热、胸痛、腹痛、衰竭等急症，每年约诊治心衰、呼衰、重症肺炎、胰腺炎、夹层动脉瘤、糖尿病与糖尿病肾病、白血病等血液病3 500余例。目前主攻方向是多种原因所致心衰的综合防治，完成上海市卫生局科研课题：冠心病合并糖尿病患者血小板活性改变及抗血小板聚集治疗及"注射用丹参多酚酸盐治疗糖尿病心肌缺血的有效性和安全性的多中心、开放性临床试验"（四期临床试验，12家单位参加）。

EICU主要收治多发伤、多器官功能不全、老年内科重症等需要呼吸机支持或监护治疗的危重患者。主要特色以创伤后SIRS与多器官功能不全的防治为主要目标，加强对呼吸机使用的管理，实施计划脱机，规范化应用营养支持和合理使用抗生素。

专家介绍

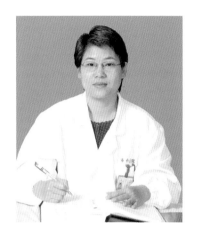

封启明　急诊医学科行政主任。主任医师，教授，硕士研究生导师，医学博士。

现任上海医学会急诊医学专科委员会副主任委员。华东地区危重病急救医学专业协作委员会委员。卫生部急诊专科住院医师培训基地及全科医师培训基地负责人。从医20余年，积累了丰富的临床经验。

擅长心肌炎、心肌病、心力衰竭、高血压、冠心病的治疗及内科急危重症的鉴别诊断及治疗。参加上海市重大课题"伴胰岛素抵抗的高血压病人的治疗选择"、"十五"攻关课题"非瓣膜性房颤的抗凝治疗"、"心力衰竭的药物治疗"等，负责市卫生局课题：冠心病合并糖尿病患者阿司匹林抵抗的相关因素及抗血小板聚集治疗。发表学术论文10余篇，参加编写专著4部。

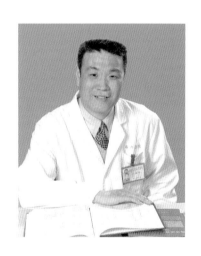

赵钢　急诊医学科行政副主任。副主任医师，副教授，硕士研究生导师，医学博士。

1995年毕业于上海第二医科大学，获医学博士。主要从事急诊及危重病医学的工作，擅长对各种危、急重症包括心衰、呼衰、休克、严重创伤、中毒、心跳呼吸骤停等患者的复苏和抢救。主要研究方向为创伤后炎症反应，多器官功能损伤的防治，危重患者人工气道的建立与维护，呼吸机治疗及重症监护。有丰富的临床经验与研究。完成市卫生局课题1项，发表相关论文10余篇。获局级以上医疗科技成果奖1项。

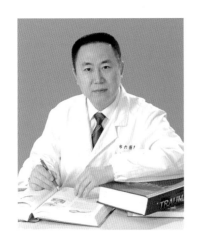

马可 急诊医学科行政副主任，上海市第六人民医院东院急诊医学科执行主任。副主任医师，医学博士。曾先后工作于骨科、急诊外科、ICU及急诊科。2003年，于"非典"肆虐时，在发热病房全封闭环境下工作1月；2008年，汶川大地震后，在都江堰中德红十字会野战医院工作3周。2006年获得江苏省省级优秀学生干部，2009年赴英国参观学习6周。读书及工作期间在核心期刊第一作者发表论文10余篇。曾为骨科医生，后被调入急诊外科工作，熟悉手外科、显微外科类手术。对于休克与复苏及椎间盘退变方面有较为深入的研究。

多年的急诊科工作经验，对各种创伤性疾病的休克与复苏有自己独到的经验，熟悉内科各种急、危、重症疾病的诊断，可熟练应用急诊科和ICU的各种抢救方法，擅长心肺复苏术及组织对各种类型的危重病患者进行复苏的抢救工作，及对危重症患者的支持治疗。

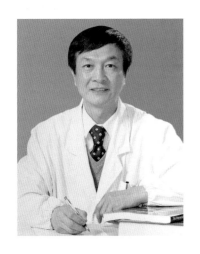

张允平 副主任医师。从医20余年，擅长心肺脑复苏、急诊医学、危重病医学、各类中毒、急性肝衰竭的治疗。

担任第一届中华医学会急诊分会危重病专家委员会全国委员，第一届华东地区危重病急救医学专业协作委员会委员，第五届中华医学会上海分会急诊专科委员会委员兼秘书，中华医学会上海分会危重病专科委员会委员，上海市急诊ICU质量控制中心副组长。

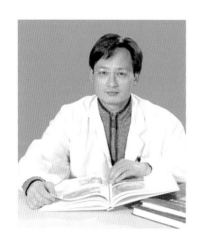

何平安 副主任医师。1992年毕业于上海医科大学。有4年内科经验，以后长期从事急诊科的工作，具有广泛的知识面，良好的临床工作能力及丰富的临床工作经验。

擅长：①心肺脑血管患者的内科病症诊治及内科危重患者的抢救及治疗；②多发性创伤、复合伤的抢救及治疗；③中毒患者的诊断、鉴别诊断及解毒处理。主攻急症重危患者的救治、急诊重症监护室、各类监护仪器及呼吸机的优化管理及应用，复合伤多发伤患者的综合管理及救治。

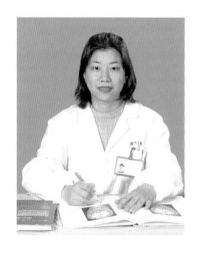

周敏杰 副主任医师，医学硕士。1994年毕业于上海第二医科大学。从事心血管内科工作多年，后加入急诊科工作。

擅长心血管疾病的诊断和内科疑难症状鉴别诊断及治疗。尤其擅长高血压、心律失常、冠心病、风湿性心脏病、先天性心脏病和心力衰竭的诊断和治疗。同时在肺心病的治疗上也有丰富的临床经验。作为指导教师协助指导硕士研究生多名。承担本科生急诊医学大课讲课。

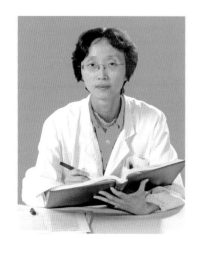

吴蔚 副主任医师。1996年毕业于同济医科大学（现华中科技大学同济医学院）临床医学专业。目前苏州大学研究生进修班在读。

擅长诊治、抢救各种休克、呼吸衰竭、心力衰竭、各种昏迷、常见的心律失常、急性心肌梗死、不稳定性心绞痛、常见的各种中毒等。熟练掌握经口气管插管、深静脉穿刺等操作；擅长呼吸机管理、心电监护仪、除颤器等操作。开展了经鼻气管插管，逆行引导气管插管。参与课题局级课题：冠心病合并糖尿病患者阿司匹林抵抗的相关因素及抗血小板聚集治疗。发表论文多篇。申请国家专利1项。承担本科生大课教学。

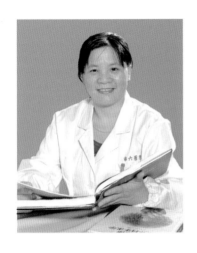

叶珏明　副主任医师，医学硕士。1992年毕业于上海第二医科大学医学系，1999年获得急诊科硕士学位。

自从1992年进入市六医院急诊科以后，长期从事临床急诊工作，积累了丰富的临床经验，特别在急诊危重症患者的抢救方面有独到的见解。擅长各种急诊重症疾病的诊断和治疗，熟练掌握各类抢救操作。发表医学论著多篇，并参与各类临床课题多项，还担任本科生、研究生教学工作，以及临床带教工作。

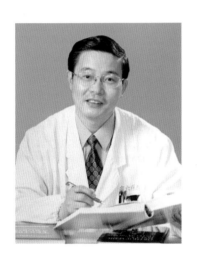

陶宝华　副主任医师，副教授。从事心胸外科临床实践工作30余年，有丰富的临床实践经验和精湛的手术技能。特别是先天性心脏病纠治手术、风湿性心脏病换瓣手术及普胸外科肺癌、食管癌的手术治疗方面成绩显著。作为国家"七五"攻关课题"冠状动脉外科治疗的综合研究"攻关组正式成员，参与了我国冠状动脉外科手术的早期临床实践工作，并取得我国冠状动脉外科手术开拓性成果，该课题获卫生部科技进步三等奖、上海市科技进步二等奖及上海市卫生局颁发的上海市医学科技贡献证书。并公派赴美国进修学习各类心血管病手术治疗技术达4年，是六院心胸外科创建者之一。

近年来，在严重胸部创伤合并呼吸衰竭、多脏器功能损害及心肺复苏的抢救治疗方面亦积累了丰富的临床经验，抢救成功率高。发表了10余篇专题论著、论文和综述。

高压氧治疗科

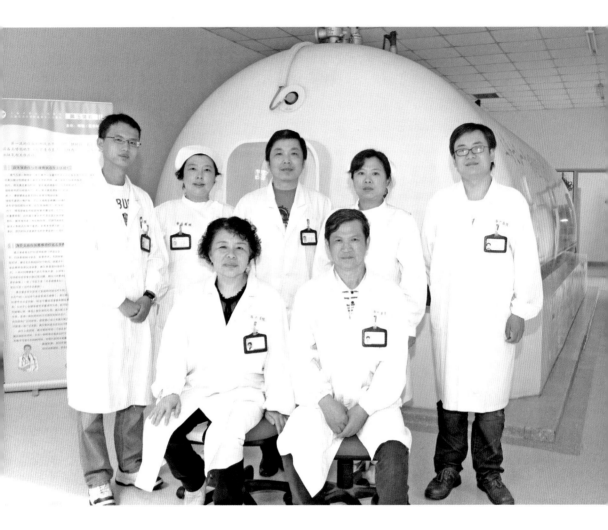

  该科拥有大型高气压空气舱，配备先进的舱内设施和辅助设备，其规模及科技含量均达到国内先进水平。科主任具备主任医师职称，为医学硕士、硕士研究生导师。医师中100%具有研究生学历。设有硕士点，招收急诊医学高压氧专业的硕士研究生，目前在读硕士生3名。经上海市高压氧临床质量控制中心对市六医院高压氧治疗科的氧舱配套设施、急救装置配备、氧舱规范操作的

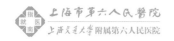

规章制度和氧舱工作人员资质和编制逐项进行验收，结果全部符合国家相关行业准入标准。2006—2009年上海市高压氧质量控制中心对市六医院高压氧治疗科的科室管理、学科建设、医教研水平、行风及精神文明建设工作进行了全面检查，评比成绩在全市所有医院高压氧治疗科中名列第一。

市六医院高压氧治疗科是匹配上海市急性创伤救治中心工作而建立的科室，是急诊医学的分支。市六医院的急诊抢救室和监护室配备有各种新型号的呼吸机、除颤起搏器和心电血压呼吸监护仪等国内先进水平的医疗设施，年抢救患者近10万人次，危重患者抢救成功率大于85%，重点开展心肺脑复苏、复合性外伤、创伤性休克及多脏器损伤救治的临床和基础研究。创伤急救以及骨科的显微外科一期、二期手术修复后有大量的患者需要进行高压氧治疗，并且由于上海市急性创伤救治中心的品牌和创伤骨科医学的特色吸引了大量危重急性创伤患者前来就医。根据临床实际需要，市六医院高压氧治疗科将各种高压氧急、危、重适应证：包括各种病因所致的急性缺血、缺氧性脑功能障碍的复苏、急性血管栓塞综合征、挤压综合征等的救治作为研究重点、主攻方向。

该科将不断提高临床治疗水平，提供优质、全面的医疗服务，把更好地履行救死扶伤的职责作为科室建设的宗旨。目前，该科在诊治水平、急诊救治疾病谱的多样性、病情的危重性等方面的医疗内涵质量，在上海市三级甲等医院的高压氧治疗科中位于前列；医、教、研综合实力处于上海市三级甲等医院的高压氧治疗科的先进水平。

诊疗特色

高压氧治疗科诊治病种（高压氧治疗的适应证）

缺氧缺血性疾病或因缺氧缺血引起的疾病，以及各种疾病导致人体、器官或局部组织处于缺血缺氧状态，都是高压氧的适应证。

急诊医学科疾病

（1）急性一氧化碳中毒及其他有害气体中毒、农药中毒、化学药物中毒等（包括继发症及后遗症）。

（2）溺水、自缢、电击伤、心源性休克、颅脑创伤、心肺复苏术后以及其他原因引起的脑缺氧、水肿导致急性脑功能障碍。

神经内科疾病

（1）脑血管疾病：短暂性脑缺血发作、慢性脑供血不足、脑血栓形成、脑栓塞、脑出血（含蛛网膜下腔出血）2周后。

（2）各种颅内感染性疾病：各种病毒性脑炎、化脓性脑膜炎及颅内脓肿。

（3）各种缺血、缺氧脑病继发的脑功能障碍或智能减退。

（4）各种神经、血管性头痛，各种炎症性急、慢性疼痛。

（5）颈椎病、腰椎间盘突出症、椎—基底动脉供血不足。

（6）神经根炎、多发性神经炎。

（7）锥体外系统疾病：震颤麻痹（帕金森病）、小舞蹈病。

（8）神经系统脱髓鞘病：多发性硬化、视神经脊髓炎、各种脑脊髓炎。

（9）神经系统变性疾病：运动神经元病、阿耳茨海默病（老年性痴呆）。

（10）周围神经疾病：各种颅神经、脊神经功能障碍。

（11）神经肌接头及肌肉疾病：重症肌无力、肌营养不良症。

（12）神经症：神经衰弱、忧郁症、焦虑症。

神经外科疾病

（1）脑挫裂伤、弥漫性轴索损伤、脑震荡及其后遗症、颅脑术后的脑功能恢复。

（2）脊髓创伤、挫裂、震荡伤、脊髓压迫症、脊髓术后功能恢复。

骨科、外科疾病

（1）大面积、复合性，可能发生感染的创面。

（2）整形、矫形、皮瓣移植、植皮、断肢和断指（趾）再植术后。

（3）骨折延迟愈合或骨不愈、无菌性骨坏死、慢性化脓性骨髓炎。

（4）挤压伤与骨筋膜间隔综合征。

（5）气性坏疽，破伤风及放线菌等厌氧菌感染。

（6）异体器官保存、移植。

耳鼻咽喉科疾病

（1）突发性耳聋、噪音性耳聋及其他感音神经性耳聋。

（2）梅尼埃病及顽固性眩晕症。

（3）特发性面神经麻痹。

（4）断耳、断鼻再植术后。

眼科疾病

（1）眼球外伤及视网膜振荡。

（2）视网膜中央动、静脉阻塞、缺血性视神经病变、皮质盲。

（3）中心性浆液性视网膜脉络膜炎、视盘炎、球后视神经炎。

心内科疾病

（1）冠心病、病毒性心肌炎和各种心肌病、各种快速心律失常。

（2）周围血管病：动、静脉栓塞，多发性大动脉炎，脉管炎。

消化内科疾病

（1）难治性消化性溃疡、溃疡性结肠炎、克罗恩病、出血坏死性肠炎。

（2）肠系膜血管栓塞症、肠壁囊样积气症。

（3）麻痹性肠梗阻、肠激惹综合征等肠功能紊乱性疾病。

（4）各种病因引起的急、慢性肝功能损害。

内分泌疾病

（1）非胰岛素依赖型糖尿病及其并发症：脑血管病变——脑梗死、脑出血；心血管病变——冠心病；微血管病变——四肢顽固性溃疡、坏疽；周围神经病变；眼底病变——视神经炎、糖尿病性视网膜病变。

（2）桥本甲状腺炎、慢性淋巴细胞性甲状腺炎、亚急性甲状腺炎。

（3）代谢综合征。

免疫系统疾病

系统性红斑狼疮、白塞氏病、类风湿性关节炎、干燥综合征。

儿科疾病

缺氧缺血性脑病、脑性瘫痪。

口腔科疾病

牙周炎、口腔溃疡、牙齿再植、口腔颌面部感染、创伤及骨折。

皮肤科疾病

硬皮病、银屑病、寻常性痤疮、斑秃、结节性红斑。

专家介绍

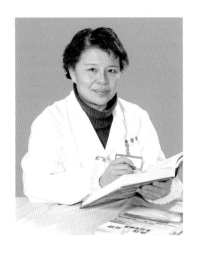

傅敏　高压氧治疗科行政主任。主任医师，教授，硕士研究生导师，医学硕士。

从事急诊内科临床以及高压氧医学临床、教学及研究 20 余年。对高压氧医学基础理论、治疗原理以及治疗介入时机进行过深入的研究。对各种疾病的高压氧治疗介入时机有较深的造诣和独到的见解。擅长缺血、缺氧性脑病、颅脑损伤所致急性脑功能障碍的复苏、急性血管栓塞综合征、挤压综合征等各种急、重高压氧适应证的救治。在高压氧治疗一氧化碳中毒及继发症、后遗症；各种病因所致的急、慢性脑功能障碍、脑外伤后遗症；各种病因的脑炎及后遗症；突发性耳聋、顽固性耳鸣及眩晕；急、慢性周围循环障碍性疾病（包括脉管炎、深静脉血栓形成、糖尿病足、慢性皮肤溃疡、褥疮等）；慢性骨髓炎、无菌性骨坏死，以及各种骨、创伤外科疾病所致组织损伤和功能障碍等方面积累了丰富的临床治疗经验。

研究方向为各种高压氧急、危、重适应证，包括各种病因所致的急性缺血、缺氧性脑功能障碍的复苏、急性血管栓塞综合征、挤压综合征等的救治。近年主要进行高压氧治疗急性缺血、缺氧性疾病的机理研究。以第一作者在《中华医学与高气压医学杂志》《中华核医学杂志》《中华职业病杂志》等专业期刊发表相关学术论文 30 余篇；获上海市科技进步三等奖 1 次。

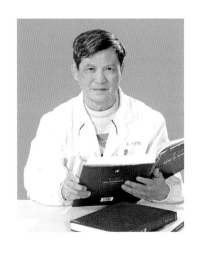

张陆弟　副主任医师。1967 毕业于第二军医大学医疗系。现任上海市高压氧质控中心委员、中华医学会高压氧医学分会委员、上海市技术质量监督局高压氧专家组专家、上海市医保局高压氧专家组专家、中华航海医学与高压氧医学杂志常务编委。从事高压氧医学临床、教学及基础研究工作 40 余年，学术造诣精深，积累了丰富的临床治疗经验。

以第一完成人获国家卫生部科技进步三等奖、全军科技进步三等奖、上海市科技进步三等奖各 1 项，相关科研成果被编入 9 ~ 13 版陈灏珠主编的《实用内科学》。以第一作者在国内外发表学术论文 60 余篇。

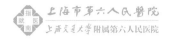
生殖医学中心

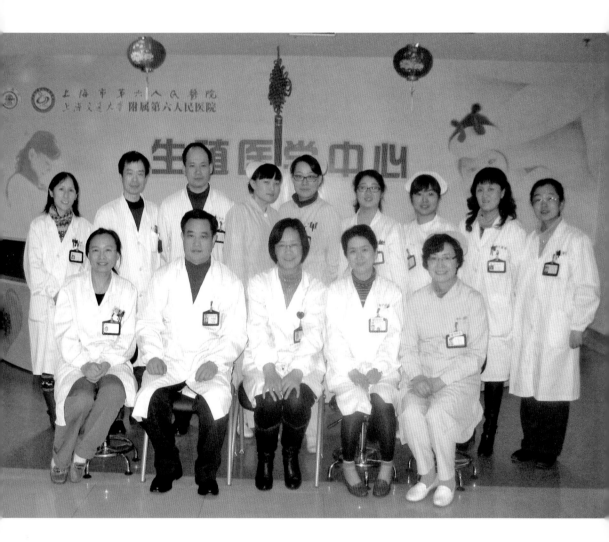

上海市第六人民医院是上海西南地区唯一开展辅助生育技术的三级甲等医疗机构，妇产科是上海交通大学医学院重点学科，上海市第六人民医院重点学科，博士点，年诊治不孕症患者近2万名。目前生殖中心在编专职技术人员为15人，其中临床医师7人（包括男科医师1人），实验室专业技术人员4人，护理人员4人。高级职称5人，中级职称6人，初级职称4人。博士5人，硕士3人。

中心总使用面积 1 300 平方米,设有女科门诊、男科门诊、B 超室、内分泌室、男科实验室、人工授精手术室及实验室、取卵室、移植室、胚胎室、冷冻室等,配备国际一流的先进设备如:四维彩色多普勒超声诊断仪、胚胎培养箱、超净工作台、显微操作系统等。

中心目前可开展的辅助生殖技术项目包括

夫精人工授精技术;体外受精——胚胎移植技术;卵胞浆内单精子注射技术;睾丸 / 附睾穿刺取精技术;冷冻胚胎移植技术;多胎妊娠选择性减胎术;精子冷冻复苏技术;囊胚培养技术。

诊疗特色

(1)无痛取卵技术。取卵术是"试管婴儿"中的重要步骤,由于术中疼痛引起的医患配合不协调可能影响取卵的成功率。该中心采用静脉麻醉的方式,运用经阴道 B 超引导下取卵技术,提倡人性化医疗服务。增加了取卵术获卵率,提高了手术的安全性和成功率及患者的满意度。

(2)中心"一体化"建设。中心设施齐全、人才实力雄厚,在中心就诊区域内能完成从不孕不育相关检查到 IVF 取卵、移植的全部流程,完善的服务与温馨的就诊环境为顺利完成生殖技术提供了保障。

(3)严格的管理制度。辅助生育技术中,针对伦理的问题是管理的重要内容。中心严格遵照《人类辅助生殖技术管理办法》、《人类辅助生殖技术规范、基本标准和伦理原则》中的各项有关规定制定了完善的管理制度,同时成立了生殖伦理委员会,市中心能够更安全、有效、合理地实施人类辅助生殖技术,保障个人、家庭以及后代的健康和利益,维护社会公益。

专家介绍

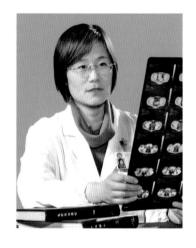

陶敏芳 上海市第六人民医院副院长。妇产科主任医师，教授，硕士研究生导师，医学硕士。中国医院协会门急诊专委会委员、上海医院协会门急诊专委会副主任委员、上海医院协会健康管理学专科分会委员；上海医学会骨质疏松分会委员，上海医学会生殖学会委员。

从事妇产科临床工作近30年，对妇科常见病如子宫肌瘤、软巢囊肿、子宫内膜异位症、不孕不育等复杂、疑难疾病的诊治具有丰富的临床经验，尤其是在对各种妇科疾病的治疗方案的制定上合理、有效。近年来对不同年龄段女性的月经失调、更年期综合征及相关疾病、绝经后骨质疏松症、宫颈疾病有较多的临床研究，并在疾病的诊治上具有独特的见解。对不孕不育的诊治方案个性化强。

发表学术论文20余篇。承担上海市科委、上海市卫生局、上海市申康医院发展中心课题等多项。

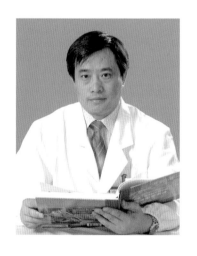

滕银成 妇产科行政主任，上海市危重孕产妇会诊抢救中心主任。主任医师，教授，上海交通大学医学院妇产科学系副主任，博士研究生导师，医学博士。上海市医学会妇产科分会委员，上海市抗癌协会妇科肿瘤专业委员会委员，中华医学会妇科肿瘤学分会委员；《中华围产医学杂志》、《中国产科急救医学》杂志编委，《中华临床医师杂志》（电子版）特邀编委。长期从事妇产科临床工作，具有丰富的妇产科专业知识和熟练的手术技能，在诊治妇产科疑难病症方面具有丰富经验。妇科方面能熟练进行妇科恶性肿瘤的分期和根治手术、腔镜下复杂全子宫切除术、阴式全子宫切除术、盆底修复与重建手术等。产科方面擅长产科并发症和合并症的处理，具有处理难产及危重孕产妇抢救方面丰富经验，能熟练进行产钳、腹膜外剖宫产术等产科手术。目前主要研究方向为妇科肿瘤诊断和综合治疗，子宫内膜癌的基础和临床研究、子痫前期发病机理及临床防治研究。发表学术论文70余篇。

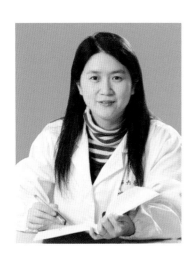

邵红芳 临床负责人，医学硕士，副主任医师。

从事妇产科临床工作 10 余年，熟悉各种不孕不育的诊断和治疗流程，掌握各种辅助生殖治疗方案和临床操作技术，擅长妇女更年期综合征以及骨质疏松的诊断和防治。

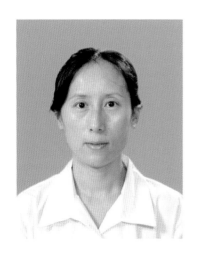

王利红 实验室负责人，副主任医师，医学博士，医学伦理学博士后。

从事辅助生殖技术工作近 10 年，熟悉各种不孕不育症的诊治及助孕技术，主攻胚胎培养技术，女性生育力保存与生殖伦理调控。

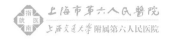

普通内科专家介绍

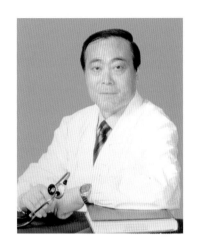

郁晓明 主任医师。1969年毕业于上海第二医学院医学系（六年制）。现任中华医学会重症学会全国委员，上海急诊医学会第四、五届委员，《中华医药杂志》常务编委《中华急诊医学杂志》通讯编委。

在急诊内科领域有丰富经验，多次在危重患者群中鉴别出主动脉夹层瘤，呼吸衰竭患者中鉴别出甲状腺机能减退危象，主持抢救顽固心力衰竭和呼吸衰竭等患者有相当经验。早年曾从事过肾脏及结缔组织疾病的诊治和研究，因而在肾与其他系统疾病的联系方面有相当经验，并在有创血流动力学监测心功能方面有一定的实践经验。此外在中毒救治、心肺脑复苏、脑死亡之研究、内科急病的整体性、全科性诊治均有相当造诣。发表学术论文20余篇。曾主编大学教材《急救技术》一书，参编大学教材1篇。

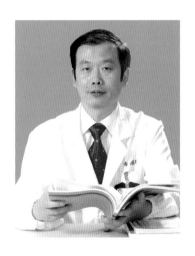

韩永年 副主任医师，内科学硕士（师从上海交通大学附属瑞金医院陆志樯教授）。

从事内科及肝病的临床和科研工作20余年。在临床工作中，不拘泥于书本知识，善于独立思考，为患者制定个体化治疗方案；耐心为患者释疑解惑，消除患者的恐惧心理，以配合药物治疗。

在临床工作之余，独立完成两项上海市科学技术委员会课题。发表论文10余篇，其中SCI收录2篇。目前从事普通内科工作，擅长包括病毒性肝炎在内的慢性肝病的诊疗。

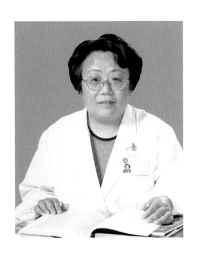

栗谷真 　　副主任医师，医学硕士。有坚实的内科临床基础，熟练掌握常见及疑难心血管病的诊治、抢救与主要进展，熟练心血管病的各种无创性检查。对急性心肌梗死的诊治，尤其是酶学的早期诊断和预后判断有较深的研究，主攻方向为血管病变的诊断及内科药物治疗；内科疑难症的诊断。

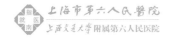
心理咨询门诊专家介绍

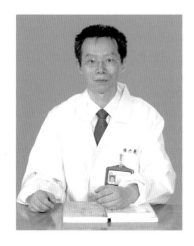

叶建林 副主任医师，医学硕士。毕业于上海第二医科大学。从事精神科临床医疗和心理咨询工作 20 余年，对抑郁症、广泛性焦虑症、惊恐障碍、强迫症、社交恐惧症、失眠症等心理障碍有丰富的诊断和治疗经验，也擅长诊治双相情感障碍等严重的精神疾病。善于应用定式化的诊断技术，善于应用药物结合行为治疗、放松治疗、结构式家庭治疗等方法治疗心理障碍。

完成和参与完成多项省、市级科研项目，曾获得部级和局级科技进步奖。系中华医学会会员。

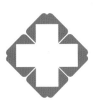

医技科室

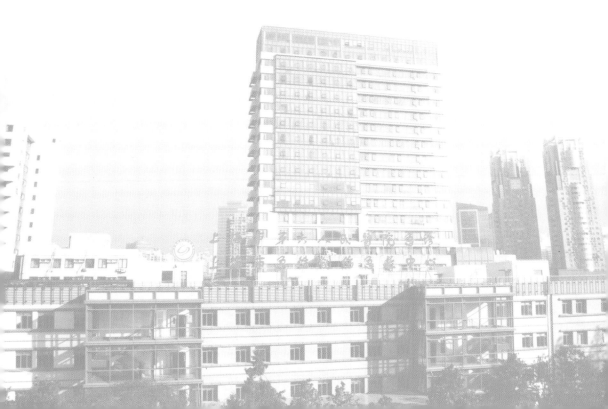

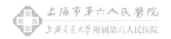
放射科

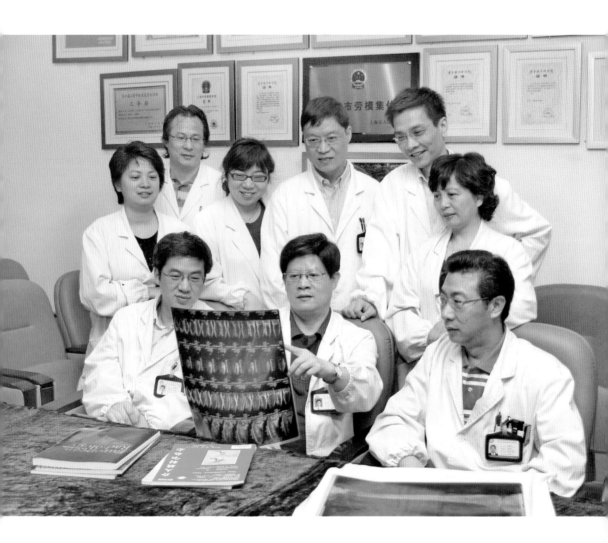

　　该科是上海市医学重点学科，是卫生部影像医学国家级继续医学教育基地，上海市住院医师培养基地，也是上海介入影像研究所、神经介入中心之挂靠单位，系上海交通大学影像医学和核医学硕士学位、博士学位授予点和博士后流动站。中国放射诊断学奠基人邹仲教授为该科第一任主任。

　　学科医疗设备先进、齐全，包括磁共振成像仪 5 台（3.0T 3 台，1.5T 1 台，开放式 1 台），CT 机 5 台（16 排 1 台、64 排 3 台、128 排 1 台），平板数字减影血管造影机 3 台（包括双平板 1 台），DR 8 台、CR 4 套，乳腺钼靶机 1 台。已建立 PACS 系统，实现了影像资料无胶片化。

学科现有正高职称 6 人，副高职称 9 人，博士生导师 5 人，硕士生导师 6 人。学科功能兼有影像诊断和介入治疗（介入病房床位 20 张）；布局有门诊放射、急诊放射、CT、MRI、DSA、骨科大楼、介入病房；设有神经五官、骨关节、胸部、腹部和介入 5 个亚学科。

学科先后承担省部级以上课题 24 项，连续 3 年获得国家自然科学基金项目资助，在研课题 11 项；5 年来，以第一完成单位获科技进步奖 11 项，其中获教育部科技进步一等奖 1 项、中华医学科技二等奖 3 项、上海市科技进步一等奖、二等奖 6 项。近 3 年来，年发 SCI 收录论文数保持在 20 篇左右；主编专著 3 部。已培养硕士、博士研究生 26 名，出站博士后 4 名。

学科注重内涵建设、不断提高学科核心竞争力；挖掘内部潜力，高质量地完成快速增长的医、教、研任务。先后被评为上海市卫生系统先进集体、上海市劳模集体、上海医务系统文明班组；该科所在的医技党支部荣获全国综合性医院先进党组织、上海申康医院发展中心先进基层党组织等称号。

学科与国际著名学府如瑞典隆德大学医院、意大利米兰大学圣·拉非尔医院、德国汉堡大学埃蓬道夫医院、美国南加州大学医院、美国宾夕法尼亚大学医学院、澳大利亚皇家理工大学保持密切的学术联系，不定期地进行学术交流。

目前，学科在以颅颈血管无创成像、神经介入治疗和骨关节疾病影像诊断为特色专业，以脊柱脊髓病变影像诊断、胸腹部疾病影像诊断、脊柱介入、糖尿病外周血管病变介入等亚专业全面发展为基础，医教研工作正不断夯实提升，为临床患者服务水平正不断提高。

诊疗特色

神经、五官亚学科

以脑、脊髓、头颈部的血管性和肿瘤性病变诊断为特色。尤其在脊柱、脊髓肿瘤病变诊断、颅颈部动脉无创性检查在国内居领先地位。目前应用 3T 磁共振仪施行颅、颈动脉 MRA 10 000 多例，建立了近 1 000 例未破裂脑动脉瘤数据库。有关脑动脉瘤的临床诊治研究，获国家"十二五"支撑项目和国家自然科学基金项目资助，并获教育部和上海市科技进步一等奖等多项奖励。20 世纪 90 年代初期以来，对头颈部复杂断层解剖的影像学进行了系统研究，在

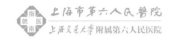

吞咽功能的评估、鼾症的影像评估处于国内领先水平，此外在老年脑的磁共振功能成像也积累了丰富的经验。

骨关节亚学科

自 20 世纪 50 年代起就开展骨关节疾病的 X 线研究，在全国有很高的知名度。亚学科负责人目前是中华放射学会肌骨组全国委员、上海放射学会肌骨组副组长。骨关节病变研究一直处于上海市的领先地位，在国内率先开展了动态增强对肌骨肿瘤定性的 MRI 研究，在上海市率先开展了"CT 引导下穿刺在骨关节疾病中的应用"和"关节软骨 MRI 研究"，现已形成了骨肿瘤、关节，软骨、韧带等研究方向。"骨关节疾病的影像诊断"国家级继续教育项目，已成功地举办了 10 届全国学习班。

胸心亚学科

以冠状动脉、肺部小结节和乳腺疾病的影像诊断为特色。目前，利用先进的 64 排、128 排 CT 和 3T MRI 在冠状动脉狭窄的早期诊断、支架置入后、冠脉搭桥后的随访观察，主动脉夹层动脉瘤、肺动脉栓塞以及肺癌的影像诊断等方面积累了丰富的经验。其临床应用成果多次发表在 Radiology、European Radiology 等国际权威杂志上。新近投入使用的钼靶乳腺机及磁共振乳腺线圈，进一步提高了乳腺疾病的定性诊断、术前分期评估水平。

腹部亚学科

以消化道病变的早期诊断和治疗闻名全国，所开展的消化道双对比造影是国内最早用流体力学理论来解释各种病变的 X 线征象，对早期诊断消化道肿瘤有重要的意义，此成果获得国家和上海市科技进步奖。"消化道造影及新进展项目"国家级继续教育学习班已连续开展了 17 年。近年来，使用先进 CT 结肠造影技术与消化内科、普外科等合作，开展消化道肿瘤的早期筛查；利用手术、可取出内支架等相结合的方法，使消化道良恶性狭窄的疗效有明显的提高。该领域的相关研究得到国家自然科学基金、"九五"公关项目和上海市自然科学基金 3 项基金的资助。此外肾脏占位、胰腺占位（胰岛细胞瘤）的综合影像诊断，肾脏、前列腺的功能成像（与超声科合作）在上海处于领先水平。

介入亚学科

以脑血管病变、脊柱病变和下肢血管病变的介入治疗为特色，拥有固定病床 30 张，可使用病床 40 张。

该科是华东地区率先开展神经介入的单位，以各种脑血管性病变的介入治疗为专长，尤其擅长颅内动脉瘤、复杂型动静脉瘘、脑动静脉畸形和脑缺血性病变等病变的介入治疗，形成了合理的脑血管病诊治流程和操作规范；与上海微创公司合作研制的拥有自主知识产权的颅内动脉专用覆膜支架，使颅内巨大动脉瘤、复杂动脉瘤、动静脉瘘等疾病的治疗更经济、更简化，已实施脑动脉瘤血管内治疗1 000多例和建立了近1 000例未破裂脑动脉瘤的数据库。

脊柱病变介入，是针对脊柱疾病的微创治疗技术。该科拥有多种先进微创技术治疗椎间盘突出、椎体压缩性骨折、椎体和骨盆转移瘤、骨髓瘤及关节炎，取得满意效果。

下肢血管病变的介入治疗是对糖尿病患者存在下肢缺血症状，或合并足感染、溃疡、坏疽者，使用血管微创介入技术对动脉狭窄、闭塞实现再通，可以明显改善下肢缺血症状，降低发生糖尿病足病的风险，有助于控制感染、促进溃疡愈合、降低截肢平面，深得患者的好评。该科研究工作得到市科委和市卫生局基金的支持。

该科开展肿瘤介入和其他血管介入已有20多年历史，诊治范围涉及各个系统和器官，是不可或缺的临床治疗手段。

放射科

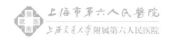
专家介绍

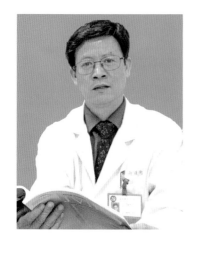

李明华　放射科行政主任、上海交通大学影像医学研究所所长。主任医师，教授，博士研究生导师，医学博士。

先后在瑞典、加拿大、意大利攻读博士学位和博士后研究，1996年归国，现为上海市医学重点学科（介入影像科）学科带头人。享受国家政府特殊津贴。先后入选"上海市卫生系统百名跨世纪优秀学科带头人"、"上海市优秀学科带头人"、"上海市医学领军人才"和"上海市领军人才"等。学术任职有中华放射学会常务委员、中华放射学会神经放射学组副主任委员、中华放射学会上海市副主任委员、《介入放射学杂志》副主编、《中华放射学杂志》等10多种杂志编委。以第一负责人承担国家自然基金等课题13项；以第一完成人获教育部科技进步一等奖、中华医学科技奖二等奖，上海市科技进步一、二等奖共14项；北美放射学会神经放射学者奖1项，发表论文近200篇，其中SCI收录论文100余篇（第一作者/通讯作者53篇）。主编专著6部。培养研究生20多名。

专业擅长：①脑和脊髓血管性病变的无创成像诊断（MRA、CTA等）和介入治疗：诊治病种包括脑动脉瘤、蛛网膜下腔出血、颈动脉狭窄、脑动脉狭窄、脑缺血性病变、外伤性颈动脉海绵窦瘘（CCF）、硬膜动静脉瘘（DAVF）和脑动静脉畸形等。②脊柱脊髓病变的影像学诊断和介入治疗：诊治病种包括脊柱肿瘤、椎间盘病变、椎管内病变、不明原因腰腿痛等。

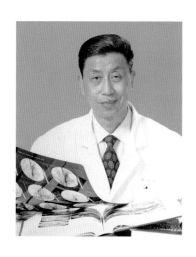

杨世埙　主任医师，教授，硕士研究生导师。1964年毕业于上海第二医学院，曾赴日本大阪市立大学研修核磁共振。历任上海第六人民医院放射科主任，放射教研室主任，放射诊断研究室主任，放射科顾问。曾任中华医学会放射学会骨科学组委员，上海放射学会骨科学组组长、顾问。现任上海市干部保健专家，上海市司法医学鉴定专家。担任中国医学计算机成像杂志、武汉医学杂志等五家杂志编委。90年代初开展骨关节疾病的介入诊断和治疗。曾获中华医学科技二等奖，上海科学技术进步二等奖。

在国内、外医学杂志发表论文 50 余篇。主编《盆腔疾病影像鉴别诊断》和《影像诊断手册——骨骼四肢分册》。参与《老年骨肿瘤》、《骨关节肿瘤和肿瘤样病变的病理诊断》、《体部磁共振成像》、《腹部 CT 诊断》、《实用临床胸外科学》、《脊柱脊髓影像学》、《强直性脊柱炎》等 8 部著作的编写。

从事医学影像诊断近 50 年，有丰富的医学影像诊断的临床经验，全面掌握各系统疾病的 X 线、CT 和 MRI 等影像诊断，尤其擅长骨关节系统、泌尿生殖系统和神经系统疾病的影像诊断，对骨肿瘤的诊断有很深的造诣。

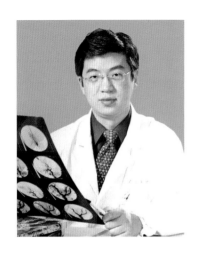

姚伟武 放射科行政副主任。主任医师，博士研究生导师。中华放射学会全国骨关节组委员、上海放射学委员会骨关节组组长、上海放射学委员会委员兼秘书、上海市司法鉴定中心专家组成员及中华放射学杂志审稿专家，上海交通大学附属第六人民医院首批青年技术骨干。主持国家自然科学基金、上海市科委和卫生局等科研课题，在 SCI 及国家级杂志上以第一作者身份发表学术论文 20 余篇，参编著作 6 本，主编及副主编各 1 本。主持的 1 项科研成果通过鉴定为国内领先，部分国际先进。课题《脊柱病变诊断中的磁共振新技术临床应用研究》（第二完成人）获 2005 年中华医学科技奖二等奖和上海科学进步奖二等奖。

从事医学影像诊断工作 20 年，对骨关节系统、神经系统和胸腹部病变的影像诊断有较深的造诣。擅长骨关节系统疾病和神经系统疾病的影像诊断，对脊柱病变、骨肿瘤及运动损伤、脑和脊髓肿瘤、变性疾病以及中枢神经系统疾病的功能成像有较深入的研究。

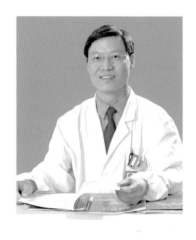

李文彬　主任医师，副教授，医学博士，博士研究生导师。

医技一支部党支部书记，上海交通大学影像医学研究所副所长。上海放射学分会神经学组委员兼秘书。2009年澳大利亚新南威尔士大学高级访问学者。先后主持各类科研课题10项，其中2008年获上海市科委重大科技支撑计划项目，2012年获国家自然科学基金面上项目。为《World Journal of Radiology》、《生物医学工程与临床》编委，《Neurology India》、《中华放射学杂志》审稿专家。国家自然科学基金通讯评审专家，上海市科委等评审专家。发表学术论著50余篇（SCI收录15篇），主编专著1部。

长期从事影像诊断和研究，在常见病、多发病及疑难杂症的影像诊断方面积累了丰富的临床经验，擅长神经系统、泌尿生殖系统及骨关节的影像诊断。

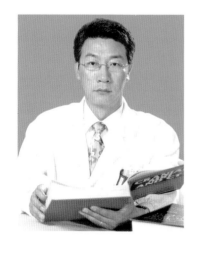

吴春根　主任医师，医学博士，博士研究生导师，上海市第六人民医院东院放射科执行主任，兼上海交通大学附属第六人民医院放射科主任助理，上海市医学重点学科（介入影像科）骨关节介入手术组负责人。1996年获上海第二医科大学医学硕士学位。2003获复旦大学医学博士学位。

现任上海市介入放射学组副组长，《介入放射学杂志》编委，中华放射学会介入放射学组青年委员，中国抗癌协会肿瘤介入专业委员会青年委员，上海市抗癌协会肿瘤介入学专业委员会常委，上海市影响医学研究所学术委员。

1988年起从事X线、CT、MRI、DSA诊断及肿瘤、血管疾病的介入治疗工作。2004年获德国卫生社会保障部资助，赴德国Marl Paracelsus医院进修介入放射学。2007年再次获得德国卫生部资助，赴RWTH Aachen大学附属医院进修介入诊疗新技术，师从ICR和SIR金奖获得者Rolf W. Günther教授及Dieter E. Apitzsch教授。主持局级以上科研课题3项，发表临床研究论文80余篇。获上海市科技进步奖二等奖、上海科学技术奖三等奖各1次。主编、副主编及参编专著6本。

擅长颈、腰椎间盘突出症、老年椎体压缩性骨折、脊柱肿瘤与骨转移瘤的微创介入治疗。临床主攻方向：骨关节、肿瘤、血管疾病介入治疗与影像诊断。为上海交通大学影像医学与核医学博士研究生导师和苏州大学介入放射学研究生导师。

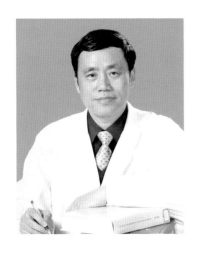

庄奇新　主任医师。现为中华放射学会头颈部学组成员、中华放射学杂志、中华临床医师杂志、磁共振成像杂志特约审稿人和审稿专家，上海市政府采购咨询专家，上海市人才交流中心医学人才（医学影像）引进评估小组成员，上海市和上海市第六人民医院住院医师规范化培训（医学影像）专家组成员。在国家核心期刊发表了论文20多篇，SCI论文1篇；主参编专著7部（其中3部为主编、副主编）。

从事临床医疗和影像诊断工作40多年，积累了丰富的临床实践经验，知识面较广，尤其在头颈部、腹部病变的影像诊断，擅长五官、颈部、颅底、颅颈交界部病变和消化系统病变的影像诊断以及消化道肿瘤介入治疗等。

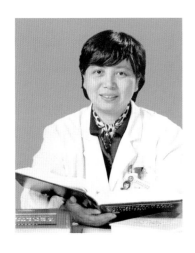

潘玉萍　主任医师。1984年毕业于上海医科大学医疗专业。从事医学影像工作近30年，长期工作在临床第一线，积累了丰富的临床影像诊断经验，尤其擅长于中枢神经系统疑难杂症的诊断和鉴别诊断以及乳腺疾病、椎管和脊髓疾病、臂丛神经损伤、肩关节外伤和疾病的影像诊断；熟练掌握X线、CT和MRI各类疾病的诊断与鉴别诊断；能独立参加临床疑难病例的会诊工作，定位和定性诊断正确率分别保持在95%和90%以上。在全国统计源专业杂志上发表论文近30篇，参与编写专著10本。

放射科

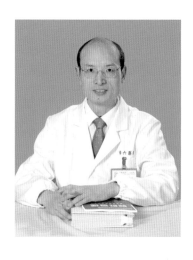

赵俊功 放射科行政副主任。主任医师，医学博士，博士研究生导师。

腹部亚学科和外周血管病变介入治疗组负责人。上海放射学分会腹部学组委员，《中华全科医师》杂志编委。2002年获医学博士学位后在上海交通大学从事博士后研究，2005、2011年应邀去德国做访问学者。

作为课题负责人，承担国家自然科学基金面上项目2项，上海市科委基金项目2项，发表相关论著20篇（SCI收入10篇），参与编著专著4部。

多年来致力于脑和下肢缺血性疾病的基础和临床研究，在急性脑梗死、糖尿病下肢血管疾病的影像学评估和血管内治疗方面积累了丰富的经验。在腹部疾病影像诊断方面亦颇有造诣，擅长消化道肿瘤的早期诊断及肝脏、胆道、胰腺疾病的综合影像诊断。

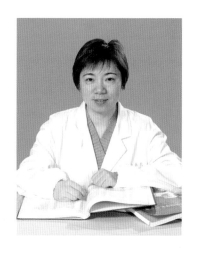

王珏 副主任医师，医学硕士，上海交通大学、苏州大学硕士研究生导师。

在科研上也卓有建树，完成高质量SCI论文数篇，作为主要研究人员已完成和正在进行的课题数项，培养研究生数名，被评为优秀教师。目前六院介入病房已形成神经介入、糖尿病外周血管介入、骨关节介入治疗三大特色，质和量都在上海市名列前茅。

临床一线工作20余年，能把神经内科、介入治疗、内分泌科及外科等科室有机结合在一起，有丰富的临床经验。主攻方向脑血管病及糖尿病血管疾病影像诊断、内科及介入治疗。尤其在颅内外动脉狭窄的支架成形术、自发性动脉瘤性蛛网膜下腔出血、糖尿病外周血管病变、卒中一级二级预防等领域开展了深入的临床和基础研究。在患者中享有很好的口碑，以其精湛的专业知识和人格魅力成为广大病人的良师益友。

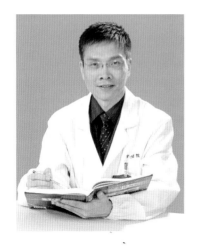

顾斌贤　副主任医师。毕业于上海第二医科大学。

　　从事神经外科和神经介入临床工作 20 余年，具有丰富的临床经验，尤其擅长各种脑血管疾病的诊治，包括神经系统出血性疾病（颅内动脉瘤、血管畸形、硬脑膜动静脉瘘等）和缺血性疾病（颅内和颅颈部血管狭窄等），是国内最早开展神经介入治疗技术的神经外科医生之一，同时对各类脑血管疾病的外科手术及其临床处理具有丰富的经验。专业特长：脑血管性病变的神经介入治疗和临床处理。

放射科

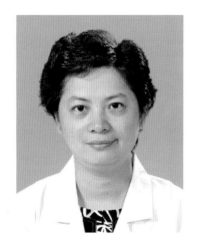

李梅　副主任医师，医学博士，硕士研究生导师。毕业于上海交通大学医学院。

　　长期从事临床医学影像诊断工作，2006 年赴比利时布鲁塞尔自由大学附属 Erasme 医院进修神经放射学影像诊断。主持上海市教委课题 1 项，局级课题 1 项，参与局级以上课题 3 项，发表论文近 20 篇，参编专著 4 部。

　　擅长骨关节系统尤其是骨关节外伤性疾病的影像学诊断，同时在中枢神经系统方面包括颅颈部血管病变的诊断以及磁共振功能成像的研究亦有相当丰富经验。

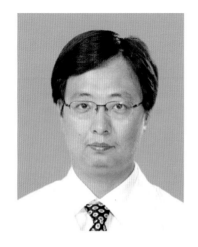

李跃华　副主任医师，医学博士，硕士研究生导师。中华放射学会磁共振学组委员，中华放射学杂志审稿专家。主持各类基金项目 10 余项，包括国家自然科学基金、上海市科委基金、上海市卫生局青年基金等。研究方面：磁共振新技术的应用，磁共振血管成像，脑血管病及卒中的早期诊断。发表各类论文 20 余篇，SCI 收录 10 篇，参编著作 3 本。

　　长期从事影像诊断和研究，在常见病、多发病及疑难杂症的影像诊断方面积累了丰富的临床经验，擅长神经系统、骨骼和肌肉系统的影像诊断。

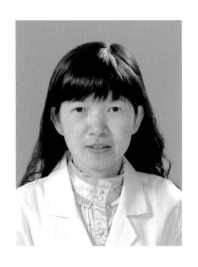

李卉 副主任医师，医学博士。2005 年博士毕业于复旦大学上海医学院，获复旦大学优秀毕业生奖。2009.9—2010.12 于美国康奈尔大学威尔医学院附属 Methodist 医院从事博士后研究，主攻分子影像学。发表论著 20 余篇，其中 SCI 收录 3 篇（均为第一作者）。作为主要成员参与卫生部临床学科重点项目及国家自然科学基金课题 3 项，博士课题获 2004 年复旦大学临床医学成果奖。

从事影像诊断工作近 20 年，擅长体部，尤其是腹部疾病的影像学诊断。研究方向：胰腺癌及肝癌影像学诊断的基础和临床研究。

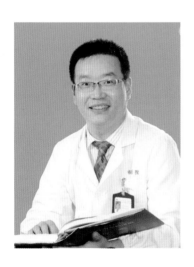

王武 副主任医师，硕士研究生，在读医学博士。师从李明华教授，从事神经系统血管病变的影像学诊断和介入治疗 10 余年，在脑血管病变的神经介入治疗和临床处理方面具有丰富的临床经验。以第一作者发表论文 30 余篇，其中 SCI 收录 2 篇，先后参与并获得国家级和上海市科技进步奖 5 项，目前以第一责任人承担国家自然科学基金 1 项。擅长各种脑血管疾病的诊治，包括神经系统出血性疾病（颅内动脉瘤、血管畸形、硬脑膜动静脉瘘等）和缺血性疾病（颅内和颅颈部血管狭窄等）；尤其擅长脑动脉瘤的介入栓塞治疗。

超声医学科

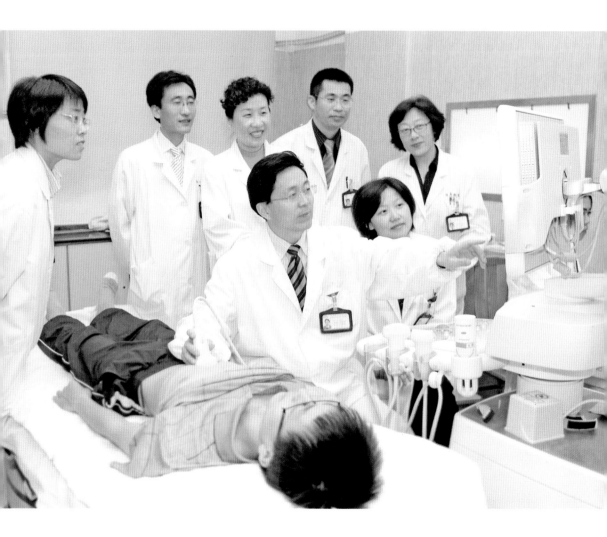

　　该科是"中国超声诊断发源地"，在腹部超声、腔内超声、介入治疗超声、运动医学及小器官高频超声、心脏超声、妇产超声、麻醉超声方面综合实力处于国内先进水平。周永昌教授被誉为"中国超声医学先驱"，其主编的《超声医学》著作被中华医学会列为全国住院医师上岗培训指定教材。在临床医学界和社会上，该科腹部超声尤其是周永昌教授的泌尿系超声已形成诊断品牌效应。

　　该科为上海市超声医学培训中心，国家住院医师规范化培训——超声专业基地，上海市介入影像学重点学科，上海交通大学医学院重点学科，国家

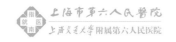

百千万优秀学科带头人入选者超声医学科主任胡兵教授任上海超声医学研究所所长，我国著名超声医学权威周永昌教授、王威琪院士任名誉所长。

诊疗特色

肾肿瘤射频治疗

大多数的肾癌可通过手术切除来治疗，而且手术疗效好。但如果是患者在只有一侧肾脏的情况下再患了肾癌或者是两侧肾脏均有肿瘤的情况下，手术就不是首选的方法了，而射频治疗是一个不错的选择。国际上已有不少成功报道，部分国外学者通过研究认为对早期小肾癌的治疗完全可以首选射频治疗，这有助于保留更多的有效肾单位，并且疗效与手术切除相仿。该科通过技术攻关，已在国内率先完成了射频治疗肾肿瘤的各项基础研究，并对肾肿瘤进行了射频治疗：手术仅用 1 个小时的时间就完全灭活肿瘤，术后患者一般没有明显血尿，术后恢复快，第二天患者就能下地行走。最早施行治疗的两例患者经随访 6 年，原肿瘤均已消失不见，也没有复发。

高强度聚焦超声消融治疗肿瘤

高强度聚焦超声（High Intensity Focused Ultrasound，HIFU）是近 10 余年来发展并逐步成熟的一种无创治疗新技术。其原理类似我们常用的太阳灶，能够将超声波聚焦在特定靶区组织，瞬间达到 65℃～100℃高温，破坏肿瘤组织，不损伤周围正常的组织。HIFU 治疗作为微创治疗的代表，具有许多优点：首先治疗时患者仰卧在治疗床上，不开刀，不流血，安全性高；第二，无需麻醉：在镇静止痛条件下就可治疗，能避免手术麻醉所引起的各种副作用；再次，治疗时对肿瘤块进行立体定位，超声监控装置实时监控整个治疗过程，安全有保障；还有能通过保肢、保留子宫等手段提高患者生存质量；最后，对放疗、化疗有增敏作用，明显提高放化疗的疗效，并可以避免或减轻化疗和放疗所引起的全身不良反应。HIFU 治疗的适用范围包括各类实体肿瘤，包括子宫肌瘤、胰腺癌、骨肿瘤、腹膜后肿瘤等。对于胰腺癌 HIFU 治疗也有作为：能明显减轻无法手术根治切除的无黄疸的胰腺癌患者的疼痛，大大改善患者生活质量。

肝癌射频治疗

原发性肝癌号称"癌中之王"。恶性程度高，肝内转移迅速。同时肝脏又是其他肿瘤转移最好发的地方，不少患者根本就没有手术的机会。但肝脏却是能让射频消融技术较好发挥作用的主战场。这是因为肝脏贴近人体表面且面积大，采用超声介导成功率高，不易损伤其他组织。射频消融技术最早就是应用在肝脏肿瘤的治疗上。目前该技术已相对成熟，已在国际国内开展。不论是对原发性肿瘤还是转移性肿瘤，都有良好的疗效。但不少肝肿瘤由于位置贴近膈肌、胸膜、胆道、大血管等；或肿块巨大；或数目较多，给射频治疗带来很大的困难，市六医院技术力量较为雄厚，以胡兵教授领衔的专业技术团队，能针对各种疑难问题制定相应的个体化治疗方案，分步骤，一步一步解决问题：既考虑患者自身的耐受能力，确保安全；更考虑肿瘤的减瘤灭活，在两者之间找到最佳平衡点，手术效果好，患者生存时间长，生活质量明显提升。

超声引导下前列腺穿刺活检术以及前列腺癌射频治疗

前列腺癌的发病率目前呈上升趋势，常规肛指检查仅能提供粗略的信息，而经直肠法超声是国际公认的较好的诊断方法之一。该科采用的高分辨率彩色多普勒超声不仅能准确测量前列腺体积，还能发现直径在 5mm 左右的肿瘤。由于前列腺癌的最终确诊必须有病理证实，但常规的经直肠前列腺穿刺活检术具有较大的盲目性，有时行多点穿刺活检，阳性率仍较低。采用超声引导下穿刺活检术，可针对超声所见到的可疑点进行穿刺活检，可大大提高诊断效率，并可减少穿刺点数，减少患者痛苦。

射频治疗前列腺癌是一项高精尖的医疗项目，经过市六医院胡兵教授为领衔、周永昌教授为顾问的课题组的科研攻关，技术上与疗效上取得了突破性进展。

根据患者前列腺的局部病变情况开展了不同的消融治疗方式，从最早开始的点穴式消融，到区域性消融，一直到一侧性消融。在取得较好疗效的基础上，实施了技术难度最大、要求最高的前列腺两侧一次性消融术这一治疗模式。

肿瘤不予切除而采用原位灭活是现代微创治疗医疗的一个重要思想。随着现代影像技术的发展，尤其是腔内高频彩超技术的应用，使医生能较敏感地发现 5mm 左右的肿块，并利用超声导航技术准确无误地对其进行穿刺活检，明确肿块的性质，使前列腺癌的早期治疗成为现实。射频消融技术是一种物理能量介入的微创治疗手段。该技术通过高频电振荡，使组织离子振荡，可产生高达 115℃的高温。近几年这一技术发展很快。无论是布控电极的空间几何形态、粗细、数量设计，还是热电耦同轴嵌入靶温的自动检测，均取得了很大的进步，为肿瘤治疗提供了工程技术上的保证，结合高分辨力的彩色超声定位监测系统，可精确摧毁局部肿瘤组织。射频消融治疗已较多用于肝癌等实体肿瘤的原位灭活治疗，取得了较好的疗效，但前列腺癌的射频消融治疗始终是国际上公认的一个难题。目前根据该科治疗经验，前列腺射频治疗

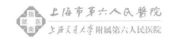

基本不会引起危及生命的严重并发症，主要的并发症往往集中体现在一过性尿失禁和尿道狭窄方面，其实这与前列腺癌疾病本身也有着密切关系，而且也可通过较简单的微创手术解决。

该技术主要适用于以下几种情况：①肿块局限在前列腺内者；②前列腺癌患者在内分泌治疗中出现激素抵抗者或属非激素依赖型的患者。对于PSA在30ng/ml以上、年龄较轻、前列腺癌病理级别较高和（或）病理类型特殊的患者，射频治疗可作为总体综合治疗措施中一个重要环节，起到姑息减瘤治疗、提高内分泌治疗敏感性的作用。

甲状腺结节超声引导下高浓度酒精硬化微创治疗

由于甲状腺结节是常见的病变，肿瘤性病变占相当比例，并有一定的复发率。因此行超声引导下甲状腺结节细胞学或组织学检查，是很有必要的。在手术前明确诊断，可减少一些不必要的手术，另外对术前确定手术方式及范围也有极为重要的作用。

对复发性腺瘤或外科不易发现的细小病灶该科也可以在超声引导下做高浓度酒精硬化治疗。这也是微创治疗中极为重要的一部分，对15mm以下的肿块治疗效果确切，皮肤表面没有疤痕，深受爱美人士的青睐。

各类囊肿的穿刺治疗

肝、肾囊肿是一类先天性疾病。随囊肿生长部位不同而引起不同的症状，以往对较大的囊肿需手术治疗。该科自20世纪80年代起就在全国率先开展肾囊肿穿刺硬化治疗，迄今已逾1万余例，成功率在95%以上。穿刺采用在超声直视下插入一根针，将囊液抽净后注入酒精硬化治疗的方法，具有简单易行、患者几无痛苦、复发率低等优点。避免了手术，深受病家好评。同时该科开展肝囊肿、多囊肾、卵巢单纯性囊肿及内膜样囊肿的穿刺硬化目前已治疗400余例，复发率较低。对于一些较大的肝囊肿（直径在60mm以上）者，有时单纯穿刺硬化治疗效果欠佳，该科又采用置管引流结合硬化治疗，一次即可获得良好的效果。

脐血流超声引导下穿刺术及胎儿宫内输血干预治疗

超声引导下脐静脉穿刺可获得脐静脉血进行染色体、生化、遗传因子等检查，在胎儿期做出影响新生儿生活质量的染色体病、宫内感染、遗传性疾病等疾病的诊断，有利优生优育。超声引导下脐静脉穿刺可通过脐静脉施行给胎儿输血等宫内治疗。脐静脉直径只有3~6mm宽，漂浮在羊水中，由于胎儿不断地在运动，穿刺又需经过孕妇腹壁、子宫肌层、羊水，有时不可避免地要穿过前壁胎盘，因此穿刺脐静脉有一定难度及风险。市六医院超声医学科与妇产科合作，自 2002 年起开始探索研究超声引导下脐静脉穿刺术，技术逐渐成熟，2004 年起开始推广运用于临床。至今已成功穿刺 500 余例，成功率在 98% 左右，近 2 年来成功率近 100%。无流产、宫内感染、胎死宫内等严重并发症发生。在染色体异常方面，已通过该技术确诊染色体核型异常 45 例，其中 18-三体 10 例、 21-三体 15 例、13-三体 1 例、平衡异位 19 例。目前已为 3 例溶血胎儿成功实施宫内输血。超声引导下脐静脉穿刺术有利优生优育，是有效降低出生缺陷的措施之一，也有利于提高产前诊断水平。该研究组经过 8 年来的努力，此项技术已相当成熟，得到了本市四大产前诊断中心医院、血友病诊治中心医院等医院的认可，当这些医院发现有胎儿发育异常或异常高危时，建议孕妇至市六医院行超声引导下脐静脉穿刺取脐血作进一步明确诊断。此项技术水平处于本市领先、国内先进地位。

肿瘤良恶性超声造影鉴别诊断

声学造影是一种实用价值极高的新技术。目前国外已作为常规开展。凡超声发现腹腔及浅表器官有占位性病变的患者或肿瘤介入治疗后的患者需做声学造影。由于采用了该技术，一方面提高了恶性肿瘤的检出率，一方面让不少良性肿瘤的患者免受"一刀之苦"。

众所周知，恶性肿瘤的血液供应较之良性肿瘤与正常组织要远远丰富。这几乎是所有恶性肿瘤共有的特征。以往用彩色多普勒技术来观察肿瘤的血供，但有时因为肿瘤的滋养血管管径太细或流速太低，多普勒技术会检测不到血流信号，导致信息的偏差。但现在有了造影剂就大不相同了。造影剂其实就是一种很小的微气泡，它的直径比红细胞还小，表面加了特定的成分，使得气泡十分稳定，不会轻易破掉。一旦把造影剂注入血管内，它就会随着血液循环到达肿瘤内部。由于超声能极敏锐地发现造影剂的存在，那么这时肿瘤也无所遁形了。而且能根据肿瘤显影的时间早晚及持续时间知道肿瘤的血供详细信息，从而找出有无恶性肿瘤的供血表现，肿瘤的良恶性也就一目了然了。最为神奇的是一旦检查结束，微气泡会消融掉，人体不会产生不良后果。可以说是一种安全有效的好方法。据文献报道，采用声学造影技术来鉴别肝脏肿瘤的良恶性，正确率接近或高于螺旋 CT 增强扫描的结果。现在肿瘤的介入治疗正日益广泛地被人们接受，超声造影在这一领域也是不可缺少的。由于它能准确地反映肿瘤的血供情况，所以能用于介入术后的疗效判定。只有造影显示肿瘤彻底没血液供应时，才表明治疗成功了，这可以避免

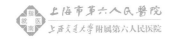

术后肿瘤周围组织水肿造成的假象干扰。

目前这种造影剂已进入中国市场，它的适用范围限定在：① 超声发现肿块且怀疑恶性者；② 肿瘤患者临床怀疑有转移者；③ 肿瘤患者拟行介入治疗者术前术后均须行造影检查。

强直性脊柱炎超声血流动力学早期诊断及疗效评估

从大规模的人群调查发现强直性脊柱炎的发病率不低。超声能通过局部血流的异常变化早期发现该疾病，并能对治疗效果做出准确的评价。目前该科已和肾脏风湿科联合开展专题门诊，专病专治，深受病家好评。

类风湿性关节炎高频超声诊断

类风湿性关节炎的诊断原来主要依靠化验及 X 线摄片。随着超声技术的发展，高频超声（>7MHz）、超高频超声（>10MHz）逐步应用于临床，对于较为表浅部位的微小结构"看"得越来越清楚。通过研究发现，类风湿性关节炎的患者局部关节的滑膜病变超声也能显示，这就为该病的诊断开了一扇窗。通过高频超声检查能在早期就发现此类疾病。目前该方法也得到了临床医师的认可。

运动医学

随着竞技体育以及全民健身运动的普及，运动损伤诊疗成为了运动医学中一个全新的课题，其中，肌腱损伤的诊断居重要地位。超声所具有的在探测方法学上独有的优势，使得它在肌腱损伤的影像学诊断中具有重要的价值，国外已广泛开展。该诊断方法为运动员延长运动寿命、较少痛苦提供了很大帮助。该科在"肩周炎"的超声定位和定性诊断、运动相关性疾病（比如肩痛、肘和膝关节周围痛等）、肌肉损伤、肌腱的慢性劳损等超声诊断上积累了较丰富的经验。同时，对于一部分肩周炎的患者，施行了超声下介入治疗，取得了良好的效果。超声下对于腱鞘囊肿、腱炎等的治疗还可达到微创治疗的目的。

乳腺癌的早期诊断

据统计，乳腺癌的发病率已跃居我国发达城市女性恶性肿瘤发病率的首位，乳腺癌的早期诊断与治疗是提高患者生存时间、改善术后生活质量的关键。超声检查在诊断乳腺癌以及其他类型的乳腺疾病中发挥着重要的作用。

超声检查除了能提供病灶的大小、数目、形态、边界、病灶与周围组织的关系等信息，还能借助超声多普勒技术分析病灶内的血流分布特征为初步鉴别良恶性肿瘤的提供依据。目前该科采用的是高分辨力超声仪器，探头频率10MHz以上，因而能够显示某些临床无法触及的肿块，如肿瘤回声与周围组织回声之差较大时，即使是很小肿瘤亦能检测。此外现代新型超声造影技术的应用弥补了常规超声检查的不足，通过周围静脉注射微泡造影剂后可实时地观察肿瘤内血流灌注情况，为肿瘤性质的鉴别及其分期提供有价值的信息，从而达到帮助诊断的目的。目前该科采用的造影剂系意大利生产的第三代声学微气泡造影剂——SonoVue，对人体无毒副作用，通过外周静脉注射给药，患者易于接受。超声引导下乳腺穿刺是一种安全有效的乳腺疾病诊治方法，超声引导下肿块穿刺活检不仅可对疑难肿瘤作定性诊断，还为恶性肿瘤患者术前化疗提供确切的组织病理类型，有助于临床医生选择化疗方案和制定手术方案；超声引导下对部分乳腺囊性病灶或乳腺脓肿的直接抽液、注药可直接达到治疗效果，从而使患者避免手术创伤，减轻痛苦，减少费用。

女性压力性尿失禁的超声分型及其生物反馈治疗

女性压力性尿失禁为临床上的常见病。表现为咳嗽时尿液会不自主地漏出。这常常与盆底肌松弛及尿道括约肌功能低下有关。该科在20世纪80年代末就率先开展超声尿流动力学检查对女性尿失禁进行研究。目前该科已能对压力性尿失禁进行详细的超声分型，并根据不同类型制定不同治疗方法。目前又引进了新型尿动力仪，可对症状较轻的患者采用生物反馈法指导其采用正确的姿势锻炼盆底肌，具有直观性强，容易掌握的优点。经近30例患者一个疗程（3个月）的临床治疗，患者的自觉症状均有明显的好转。

女性盆底三维超声诊断及产后康复训练

妊娠和经阴道分娩能够引起女性盆底支持结构形态和功能的异常，是引起女性产后盆底器官脱垂和压力性尿失禁的主要因素，但目前临床上对盆底支持结构缺乏有效的检查手段。盆底三维超声是一门新兴的检查技术，通过三维立体重建能够达到对盆底结构任意角度的显示，能够清晰显示盆底肌是否完整、有无断裂缺损等异常情况，是盆底支持系统的有效观察手段。通过三维超声的辅助，能更好地指导新妈妈们做好产后恢复训练，使得她们的盆地结构恢复如初。

肾盂癌的早期诊断

原因不明的血尿是临床诊断较难的一类疾病，而肾盂癌是其中原因之一。由于肾盂的显像较模糊，无论是CT、MRI或是常规经腹超声检查，要发现早

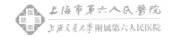

期较小的肾盂癌，均较困难。这就给肾盂癌的早期治疗带来极大的困难。该科在国内引进高科技产品——微导管腔内超声探头，开展上尿路微导管腔内超声显像技术。成功诊断直径在 5mm 以下的肾盂癌，达到国际先进，国内领先水平。

血精的诊断与治疗

采用经直肠超声法可清晰显示精囊，进一步在超声引导下行精囊置管术，将极细的管子插在精囊内，抽出精液化验，并可行精囊造影术，可明确诊断。然后，从管子内注药，对精囊进行持续冲洗。与泌尿外科合作治疗 80 余例，近期疗效接近 100%，术后 1 年随访，成功率在 95% 以上。

尿道超声诊断

创伤性尿道狭窄是男性车祸后的常见病，同时各类前列腺手术亦有可能引起尿道狭窄的后遗症，可致排尿困难，严重者可引起尿潴留，损害肾功能。由于存在难治性及高复发性，这类疾病成为泌尿科临床一大难题。该科在国内领先开展的尿道超声检查可明确尿道狭窄的部位和原因，并可指导临床采用何种术式进行治疗，已获得了满意的临床效果，并已开办多届学习班向全国推广。超声引导下尿道内切开术，对一些复杂的病例进行术中超声监护，在超声直视下指导电切刀沿正确的路线直插病患部位进行手术。这使原先一些必须作开放性手术的病例现可在内窥镜下完成，减少了患者的痛苦。一些高难度的手术由于有了超声的"护航保驾"，手术的成功率也有所提高。同时也减少了医源性的损伤，避免了术后并发症的出现，深受好评。

男性勃起功能障碍（ED）超声血流动力学诊断

男性勃起功能障碍（ED）是指阴茎不能达到 / 或维持持续的勃起，以获得满意的性生活。其可分为器质性和心理性两大类。器质性 ED 中最常见的原因就是血管病变。近年来药物性阴茎双功能超声已逐渐成为诊断该疾病的最佳方法。该科自 20 世纪 90 年代初就开始应用该方法进行血管性 ED 的诊断，积累了相当丰富的经验。目前又在开展创伤性 ED 患者的血流动力学检查，为许多病患解决了难言之隐。

专家介绍

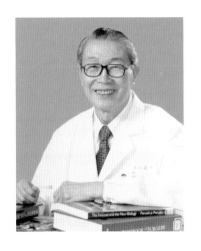

周永昌 超声医学科名誉主任，上海市超声医学培训中心主任，上海超声医学研究所名誉所长。主任医师，终身教授，享受国家政府特殊津贴。1949年毕业于同德医学院。

现任、曾任多个学术团体职务：历任多届《应用声学》、《中国超声医学杂志》副主编，《声学学报》、《肿瘤》等杂志编委；历任中国超声医学工程学会副会长；中国声学学会常务理事兼生物医学超声工程分会主任委员；中国声学学会名誉理事、会士；上海声学学会副理事长、名誉理事；中华医学会超声分会常务委员；上海医学会理事、常务理事兼首届超声诊断学会主任委员；中国电子学会应用声学学会副理事长；中国物理学会声学专业委员会委员。召开过8次全国超声医学学术会议，主持1次国际性超声医学会议。连续五届担任上海市卫生局高级专业技术职务评审委员会委员兼医技学科组组长。涉足超声医学领域50余年，是我国医学超声诊断的先驱，著名超声诊断专家。从1958年从事超声粉碎尿路结石开始以泌尿科专家的身份涉足超声领域；1959年5月14日参加上海市超声医学应用研究小组领导组会议；1960年以主治医师身份组建超声医学研究室，担任副主任，主任；1960年兼上海市医用超声医学研究组秘书，组织编著出版了我国第一部《超声诊断学》专著；1963年筹建上海医学会超声诊断学组并任组长。学术造诣精深，在腹部尤其是泌尿系统超声诊断方面具有权威性。在介入性超声方面有着杰出造诣。获多项市、部级国家级科研成果。主编的超声医学著作《超声医学》是国内超声诊断的权威著作，获卫生部科技进步二等奖，曾被中华医学会和国家医学考试中心指定为彩超上岗资格考试教材。负责制定上海市综合性医院上等达标超声诊断评审标准，参与上海市医学会超声诊疗常规编写，参与上海市卫生局医院管理超声部分编写。在教育方面，培养了硕士研究生8名，亲自负责举办各种国家级学习班近60期（自1960年起），培训全国各地学员2 500余人。许多现国内知名超声诊断专家均出自其门下。曾获得美国超声学会及中国超声医学工程学会颁发的"医学超声先驱"奖。被评为上海市劳动模范，上海市十佳医师，全国百名优秀医生。

擅长泌尿系统及男性生殖系统疾病超声诊断，尤以前列腺癌的超声鉴别诊断和超声引导下前列腺穿刺活检具有权威性。

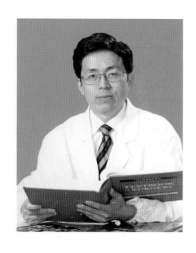

胡兵 超声医学科行政主任，上海超声医学研究所所长。上海交通大学影像医学研究所副所长、上海超声医学培训中心副主任、超声医学研究室主任。主任医师，教授，博士研究生导师，享受国务院特殊津贴。1983年毕业于浙江大学医学院医疗系本科。

1990年毕业于上海第二医科大学生物医学工程系超声医学专业，师从著名超声专家周永昌教授，获医学硕士学位。历任上海市科协高级会员，中华医学会超声专业委员会常委，中国超声医学工程学会副会长，上海市声学学会副理事长兼医学超声专业委员会主任委员，上海市医学会超声专业委员会主任委员，上海市卫生系统高评委委员等职，并历任《中华超声影像学》、《声学技术》等杂志常务编委、副主编等职。先后获上海市优秀科技启明星、银蛇奖、全国卫生系统先进工作者称号。入选国家人事部"百千万人才工程"跨世纪学术和技术带头人重点培养计划。曾任国家自然科学基金会生命学部专家组成员。长期从事临床超声诊断和研究工作，由于原本有从事普外科和泌尿外科临床工作的经历，诊断检查面宽。擅长泌尿科、普外科（尤其是胰腺肿瘤、胆道肿瘤）、甲状腺等疑难病症的诊断。

擅长超声下肾肿瘤、肝癌射频消融微创治疗、甲状腺肿瘤硬化微创治疗，并积累了丰富的经验。在国内率先开展采用泌尿腔内微探头导管超声检查，对不明原因的输尿管喷血病例，对早期肾盂肿瘤诊断积累了丰富的经验。应用最新的超声尿动力学技术对尿失禁作诊断和鉴别诊断。目前正致力于高强度聚焦超声（HIFU）肿瘤治疗研究、甲状腺激光消融微创治疗和诊治难度较高的前列腺癌微创诊治研究，及盆底脱垂三维超声研究。主要研究方向：① 肿瘤微创消融治疗应用基础研究与临床开发（包括聚焦超声、射频、激光治疗性低频超声），重点在前列腺、肾、甲状腺肿瘤，骨肉瘤及肝肿瘤领域开展。② 超声新技术（包括增强超声造影、弹性成像、融合成像）应用研究。作为第一完成人获国家卫生部、市科委科技进步奖二等奖、三等奖多次及国家发明专利证书。

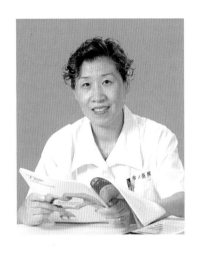

王燕 超声医学科行政副主任，兼腹部超声亚学科负责人。主任医师，教授，硕士研究生导师。医学博士，1986年毕业于河北医科大学医学系。

主要从事腹部、小器官、周围血管、介入性超声诊断和治疗工作。

擅长肝胆疾病、肝硬化门脉高压症血流动力学研究、肾动脉狭窄、乳腺、甲状腺疾病、四肢动、静脉疾病等的超声诊断。以第一作者身份在国家级核心期刊发表论文20余篇，其中英文论文4篇。主编著作2部。曾获省级科技进步三等奖1项（第一主研人），厅级科技进步二等奖2项（第一主研人）。曾在医科大学附属医院工作20余年，有5年外科临床工作经验。现任上海市超声医学工程学会副会长，中国超声医学工程学会理事，腹部专业委员会常委，中国医师协会超声医师分会委员，《中国超声医学杂志》编委。

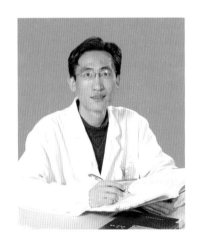

朱家安 超声医学科行政副主任，兼运动医学超声学组负责人，主任医师，博士研究生导师，医学博士。2001年毕业于上海第二医科大学。2004年毕业于上海交通大学。

现任中国超声医学工程学会运动医学超声专业委员会副主任委员，中国超声医学工程学会浅表器官与周围血管专业委员会委员，中华超声医学分会青年委员会副主任委员，上海市医学会超声分会委员兼青年学组组长。入选上海市科委科技启明星和启明星跟踪人才培养计划。

擅长四周血管超声、周围神经病变超声诊断、肌腱病变超声诊断、强直性脊柱炎、类风湿性关节炎超声血流动力学早期诊断及疗效评估以及肌腱相关炎症的超声下介入治疗等运动医学超声以及腹部超声诊断、腔内超声等。主攻运动医学超声和四周血管超声。

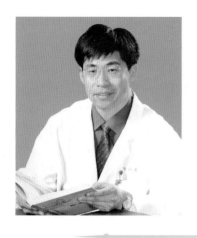

张卫兴　超声医学科行政副主任，兼上海市第六人民医院东院超声医学科执行主任。主任医师，医学硕士，上海交通大学市六临床医学院超声诊断教研组组长。

1987年毕业于上海第二医科大学，从事心脏超声诊断工作10余年。

擅长各种心脏疾病的超声诊断和心功能评估，对各类先心病、瓣膜病、心肌病的诊断具有较高水平。主攻方向：心脏功能的超声评价。

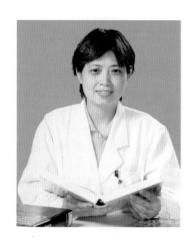

沈国芳　主任医师。从事妇产领域医疗工作近30年，前期在妇产科临床工作，后从事妇产超声诊断工作，既有多年的临床医疗经历，又有丰富的超声诊断经验。擅长妇产超声，包括各类胎儿畸形的产前诊断、胎儿生长受限及双胎并发症等的诊断及监护，妊娠合并症与并发症的诊断与监护；妇科各种肿瘤的诊断与鉴别诊断及异位妊娠等各种妇科疾病的诊断与鉴别诊断。尤其在21-三体等染色体异常儿的诊断方面经验丰富。超声引导下卵巢囊肿的穿刺治疗术也已开展多年。在华东地区较早开展超声引导下脐静脉穿刺进行宫内诊断与治疗，累计病例400余例，技术成熟，穿刺成功率达99%以上，母婴均安好。

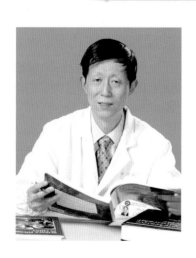

薛晓培　主任医师，上海市超声质控中心专家组成员。从事心脏疾病超声诊断的工作近30年，对先心病、瓣膜病、冠心病心肌梗死、高血压心脏病、心肌病等疾病及心功能方面的超声心动图诊断有一定的研究。历年来在国内外杂志上发表论文多篇，多次参加全国和国际会议。

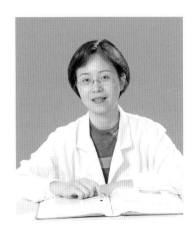

罗兰 副主任医师，医学学士。1987年毕业于中山医科大学。

毕业后曾从事数年内科工作，故有扎实的临床基础及经验，后从事超声诊断工作，长期在第一线工作，积累了大量的临床经验，对腹部超声诊断经验丰富，尤其擅长血管、眼睛等方面的超声检查，该两项检查累计病例已逾千例，有自己独到的见解，目前主攻方向为头、颈、面部，小器官超声诊断。

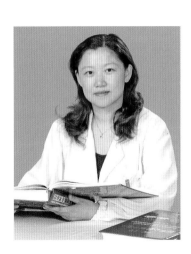

应涛 副主任医师，硕士研究生导师，医学博士。致力于超声医学诊断工作20年，积累了丰富的临床工作经验，擅长胎儿畸形筛查、胎儿生长发育的超声检查、妇科疾病、甲状腺疾病、女性盆底疑难疾病、乳腺疾病及腹部疾病的超声诊断和鉴别诊断。

现任中国超声医学工程学会妇产科专业委员会委员、上海声学学会理事、上海超声医学专业委员会妇产学组副组长、卫生部海峡两岸三地超声委员会青年委员、上海交通大学临床医学院超声医学教研组组长、超声医学科教学干事。2010年至2011年赴意大利罗马La Sapienza大学做访问学者，2011年至2012年作为医学专家参加卫生部援滇工作。在国内外期刊发表学术论文数十篇。

超声医学科

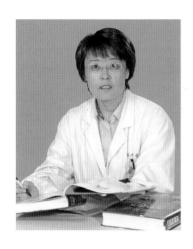

张跃力　副主任医师，医学博士，心脏超声亚学科负责人。1991 年毕业于上海医科大学（本科），2005 年毕业于华中科技大学同济医学院，师从著名超声专家王新房教授，获博士学位。

从事超声医学影像的诊断和研究工作 10 余年，主攻方向为超声心动图学，主要擅长冠心病、瓣膜病、先天性心脏病、心肌病等各种心脏疾病的超声诊断和鉴别诊断，具有扎实的理论基础和丰富的实际临床经验。主要科研方向为药物负荷超声心动图识别存活心肌、实时三维超声心动图及心肌声学造影等。

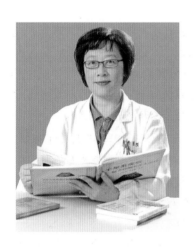

申锷　副主任医师，医学博士，上海交通大学硕士研究生导师。2009 年入选上海市"浦江人才计划"。师从我国著名心血管病专家陈灏珠院士。

2006—2008 年在加拿大 University of Western Ontario 进行为期 2 年的学习工作。主要从事超声医学的诊断与研究工作。

擅长冠心病心肌梗死、高血压心脏病、瓣膜病、心肌病、先心病等疾病及其心功能方面的超声诊断与评价。主要科研方向：① 糖尿病心肌病的基础与临床研究；② 低频超声、超声微泡造影剂的基础与临床研究。主持及参加国家自然科学基金 3 项及其他省部级与上海市科研项目数项，2008 年后累计发表国内外各类学术论文 40 余篇，其中 SCI 收录论文 10 余篇。

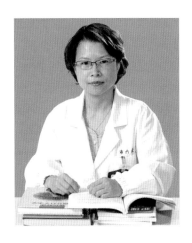

胡滨 副主任医师，医学博士。1997年毕业于同济大学医学院临床医学系，2006年毕业于上海交通大学医学院影像医学与核医学专业，获博士学位。

致力于超声医学诊断工作10余年，积累了丰富的临床经验。于2011年4月至7月在意大利佛罗伦萨大学附属阿兹安大医院进修乳腺疾病的影像学诊断。目前主攻方向乳腺疾病的超声诊断、乳腺肿块及腋下淋巴结的穿刺活检。历年来发表中英文学术论文多篇。主持卫生局课题1项，院级课题2项，参与国家级课题多项。

擅长：腹部及浅表器官的超声诊断，尤其是乳腺疾病的超声诊断能力较为突出。

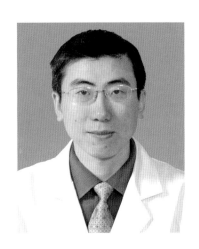

姜立新 副主任医师，博士，毕业于上海交通大学医学院影像医学与核医学专业。

现任中国超声医学工程学会介入超声专业委员会委员，中华医学会上海超声分会青年学组委员。主要从事肿瘤的超声微创治疗、腹部疾病及妇产科疾病的超声诊断工作。历年来，以第一作者发表论著17篇（SCI4篇，EI2篇），主编学术专著1部，参编学术专著1部。目前，以项目负责人身份承担上海市自然科学基金面上项目1项，上海交通大学医工交叉基金面上项目1项。

擅长实体肿瘤的高强度聚焦超声治疗、胎儿大畸形筛查及胎儿先天性心脏畸形的产前超声诊断、妊高征胎儿宫内安危的多普勒超声评价。

超声医学科

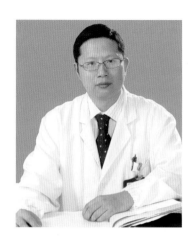

王 韧 副主任医师，腹部亚学科组长。1998年本科毕业于上海第二医科大学临床医疗系，2006年硕士毕业于上海交通大学医学院影像医学与核医学专业。在国内外各类专业学术期刊（含SCI收录）上发表相关论文10余篇，参编学术专著2部。长期从事腹部、浅表器官和介入超声诊断治疗工作，擅长消化系统、泌尿系统、男性生殖系统疾病的超声诊断，尤以前列腺癌等各种肿瘤超声引导下穿刺活检为其特色。

核医学科

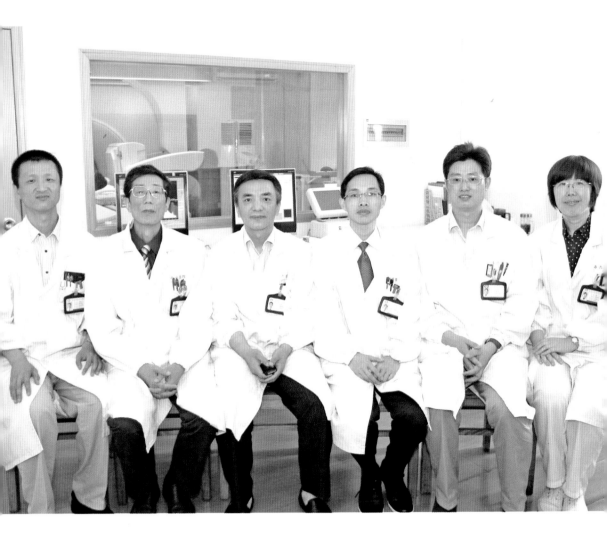

　　该学科始建于 1958 年，是国内最早开展临床核医学的医院之一。在国内著名的核医学专家马寄晓教授和朱瑞森教授的创建和建设下，并经过 50 多年的不断发展，该学科已经发展成为以放射性核素治疗为特色、核医学影像检查为核心、医教研全面发展的特色学科。

　　该学科医疗特色是甲状腺疾病的放射性核素诊断和治疗，尤其在分化型甲状腺癌的放射性碘－131 治疗方面，不仅有先进的专用病房，诊疗工作和临床

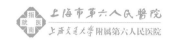

研究一直处于国内领先水平。甲状腺功能亢进的核医学诊断和碘 –131 治疗也是我院的医疗特色，是国内"甲亢碘 –131 治疗多中心临床研究"基地之一。

该学科装备了国际先进的正电子计算机断层扫描仪（PET–CT 64 层），PET–CT 检查恶性肿瘤及心脑血管和代谢性疾病的临床研究成为新的亚学科，并纳入了医院的医疗特色建设。科室另有三台先进的单光子发射计算机断层扫描仪（SPECT 和 SPECT–CT），诊断项目种类多，检查质量一直在上海乃至全国居前列。

在职医师、技师和护士共 23 位。专家 7 位，其中正主任医师 2 位，副主任医师 3 位，均为硕士研究生导师；主任技师（资格）和副主任技师各 1 位。9 位医师中，3 位有博士学历，其他均有医学硕士学历（包括 1 位在读）。本学科先后承担过几十项国家级和省部级研究课题，目前在研的国家自然科学基金 4 项，市局重点分支课题和市教委重点研究课题和优秀人才培养课题等 6 项。本学科还先后多次获得过国家教育部、上海市科技进步及医学科技成果奖项。

专家介绍

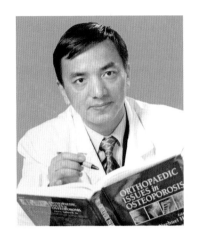

陆汉魁 核医学科及PET/CT室行政主任，上海交通大学影像医学研究所副所长，核医学研究室主任。主任医师。现任《中华核医学杂志》副总编，其他多种医学专刊编委或审稿专家，中华内分泌学会甲状腺组（中国甲状腺协会）理事，上海抗癌协会医学影像学分会副主任委员，上海核学会放射治疗学分会理事，中国医学装备协会核医学分会理事，中国医师学会核医学分会理事等。兼任上海交通大学医学影像研究所副所长，上海交通大学医学院影像医学系副主任。

从事核医学临床诊疗工作20多年。参与制定和修订国内关于甲状腺疾病诊断及放射性碘治疗方面的临床诊疗指南或专家共识；负责上海市医学领先学科分支研究中的《甲状腺疾病的放射性核素介入影像诊治》和参与《甲状腺功能亢进碘-131治疗全国多中心临床研究》。获市科技成果奖1项。

熟悉正电子计算机断层（PET）显像技术在恶性肿瘤诊疗中的应用，是国内较早参与PET临床应用的专家之一。

擅长各种甲状腺疾病的临床诊断和治疗、恶性肿瘤疾病转移的临床诊断和特殊治疗，临床经验丰富。

核医学科

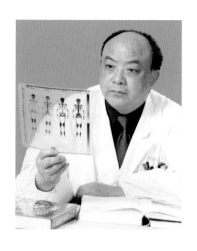

朱瑞森

主任技师。教授，博士研究生导师。1976年完成"^{131}I6胆固醇——一种新的肾上腺皮质显像剂"的研究课题，获上海市重大科技成果奖（第二完成者）。1992年和1997年分别完成"心肌灌注显像剂药盒的研制"和"^{131}I-mIBG治疗恶性嗜铬细胞瘤临床研究"，并获上海市科技成果奖（均为第一完成人）。2005年参与完成"肿瘤内照射治疗的基础与临床研究"课题，获上海市科技进步奖（二等奖，第三完成人）和上海市临床医学成果奖（三等奖，第三完成人）。2007年参与完成"大剂量碘-131治疗DTC转移灶的临床研究"获上海市医学科技奖和2010年参与完成"新型细胞凋亡显像剂^99mTc-AnnexinB1的研制及其探测化疗后肿瘤细胞凋亡的研究"获上海市医学科技奖《均为第三完成者》，2011年参与完成"DTC诊治关键新技术的建立、应用和转化"获上海医学科技奖（第五完成者）。先后发表SCI收录论文13篇及国内杂志论文百余篇。主编专著1册，副主编专著5册。

业务专长：① ^{131}ImIBG治疗和诊断嗜铬细胞瘤。② ^{131}I治疗分化型甲状腺癌。③ 核素内分泌与肿瘤显像诊断。

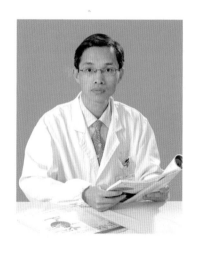

罗全勇

核医学科行政副主任。主任医师，副教授，硕士研究生导师，医学博士。

医院特色专业"碘-131治疗甲状腺癌"负责人。第八届中华医学会核医学分会青年委员、中国医学影像技术研究会核医学分会委员、上海医学会核医学分会青年委员。《上海医学影像》和《中华现代影像学杂志》常务编委，《Journal of Nuclear Medicine & Radiation Therapy》和《Alternative & Integrative Medicine》编委，《中华临床医师杂志（电子版）》特约审稿专家，国家自然科学基金通讯评议专家。

先后入选上海市"青年科技启明星计划"和上海交大医学院"新百人计划"。主持及参与国家自然科学基金5项。第一作者或通讯作者发表学术论文50余篇，其中SCI论文20篇。多次应邀参加国际学术交流。曾获上海市科教党委"青年科技创新人才奖"、上海市卫生系统"银蛇奖"提名奖、上海交大"青年岗位能手"、上海交大医学院"优秀青年教师"等荣誉和称号；获上海医学科技奖3项。长期从事核医学临床与科研工作，临床主要专长：碘-131治疗甲状腺癌、碘-131治疗甲亢、核医学影像诊断。主要研究方向：碘-131治疗甲状腺癌、肿瘤分子影像学。

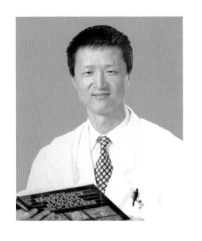

袁志斌 核医学科行政主任助理，副主任技师。现任中华医学会核医学分会秘书，上海市核医学会委员兼秘书，上海市核学会理事、副秘书长、实验核医学核药专业委员会副主任委员。《国际放射医学及核医学杂志》编委，Hell.JNM（SCI）编委。专业特长为核医学影像技术，包括图像的采集、处理和分析。在国家级杂志上发表论文20多篇，SCI收录论文5篇。

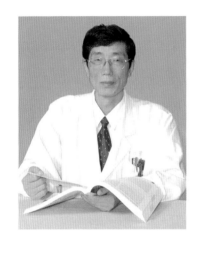

余永利 核医学科行政主任助理兼上海市第六人民医院东院核医学科执行主任，主任医师，教授，硕士研究生导师。中华医学会核医学分会核素治疗学组委员。

1996年赴意大利米兰圣·拉斐尔医院核医学科，从事肿瘤核素诊断及治疗研究，回国后即主管本院核素治疗病房，至今收治病例5 000余例。发表核素治疗相关论著20余篇，其中SCI收录4篇。

作为主研人员全程参与国家自然科学基金资助项目《经Avidin-Biotin核素标记单抗及载瘤裸鼠实验研究》的设计、实验和结题工作，以第一作者发表论著1篇并被EI所收录；作为负责人申报和完成上海市科委基金资助项目《大剂量碘-131治疗分化型甲状腺癌临床研究》，以第一作者发表论著7篇（其中SCI收录1篇），参加国际会议论著摘要5篇，获上海市科技成果三等奖；作为负责人申报和完成上海市卫生局科研基金资助项目《直接法 ^99mTc标记单克隆抗体及载瘤裸鼠实验研究》，以第一作者发表论著1篇并被EI所收录；作为负责人主持申报上海市科委重点项目《中国人肺癌骨转移动物模型建立的研究》子课题《肺癌骨转移动物SPECT显像研究》，以通讯作者发表论著1篇分别被SCI和EI所收录。

2005年2月出版专著《辐射与健康》，2011年3月再版；参编《实用临床核医学》、《放射性核素治疗》等专著5部；以第一作者或通讯作者发表论著50余篇，SCI或EI收录8篇。

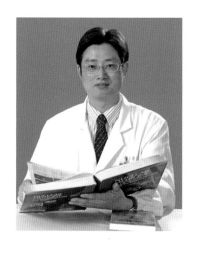

陈立波 核医学研究室副主任，甲亢特色专科负责人，副主任医师，医学博士，硕士研究生导师。《中华核医学与分子影像杂志》通讯编委。

曾以访问学者、客座科学家和博士后身份在德国海德堡大学头颈医院、德国癌症研究中心、美国匹兹堡大学医学中心等知名医疗和科研机构工作和学习。以第一完成人身份获"世界核医学和生物学联盟杰出贡献奖"、"日本核医学会亚洲青年研究者奖"、"上海医学科技奖"等奖项并成功入选"上海市青年科技启明星"、"上海交通大学医学院百人计划"等人才培养计划。以第一作者或通讯作者身份在《J Nucl Med》、《Thyroid》等国外著名学术期刊上发表学术论文10余篇，参编专著2部。主持国家自然科学基金委、上海市科委等机构自主的研究课题6项，研究方向为甲状腺疾病的靶向治疗和核医学分子影像诊断。

临床擅长甲亢、甲减、甲状腺癌、甲状腺结节、转移性骨肿瘤等疾病的诊治和SPECT/PET/CT影像诊断，尤以难治性甲亢和甲状腺癌的个体化治疗见长。

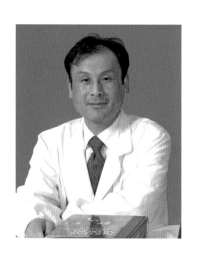

高云朝 副主任医师，医学博士。《放射免疫学》杂志编委。

从事核医学工作22年，获复旦大学影像医学与核医学专业博士学位，在此期间主要从事正电子发射型计算机断层扫描（PET）的基础应用研究；在PET-CT的临床应用方面已积累了丰富的临床经验。目前主要研究方向为PET-CT在肿瘤诊断中的临床应用，已获上海交通大学"医工交叉"课题专项研究资助。近年来以第一作者发表学术论文数十篇，其中SCI收录8篇；获上海市局级科研成果（第三完成人）及院医疗成果奖（第一完成人）各1项。

擅长肿瘤疾病和心血管疾病的临床免疫分析及临床应用。

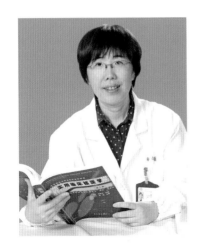

季红 副主任技师。从事基础医学教育及临床医技工作20余年，在核医学核素显像方面有一定的造诣。

能熟练掌握SPECT的操作及SPECT/CT断层融合图像，在甲状腺相关疾病（结节功能、甲状腺内外肿块、异位甲状腺、甲状腺炎等）、甲状旁腺疾病（甲状旁腺功能亢进等）、术后甲状腺癌转移灶、骨显像（骨转移癌、原发性骨肿瘤及骨代谢性疾病等）及心肌显像（心肌缺血、梗死及心肌病等）的诊断和鉴别诊断方面具有较为丰富的经验。

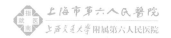
消化内镜室

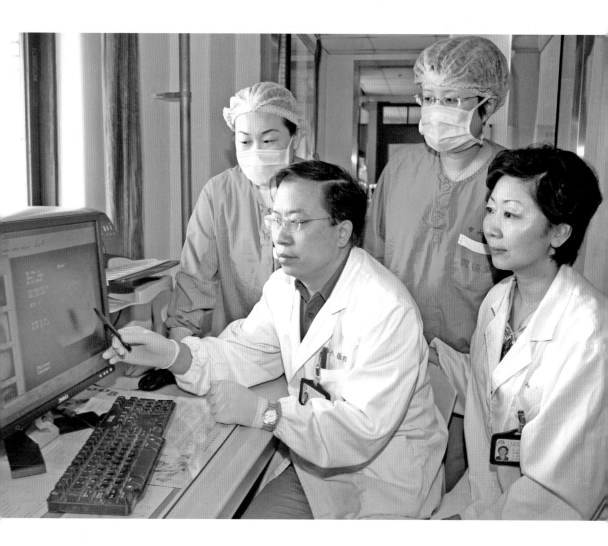

  该科室是院属一级学科，其前身胃肠镜室成立于 1972 年，几十年来诊治患者 20 万余例，造就了临床经验丰富，操作技能熟练，特色明显的专业队伍。一贯恪守严谨、细致的医疗作风，并配备了先进的医疗设备，开展了一系列消化内镜的诊治项目。

  目前拥有设备：日本最先进的奥林帕斯和富士胃镜、肠镜、十二指肠镜、小肠镜及小探头超声内镜等设备及各种治疗附件。

诊疗特色

消化道狭窄及梗阻的内镜下治疗

暂时性金属内支架扩张术治疗贲门失弛缓症，经 10 余年的临床观察其是一项安全、有效的治疗方法。国内外尚未见报道，属创新项目。

内镜引导下置入金属内支架治疗急性结肠梗阻，暂时性金属内支架可有效地缓解结、直肠癌引起的梗阻，使梗阻患者的结肠癌能得到 I 期切除结肠吻合。

食管／胃术后吻合口狭窄内镜直视下球囊、扩张管扩张术，是一项安全、简单、有效的治疗方法。

鼻胃镜

鼻胃镜是胃镜镜身外径小于 6mm 的超细胃镜，经鼻内窥镜不接触舌可到达消化器官，同时因其管腔较普通内镜细了很多，因此患者接受检查呕吐的感觉很轻微。由于鼻腔内涂上了麻醉剂，所以也不觉得痛。另外，内镜检查的患者还可以坐着进行胃镜检查，因此可以一边观察监视器，一边由医生提问，对急于了解自己病情的患者更加人性化。

无痛胃、肠镜检查

消化道内镜检查属微创检查，对被检查者可能会带来一些痛苦和损伤，部分患者很害怕。静脉麻醉下无痛检查，使患者犹如进入睡眠状态，无特殊不适。适宜于年老体弱、精神紧张、怕痛者。但有明显心肺功能不全者，必须经麻醉科医生确认才能施行。

逆行胰胆管造影及治疗

凡疑有胆、胰疾病患者（如结石、肿瘤、炎症、寄生虫或梗阻性黄疸原因不明者），均可作逆行胰胆管造影以明确诊断，及时治疗。与外科医生协作在十二指肠下开展鼻胆管引流、乳头切开取石、内置管或金属支架引流术等镜下治疗，使患者减轻痛苦。

内镜下诊断及治疗

内镜下诊断及治疗包括：①内镜诊断中的染色技术（提高肿瘤的早期诊断率）。②内镜下息肉／早期癌的切除（EMR，ESD）。③内镜下狭窄扩张术（支架置入、气囊、扩张管）。④内镜下营养管／引流管置入术。⑤经皮内镜胃造瘘术。⑥内镜下的急诊止血。

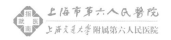
专家介绍

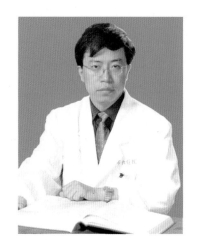

陈尼维 消化内镜室行政主任兼消化内科行政副主任。主任医师，教授，硕士研究生导师，并兼任上海市中西医结合消化学会委员和上海市消化内科学会委员。

主持局级以上相关科研课题2项，主编及参与编写专著5部，已发表学术论文40余篇。

长期从事内科临床工作，擅长消化系统疾病的诊治，尤其在溃疡病、慢性肝病、肝硬化及其并发症的治疗和消化内镜诊治方面颇有经验。

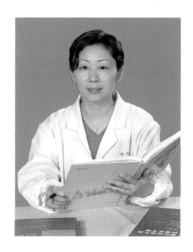

常英 消化内镜室行政副主任。副主任医师，副教授，硕士研究生导师，医学博士。

从事消化疾病的临床、科研与教学工作近20年，主攻方向为消化疾病的内镜下诊治，擅长胃肠镜下息肉摘除、狭窄扩张、支架置放及止血治疗等，在十二指肠镜下开展鼻胆管引流、乳头切开取石、碎石及支架置放等治疗胆胰结石、肿瘤等疾病，在国内外各类期刊发表学术论文20余篇。

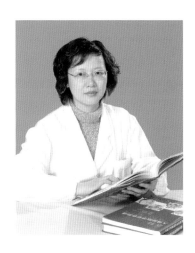

王如华 副主任医师，医学硕士。从事胃肠病诊治工作20余年，擅长胃肠道疾病的诊疗。胃镜及肠镜检查，尤其对消化性溃疡、慢性胃炎、功能性胃肠病、幽门螺杆菌感染等的诊治具有一定的经验。已发表学术论文近10篇。

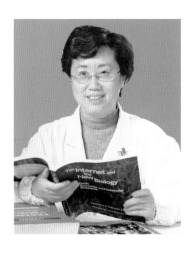

乐伟芬 副主任医师。从事胃肠病诊治工作30余年。专长消化性溃疡及其并发出血，幽门螺杆菌感染，各种慢性胃肠病的治疗，还擅长胃镜、结肠镜和十二指肠镜的检查操作。

消化内镜室

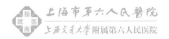

医学检验科

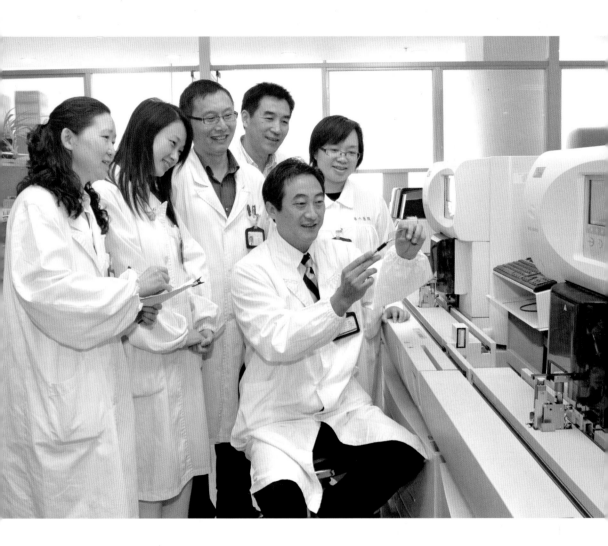

医学检验科是上海交通大学医学检验硕士、博士招生点，博士后流动站。目前科室人才梯队齐全，拥有博士学历 4 名，硕士学历 5 名，本科以上学历占全科总比例达到 56%。另外，该科室拥有一批临床经验丰富、专业素质强、医学功底扎实的高年资检验人员，其人员数量在全市同行业中处于领先水平。该科拥有当代较先进的各种检测设备，设有免疫室、生化室、微生物室、临检及门急诊检验，检测项目达 400 余项。为了保证检测项目的质量，科室制定了严格的质量控制制度，参加上海市临床检验中心的室内、室间质量评价及卫生部室间质量评价，成绩优秀，目前已获得百次质量检查成绩优秀奖牌，连续6年获得上海检验质量评比全优。

为把好每张检验报告的质量关，科室针对不同的亚专业制定了复检制度和逐级审核制度，对于疑难标本，必须经高年资主管以上技师进一步审核，以确保结果的可靠性。对于一些性命攸关的指标，如血钾、肌钙蛋白、D-二聚体等，科室还有严格的危急值报告制度，一旦发现危急值，严格按照危急值操作流程，及时发布并报告临床医生，为患者的及早医治赢得宝贵的时间。

科室实行电脑联网化管理，科学的数据管理系统方便了医生及病人读取报告。面向门诊、急诊的部分检测项目，检验报告立等可取，为疾病诊断、治疗提供了迅速、准确和可靠的依据及资料。

诊疗特色

免疫特色专业——肿瘤免疫、肝炎免疫

（1）从基础研究到临床应用，科室已建立一系列的实验室检测，并取得了诸多的科研成果，发表多篇SCI论文。拥有多套化学发光检测系统，开展的肿瘤标志物检测有十几项，项目较全面，可适合临床不同的需求。为加强检测质量，除了参加上海市临床检验中心的室内、室间质量评价及卫生部室间质量评价外，还使用了第三方质控品，每月的质控数据能与全球几百家实验室进行比较，实现室内质控室间化。

（2）实验室可检测包括甲、乙、丙、丁、戊型肝炎病毒在内的多种抗原抗体，对各类型肝炎进行分型，以便临床了解患者感染的肝炎类型及其重叠感染的情况。重点关注乙肝病毒感染的检测，应用先进仪器对其进行血清学抗原抗体半定量/定量测定，保证了结果的高灵敏度及特异性，并开展了乙肝病毒复制筛查的检测，以了解患者病毒感染、复制的情况，为疾病的治疗预后提供实验室依据。

（3）在本市较早建立了免疫增殖病的一系列实验室检测，从血清蛋白电泳的初筛，到血清免疫球蛋白及血尿轻链的定量检测，以及血清免疫固定电泳的分型鉴定，为临床诊断多发性骨髓瘤、巨球蛋白血症及轻链病提供实验依据。

（4）基因扩增实验室：于2006年1月通过卫生部临床检验中心的技术验收合格，2011年3月通过复审，拥有ABI7000、ABI7500扩增仪，LABCONCO生物安全柜（B2）等先进的仪器，目前开展的检验项目有：乙

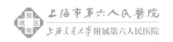

肝病毒 DNA、丙肝病毒 RNA、结核杆菌 DNA 等。

（5）性病检测：科室特设性病检测实验室，同时配备专业人员（持有卫生局所发的上岗证），对 HIV 进行初筛，并协助临床对梅毒进行诊断。目前，HIV 和梅毒抗体的检测已由传统的手工操作改为仪器检测，在全市实验室中较早实现全自动化，检测灵敏度、特异性和报告速度均有大幅提高，居全市领先。

（6）其他检测：包括特定蛋白、自身抗体、甲状腺相关指标、性腺激素、骨标志物等。全自动特定蛋白分析仪可检测多种血清特定蛋白项目，如免疫球蛋白 G、A、M，补体 C3、C4 等，可反映患者的体液免疫状况；多种自身抗体项目，如抗核抗体（ANA）、抗核抗体谱（14 项）、抗双链 DNA（ds-DNA）抗体定量等，针对不同的自身免疫性疾病都有重要的诊断价值。全面开展了甲状腺相关指标、性腺激素和骨标志物等指标。

微生物特色专业——厌氧菌与肠道益生菌培养鉴定

目前除了对临床常见病原菌进行快速、准确鉴定，对疑难菌株的分离和鉴定也建立了一套完整的实验室检测方案。

（1）厌氧菌与肠道益生菌培养鉴定：在上海地区率先开展厌氧菌的培养，目前是上海市少有几家全面开展厌氧菌培养的科室，对厌氧菌的分离和形态学检验达到上海市先进水平。除了配合本院临床科室开展厌氧菌检测外，同时接受全市不同医院的外送标本。开展肠道益生菌在控制肠道感染和肠内营养的研究，发表相关论文多篇。

（2）肠道病原菌的检测：作为上海市疾病预防控制中心肠道病原菌的监测哨点医院，目前承担着上海西南地区各类腹泻病原的检测和监测工作，除了开展常规肠道病原菌检测外，还开展各类弧菌和弯曲杆菌的检测。

（3）加强实验室和临床的沟通：制定了完备的微生物操作规程，加强对微生物样本的质量前控制，提高了样本的检测率，积累了大量的微生物培养和形态学检验。加强实验室与临床的沟通，建立微生物实验室的危急值报告制度，加快报告速度。配合临床进行严重感染病人的抗生素使用和预后监测工作，负责临床药师基地培训的抗菌药物临床使用等相关内容。注重快速感染性指标的检测，开展真菌 G 实验和内毒素检测用于临床感染的早期诊断和预后的监测。

（4）细菌耐药监测：是上海市首批参加全市医院感染监测网络的医院之一，20 世纪 90 年代起使用 WHONET 程序软件，十几年来在细菌耐药性监测方面积累了大量数据。目前作为医院感染控制办公室成员，负责临床多重耐药细菌的检测与季度、年度的抗生素耐药统计。

生化特色专业——全面、快速

拥有先进的日立全自动生化分析仪，运行检测速度可达到 3 000T/h，确保每一个标本都能得到及时的检测。由持有的"大型仪器操作上岗证"的专业人员，进行仪器的操作、维护和保养。为了保证检测结果的质量，生化室制定了一系列严格的质量管理规程和操作流程：条形码系统和真空采血管的应用，大大提高了工作效率，同时减少了分析前的误差；参加临床检验中心和卫生部的质控评比，并取得了优秀的成绩，保证分析结果的准确性。保证质量的前提下，着力提高报告速度，目前门诊生化检验报告时间为 3 ~ 4h，报告速度在本市同级医院内处于领先水平。

（1）常规生化检测：涵盖了目前已有的生化检验的大部分指标，包括肝功能、肾功能、血脂、血糖、心肌酶、电解质等 50 余项。除传统项目外，积极开展新检测指标，如血清胱抑素，胆碱酯酶等。

（2）血清蛋白电泳：生化室是较早开展此项目的实验室之一。血清蛋白电泳能对血清中蛋白质的各个组分进行定量，主要用于多发性骨髓瘤的筛查，在肝脏、肾脏等疾病时，血清蛋白电泳的图谱也有不同的变化，具有一定的诊断价值。

门诊临检特色专业——自动化与人工镜检共把质量关

该专业检验项目齐全，拥有多台先进的自动化检验仪器。主要承担全血细胞分析和尿液、粪便、脑脊液、胸腹水等体液、排泄物的有形成分分析，以及全院病人的凝血、血沉、血粘度等项目的检测。临检室既拥有先进的全自动分析仪，也保留了一些传统的手工项目，无论是自动化还是手工操作，一旦遇上疑难标本，均由高年资的主管技师进一步审核，以保证检验质量。

（1）全血细胞分析：全科共有 11 台血液分析仪（分布于临检室、急诊室、干保检验、特需检验等）。为保证所有血液分析仪之间检验结果的一致性，组室制定了严格的仪器比对制度，每月对全科 11 台血液分析仪进行所有项目的比对，发现问题，及时校准。组室主要承担住院病人及体检标本的全血细胞分析（即血常规），已完全取代了传统的显微镜镜检计数，有效地避免了各类人为误差，提高了检验结果的准确性。检测项目包括：WBC、RBC、HGB 等 22 个参数，还可对原始幼稚细胞、异常细胞等进行提示，配合染色涂片镜检，有助于外周血血细胞异常形态和血液病的早期诊断。在保证血常规检验速度的同时，制定了严格的镜检推片规则，镜检推片率较以前有了大幅度提高（< 5% ~ 20% 左右）。镜检全部使用油镜，增大分辨率，提高了异常细胞的检出能力，有效保证检验质量。

（2）凝血常规和纤溶常规的检验：拥有日本 Sysmex 公司生产的 CA7000 和 CA-1500 凝血分析仪。主要用于全院病人的凝血功能的筛查（PT-INR、APTT、Fbg、TT）和纤溶常规的检验（PT-INR、APTT、Fbg、TT、D-Dimer、FDP）。

（3）尿液常规检验：拥有目前最先进的 iQ200 尿液全自动分析工作站。该工作站结合了流式细胞技术和显微成像技术，可自动分类白细胞、白细胞团、红细胞、鳞状上皮细胞、非鳞状上皮细胞、透明管形、病理管形、结晶、细菌、酵母菌、精子和黏液等 12 种有形成分，还可进一步通过图像编辑技术对病理管形、结晶等有形成分进行分类。与传统的显微镜镜检相比，使用该工作站可显著提高尿液有形成分检测的准确性和精密度，并显著提高了工作效率。

（4）红细胞沉降率（血沉）的检验：采用毛细管光学速率法替代传统的 Westergren 法检测红细胞沉降率。与传统方法相比，该仪器具有用血量少、可重复检测、重复性好、受低红细胞比积影响小等优点，用于全院病人的红细胞沉降率检测。

（5）浆膜腔积液、粪便常规及其他体液、排泄物、分泌物的检验：主要承担粪便常规、胸水、腹水、脑脊液、心包积液、精液、阴道分泌物等的检验。目前这些项目的检验没有自动化的仪器检测，仍旧依赖传统的显微镜镜检和手工操作，因此工作人员的专业知识、经验以及责任心，对检验结果的质量有着至关重要的影响。为了保证质量，临检室制定了每个项目的操作规程及审核、复检制度，对于疑难标本，还需再由高年资的主管技师审核后才发出报告。

（6）血液流变学（血黏度）的检验：血液黏度的增高与降低，直接关系着人体组织器官血液供应的减少与增加，从而影响人体组织器官的代谢与功能状态。该科拥有的 SA-6000 血黏度分析仪，可检测外周血 12 项血液流变学相关参数，包括全血粘度值（高、中、低切）、血浆黏度值、红细胞刚性指数、红细胞聚集指数等。

急诊特色专业——各专业的综合

主要承担市六医院急诊、儿科及住院夜急诊病人的血液、体液、生化、心肌标志物的检验，各类报告的速度在全市处于领先水平。该组室除了从事血液体液学的形态学检验工作外，还承担了大量急诊干生化的检验工作，检验内容非常齐全，涉及生化、免疫、微生物和临检等各个专业。

专家介绍

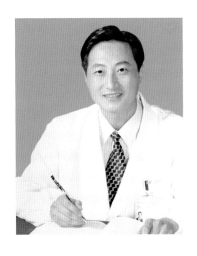

高 锋 医学检验科行政主任，中心实验室主任。上海交通大学医学院研究员、博士研究生导师，上海市优秀学科带头人。中国免疫学会临床免疫委员，上海市免疫学会理事，上海免疫学会临床免疫技术分会主任委员。

1985 年毕业于第四军医大学，获医学学士学位，后从事消化内科临床工作。1993 年毕业于第二军医大学，获得消化内科博士学位。

常年从事消化疾病临床和基础工作，积累了一定的临床经验。1990 年起开始进行细胞外间质与肝纤维化研究工作，在国内率先开展"肝纤维化诊断谱"研究，1995—1996 年获得军队科技进步一等奖、军队科技进步三等奖、国际生化学会中青年突出贡献等 10 余项奖励。1995 年荣立个人三等功。1998—2000 年赴美国做博士后研究，从事糖分子生物学研究，重点围绕糖分子在肿瘤血管形成及转移中的作用。目前临床特长，在病毒性肝炎、肝硬化的实验室诊断技能和分析方面具有一定的经验。

近年在糖分子的免疫调节及血管形成方面开展系列研究，2008 年以第一申请人获得国家高技术研究发展计划（863 计划）专项课题，2010—2012 连续三年以第一申请人获得三项国家自然科学基金课题。2010 年获得国家发明专利 1 项，2011 年获得上海医学科技三等奖和上海市优秀学术带头人计划。近年以第一和通讯作者在 J Biol Chem 和 Cancer Res 等 SCI 杂志上发表论著 22 篇。目前培养博士后 1 名，博士生 5 名，硕士生 10 名。

医学检验科

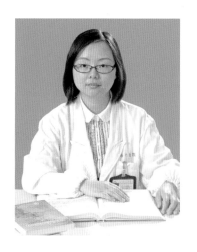

汤瑾　副主任技师，医学硕士，检验教研室组长。

2009年毕业于上海交通大学医学院临床检验诊断专业，现任上海医学会检验学会委员，微生物学组成员。长期从事微生物检验、细菌抗生素耐药性监测和细菌分子生物学研究，致力于微生物检测和临床抗感染治疗的沟通。多年来发表统计源期刊论文10多篇，参加全国性学术会议交流多次。参加国家自然基金1项，卫生局课题2项，上海交通大学医学院课题1项。

擅长各类临床病原菌与疑难菌株的检测和细菌耐药机制的研究。主要研究方向是病原微生物的分子生物学检测和耐药机制的研究。

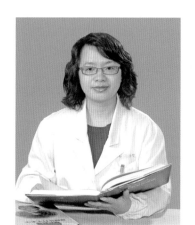

刘华　检验科行政主任助理，主管技师。2000年毕业于上海交通大学医学院医学检验系。现任上海市免疫学会免疫技术分会委员，上海市医学会检验学会免疫组成员。

长期从事临床免疫学及分子生物学检验工作，擅长各类临床免疫学检测技术，积累了一定的临床经验。主要研究方向乙型肝炎病毒的实验室检验。多年来发表核心期刊论文10多篇，SCI收录2篇。作为主要研究者参与国家自然基金1项，局级课题2项，科技成果鉴定1项。

药剂科

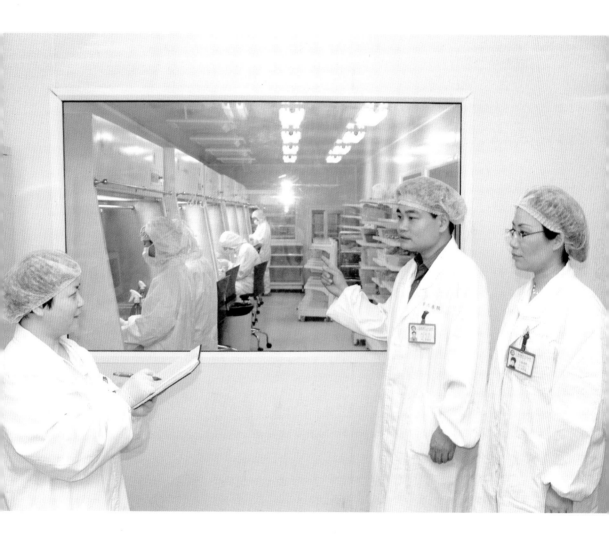

　　该科设门诊药房、特需药房、急诊药房、住院药房、中药房、儿科药房、静脉药物配置中心、制剂室、质检室、临床药学研究室、药库、临床药理等15个分科；现有药学专业技术人员130人，其中正高3名，副高2名，中级10余名。临床药学研究室近几年主持省市级以上课题10余项。该科为上海交通大学、复旦大学、上海医药职工大学、上海药剂学校等院校的本科、大专、中专生实习、见习基地，同时为上海交通大学和上海中医药大学博士点，每年向全国招生。

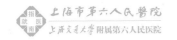

该科全面加强药事质量管理，落实药剂科标准化管理，取得显著成绩。在卫生部和上海市医院管理年检查中多次获得好评，成绩均名列前茅。2008年被上海市药学会授予医院药学管理奖，2009年、2011年、2012年连续三年被评为上海市临床药事管理先进单位。2008年、2009、2010年连续获得卫生部抗菌药物临床应用监测网优秀成员单位奖。2011年获得第二届全国医院药事管理优秀奖。

科室特色

药品供应与管理

1. 配方部

对药品实行"金额管理，数量统计，实耗实销"。对麻醉药品和精神药品实行"三级网络管理"专柜加锁存放，专账登记，专人认领、保管、清点。设有咨询窗口，为医师、护士和患者提供药物咨询服务。结合临床需求，定期举办业务讲座，参加学术活动，加强专业技能训练。为医院"文明示范窗口"。

2. 制剂

完善操作规程、质量标准和规章制度，2001年初在全市首批顺利通过了5年一度的《制剂许可证》换证验收工作；2002年底顺利通过GPP（医疗机构制剂配制质量管理规范）验收工作；2005年底顺利通过《制剂许可证》换证验收工作。

3. 药库

药库实现了网上采购报单及药品条形码扫描验收。利用条码药库管理系统，药库得以将工作重点从采购报单、药品验收及发票录入，转向药品入库的质量验收、疑问药品的及时处理，提升了药库工作人员的管理层级，提高了药库在医院医疗服务中的管理工作水平。

临床药学

1. 静脉药物配置中心

建立和使用静脉药物配置中心在美国、英国、加拿大、澳大利亚、新西兰等发达国家已开展多年，是现代化医院发展的必然趋势。市六医院依据目前世界上最先进的澳大利亚药物配置标准建成了规模较大的静脉药物配置中心。在国内三级医院中为首家。病房配置中心分：抗生素、细胞毒性药物配置区，常规及营养药物配置区、成品区、冷藏区、药库等工作区域；另设专供门急诊使用的配置中心。在先进的洁净设备环境下，受过良好培训的配置人员，为患者提供高质量、安全、有效的静脉滴注药物和良好的药学服务。实现药师直接参与临床合理用药，确保药物相容性、稳定性良好。中心是一个全方位、适合医院未来发展且具市六医院特色的现代化临床药物配置研究机构，实施严格的科学管理程序。该中心承担国家级继续教育项目"抗生素合理用药"课题。

2. 临床药师

建立了一支由 5 名专职临床药师组成的临床药师队伍，每天上午深入临床骨科、血液内科、肾脏风湿科等 8 个科室，进行查房和会诊，审核医师药物治疗医嘱或处方的合理性、提出调整用药意见，参与治疗方案设计和药物评价与利用工作，协助临床医师做好药物的合理作用，建立药历；并负责全院的药品不良反应监测、分析和上报工作。临床药师负责全院所有临床科室抗生素使用和 ADR 的监测工作。

在国内率先成立具有国际水平和市六医院特色的现代化静脉药物配置中心（PIVAS），成为从传统的药品供应模式向以患者为中心的药学技术服务模式转变的典型样板。临床药师利用 PIVAS 这个平台，充分发挥自身专业优势，监管临床科室围术期抗生素预防性用药以及加强药师审方，严格控制临床不合理处方，避免用药错误，并实施有效的药品集中管理措施，减少药品浪费，使临床合理用药工作上了一个台阶，从时间效果上取得了重大进展。目前，临床不合理处方比例大幅下降；医院获得性感染率下降为原来的 1/10，输液反应的发生率几乎为零。市六医院在本市院内感染管理质控中心的多次大检查中成绩名列前茅，并获得卫生部医院管理年专家督导组的一致好评。

3. 个体化给药指导

在恶性肿瘤的治疗过程中，化疗占有重要地位。由于肿瘤患者对各种化疗药物的敏感性差异较大，化疗过程中又常可导致耐药性的产生，且多数抗肿瘤药物不良反应较大，如不能准确合理地选用有效药物，不仅达不到治疗目的，还给患者带来极大的不良反应，不但增加了不必要的医疗开支，而且延误了治疗。

临床药学研究室自 1994 年起率先将双琼脂 MTT 法测试肿瘤药敏用于临床，为肿瘤化疗个体化提供依据，此法克服了普通 MTT 法存在的测试准确性不高（正常细胞污染）的缺点，做到方法快速、高效、准确，测试病例已达 4 000 多例。其研究成果《常规 MTT 化疗药敏检测技术的改良及临床应用》经市卫生局鉴定："IMTT 法使化疗药敏更为准确，可行性提高，推广更易。另外本法在耐药机理方面的研究具有较大的潜在优势，达到国际先进水平。" 2000 年该成果获"上海市科技进步三等奖"；2002 年"双层软琼脂 MTT 法测定肿瘤细胞药敏研究"获 2002 年院临床医疗成果奖。

药剂科

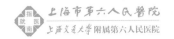

临床药理

研究室硬件设施完备，常规配置包括液—质联用仪、HPLC（紫光／荧光检测器）、固相萃取仪、氮吹仪、高速低温离心机、低温冰箱、精密电子天平、旋转蒸发仪等仪器设备及数据分析处理软件，并具备 I 期临床实验专用床位9 张及受试者专用的活动和休息场所。研究室人员包括 2 名博士、4 名硕士及3 名本科。2005 年申报的 I 期临床试验研究室已通过国家药监局 GCP 现场检查，具备开展新药 I 期临床试验研究的资格和条件。临床药理为市六医院特色专业，可为国家药物临床试验机构开展 13 个临床专业的新药临床研究。

该研究室目前主要从事新药 I 期临床试验和生物等效性研究，同时进行天然产物活性筛选，有效组的分离、纯化、活性追踪及有效成分的作用机制研究，并进行药物体内吸收、分布、代谢、消除等方面的基础研究。该研究室目前承担国家、上海市科委等课题 10 余项。

专家介绍

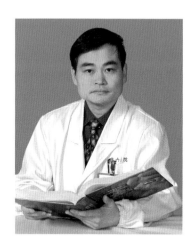

郭 澄 药剂科行政主任，临床药学研究室主任。主任药师，教授，上海交通大学和上海中医药大学博士研究生导师，医学博士。

1993年毕业于第二军医大学研究生院，获博士学位。兼任市六医院国家药物临床实验机构常务副主任、Ⅰ期临床试验研究室主任、临床药学研究室主任。受聘为《中国药房》副主编、《药学实践杂志》《世界药物杂志》《药学服务与研究》等7本杂志编委，中国医院协会临床药事管理专委会全国委员，上海市药学会理事，上海市康复医学研究会临床药学专委会主任委员。

长期从事医院药学的管理、教学和科研工作，积极倡导医院药学工作模式的转变。对药品管理、药品质量评价和个体化给药等有深入的研究。获2008年度上海市药学会医院药学管理奖。2011年被评为全国第二届医院药学管理先进单位，全国优秀药师称号。发表SCI和核心期刊收录的学术论文100余篇；主编、副主编专著各1部，参编4部。曾获国家中医药管理局科技进步一等奖（子课题）、国家科技进步一等奖（子课题）、军队科技进步二等奖各1项，军队科技进步三等奖2项，国家发明专利1项，研制开发新药获4项国家新药证书。主持参与国家重点攻关项目、国家自然科学基金、上海市科委专项基金等基金各10余项。

药剂科

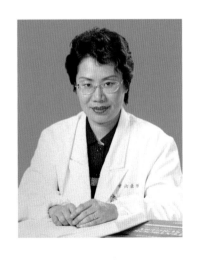

陆瑶华

药剂科行政副主任，临床药学研究室副主任。主任药师，兼任医院感染管理办公室副主任。

1987年毕业于上海医科大学药学院药理专业，2006年上海交通大学硕士研究生毕业。担任中国药理学会会员，上海市药学会临床药学和药史专委会委员、《中国新药与临床杂志》医院药学专家委员会委员、《中西医杂志》专家编委会常务编委，上海市国家级、市级继续教育项目评审委员会学科组专家成员和上海市政府采购咨询专家。

擅长临床合理用药和抗肿瘤药物研究，在药理学、临床药学等方面有较深的造诣，负责或参与5项市科委课题，发表论文30余篇。在国内三级综合性医院中，率先建立了具有国际水平，市六医院特色的现代化静脉药物配置中心（PIVAS）。经过多年的探索与实践，在抗菌药物临床合理应用方面取得重大进展。

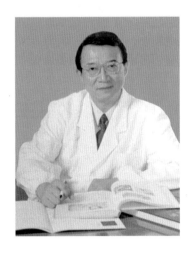

沈炜明

主任药师，上海交通大学医学院教授，博士研究生导师。国务院特殊津贴获得者。国家生物技术专家委员会成员、上海医疗事故技术鉴定专家。上海市卫生系统高级职称评审委员。

1968年毕业于上海第一医学院医学系。1982年硕士毕业，获上海医药工业研究院硕士学位证书。1987年考取WHO奖学金，1987—1988年赴日本国立癌症研究中心研修。之后去美国纽约医疗中心访问考察。

自1968年至1980年从事临床肿瘤内科医师工作。1980年起兼做抗肿瘤药的新药药理研究。负责国家"六五"攻关项目阿克拉霉素B药理研究及国家"六五"攻关项目阿克拉霉素A药理研究；国家"七五"攻关项目苯丁亮氨酸及国家"八五"攻关项目苯丁亮氨酸药理学研究。1986年首先用肺转移模型及同位素双标记技术发现并研究了新抗生素——思文霉素的抗癌活性。研究结果1992年发表于美国的Pharmacology，为国际首创。

承担多项上海市科学技术发展基金项目。研究课题"MTT化疗药敏检测技术的改良及临床应用"，测试病例已达4 000余例，达国际例数之最。

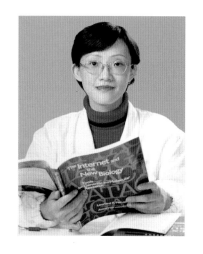

张毅　副主任药师。主攻肿瘤药物敏感性相关研究及临床药学。在参与临床、探讨药物合理使用、抗菌药物使用方面有一定经验。以第一作者发表论文 19 篇，为上海药学会医院药学专业委员会信息学组成员。

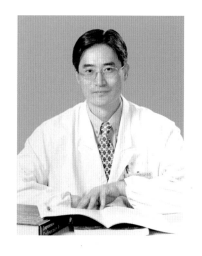

陈志东　副主任药师。毕业于上海医科大学药学系。长期以来一直从事医院药学工作，并于 2004 年 10 月—2006 年 6 月参加上海市临床药师培训班学习。现作为临床药师负责药品不良反应监测、抗菌药物合理应用监测，药学情报资料搜集及相关工作。现为上海市药学会医院药学专业委员会委员，《上海医药》杂志特约编委，卫生部抗菌药物临床应用监测中心信息员，发表论文 14 篇。

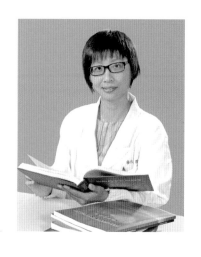

张剑萍　药剂科行政主任助理，副主任药师。1992 年获复旦大学药学院药理学学士学位，2011 年获苏州大学药理学硕士学位。

长期以来一直从事医院药学实践与教学工作，负责药剂科调剂质量管理，负责科室规范化管理和质量持续改进项目。目前是上海市药学会医院药学专业委员会委员，发表论文 10 余篇，主持药学会课题 1 项、院级课题 2 项，参与课题 5 项。

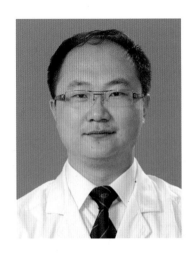

霍炎 副主任药师。2009年毕业于上海交通大学药学院，获工学博士学位。主要从事中药活性成分、药效学与质量标准研究，治疗药物监测及临床药学研究。2013年由医院公派前往Thomas Jefferson大学转化医学中心进行为期1年的研究工作，研究内容为基因检测以及个体化给药。对药学自动化信息化建设工作，基于基因多态性的促进合理用药的基础与临床试验，传统药物疗效评价以及合理应用研究及药物相互作用信息数据库的建立等有一定研究。发表SCI和核心期刊论文11篇，其中SCI第一作者论文6篇。参与国家自然基金课题2项，卫生局课题1项。

病理科

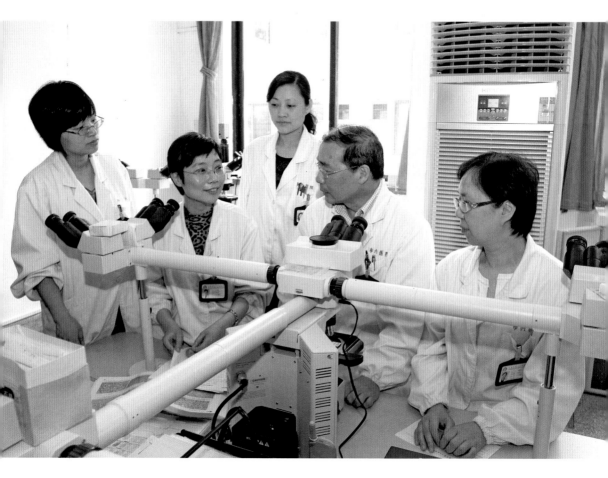

　　病理科创建于 1956 年，目前已发展为有常规病理实验室、快速病理实验室、细胞学实验室、免疫病理实验室、病理分子实验室 5 个实验室的大型综合性临床病理学科，下设肿瘤病理研究室。从 2000 年起全年手术病理检查量以两位数增长，2011 年达到 30 000 余例，术中冰冻病理诊断量达 4 500 余例。病理科技术力量雄厚，诊断经验丰富。科室拥有全套从德国 Leica 公司购置的病理检查设备，包括全自动组织脱水机、全自动包埋机、打号机、全自动染色机、封片机、全自动免疫组化染色机、石蜡切片机、冰冻切片机、超薄切片机和轮转式硬组织切片机，所有诊断用显微镜从日本 Olympus 公司和德国 Leica 公司购置，包括双筒显微镜、5 人共览、10 人共览显微镜、显微投影教学系统、图

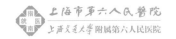

像分析系统等。科室信息化、数字化网络管理系统完善，所有病理资料包括病理报告、显微镜下图像资料、特殊病例的影像学资料均由电脑储存，可随时查阅、打印。患者的基本信息资料可从院内网直接查阅，从而极大方便了病理诊断医师与患者和临床医师之间的联系和沟通，保证了病理诊断的正确性和诊断资料的完整性。

专业简介

常规病理诊断

病理诊断是疾病诊断的金标准，医院诊疗常规规定凡是从患者身体上采集的组织都要送病理科作最终病理诊断，为临床诊断及治疗提供重要依据。人体病理检查的标本通过病理切片和蜡块的形式保存15年，患者可以通过一定手续随时借阅会诊。

细胞学诊断

从患者的体液和组织中采集、分离并寻找肿瘤细胞是细胞学诊断的主要内容。检查的标本为患者身上采集的各种液体，如痰液、尿液、胸腹水、脑脊液、乳头溢液等，也可从宫颈、皮肤、乳头采集细胞，采用薄层液基细胞制片方法寻找肿瘤细胞，还可以对肿块作细针穿刺，查找肿瘤细胞。细胞学的方法适用于普查或筛选肿瘤患者。细胞学涂片按规定阴性片不保存，阳性片保存15年，属于病理档案资料之一，可供临床和患者查阅。

免疫组织化学检查

利用特异性抗体—抗原结合后显色原理确定肿瘤组织的来源、分化和良恶性等。如恶性淋巴瘤、软组织肿瘤的分类、转移性癌寻找来源，前列腺病变、乳腺病变等一些肿瘤确定良恶性等，都必须依赖于免疫组织化学的标记。乳腺癌、β细胞性恶性淋巴瘤、胃肠道间质瘤等可以通过特异性抗体标记帮助临床是否可用特异性靶向治疗药物治疗。各种癌基因标记有助于恶性肿瘤的耐药检测、肿瘤恶性程度判断和生物学行为预测。目前市六医院病理科常年储备抗体上百种，可满足临床各种肿瘤的免疫病理诊断需要。

硬组织切片、超薄切片和图像分析实验室

病理科设有四肢显微外科研究所组织病理研究室，并配置 Leica1600 硬组

织切片机，可用于不脱钙骨和骨折固定材料的切片检查，该设备目前上海市仅有个别大医院拥有。Laeica 超薄切片机用于电镜检查的超薄切片。图像分析系统则用于形态学测定和 DNA 定量等检查。这些设备不仅保证了病理诊断的质量，而且也为临床科研和研究生的培养提供了条件。

病理分子实验室

目前病理已经从过去的解剖和组织病理学进展到免疫病理学以及如今的分子病理。分子病理诊断能够更加精确的诊断疾病、判断疾病的预后以及帮助肿瘤的治疗。病理科设有肿瘤病理研究室，配置有分子病理检测的必需仪器和设备，目前能开展一些重要的分子病理诊断，如乳腺、胃癌中 HER2 基因检测，以指导乳腺癌、胃癌的靶向治疗；EGFR 基因突变的检测，用于非小细胞肺癌的治疗；K-ras 基因突变的检测对临床指导胃肠道癌的用药有重要作用。

特色专业

前列腺和泌尿系统病理诊断

前列腺和泌尿系统病理为院级特色专业之一，2000 年上海市卫生局科技发展基金项目曾获院临床医疗成果一等奖，项目成果在 2002 年经专家鉴定评为国内领先，部分国际先进。2003 年获中华医学科技三等奖和上海市医学科技三等奖。市六医院病理科总结的前列腺各种良恶性病变病理鉴别诊断的方法和标准已被国内众多医院病理科采用。2008 年市六医院病理科蒋智铭主编、张惠箴、郑莉副主编的《前列腺病理学》专著由上海科技教育出版社出版。在该领域发表论文 30 余篇。获"浦江人才计划"项目 1 项。从 2001 年起每年举办国家级继续教育学习班 1 期。

骨肿瘤和骨病的病理诊断

骨肿瘤和骨病的病理诊断为院级特色专业之一。市六医院骨科是上海市医学领先专业重点学科，骨科 450 张床位吸引了全国大批骨病患者，每年骨肿瘤和骨病的手术及活检量达 1 000 余例。在该领域内发表近 30 篇，多种骨病为国内首例报告，从 2001 年起每年举办国家级继续教育学习班 1 期，完成上海市卫生局科技发展资助项目 1 项。由市六医院病理科蒋智铭主编、张惠箴、郑莉副主编的《骨关节肿瘤和瘤样病变的病理诊断》、《骨关节病理学图谱》专著分别由上海科技教育出版社和人民军医出版社出版。

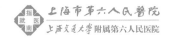

妇产病理诊断

　　市六医院病理科有专职主任医师从事妇产病理诊断和研究，有丰富的妇产科临床经验，能凭借娴熟的临床实践经验结合病理改变作出明确的诊断，为临床治疗提供有效的依据。市六医院妇产病理在妇肿瘤的围产儿病理方面积累了大量珍贵的资料，特别在胎盘研究方面为国内领先，先后获得卫生部、上海市、上海市卫生局科技进步奖。

专家介绍

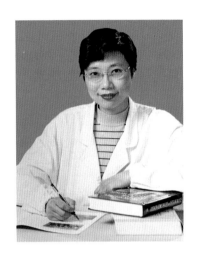

张惠箴 病理科行政主任，市四肢显微外科研究所组织病理研究室主任，肿瘤病理研究室主任。主任医师，硕士研究生导师。

现担任中华医学会上海市病理学会委员，中国抗癌学会病理专业委员会委员，上海市卫生局高评委病理专业评委，临床病理质控中心委员，中国病理工作者委员会常委。1983年毕业于原上海第二医科大学医学系，从事病理诊断工作近30年。课题研究：①骨关节肿瘤的病理诊断与鉴别诊断，曾获并完成"特殊组织学类型骨肿瘤的病理诊断研究"卫生局科技发展基金资助项目1项。②前列腺良恶性病变的病理诊断与鉴别诊断，曾获中华医学科技进步三等奖和上海市医学科技进步三等奖（第二完成人）。历年在统计源期刊上发表论文30余篇。作为第一副主编参编《骨关节肿瘤和瘤样病变的病理诊断》、《骨关节病理学图谱》、《前列腺诊断病理学》病理学专著。

擅长：前列腺病理、骨关节肿瘤及瘤样病变的病理诊断。

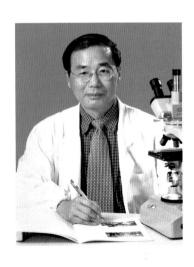

蒋智铭 主任医师，病理科专家顾问。1969年毕业于上海第一医学院医学系。1981年获硕士学位。

现任上海市病理学会顾问，中国抗癌协会肿瘤病理专业委员会委员。临床与实验病理学杂志编委，中华病理学杂志特约审稿专家。所研究的课题"前列腺良恶性病变的病理诊断与鉴别诊断"获中华医学科技三等奖和上海市医学科技三等奖。在统计源期刊上发表学术论文70余篇。从2001年起连续主办前列腺病理和骨关节肿瘤病理2个国家级继续教育学习班。作为主编编写《骨关节肿瘤和瘤样病变的病理诊断》、《骨关节病理学图谱》、《前列腺诊断病理学》病理学专著。

擅长肿瘤病理诊断，尤其对前列腺病理、泌尿外科病理、骨肿瘤病理和乳腺病理有丰富的诊断经验。

病理科

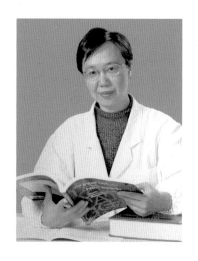

陶雯琪 肿瘤病理研究室副主任。主任医师。曾从事妇产科临床，从事妇产病理科教研工作已20余年，能凭借娴熟的临床实践经验结合病理改变作出明确的诊断，在宫颈、子宫和卵巢的良恶性肿瘤的诊断，子宫内膜功能性出血的病变诊断，尤其在宫颈癌的诊断方面具有较丰富的病理诊治经验，通过三阶梯诊断法，即细胞学—阴道镜—组织学，为临床治疗提供有效的依据。围产病理方面，包括围产儿尸检及胎盘病理诊断具有丰富经验，胎盘研究先后获得卫生部、上海市、上海市卫生局科技进步奖。

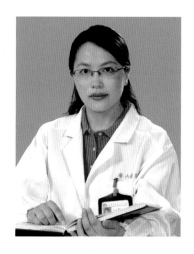

黄瑾 副主任医师，医学硕士。2003年毕业于复旦大学上海医学院，从事病理诊断工作10年。擅长前列腺病理和骨关节肿瘤及瘤样病变的病理诊断。完成及参与完成多项前列腺病理及骨肿瘤病理相关课题研究，目前以第三完成人参与国家自然科学基金1项。历年在统计源期刊上发表学术论文10余篇。参编《骨关节肿瘤和瘤样病变的病理诊断》、《骨关节病理学图谱》和《前列腺诊断病理学》3本病理学专著。

输血科

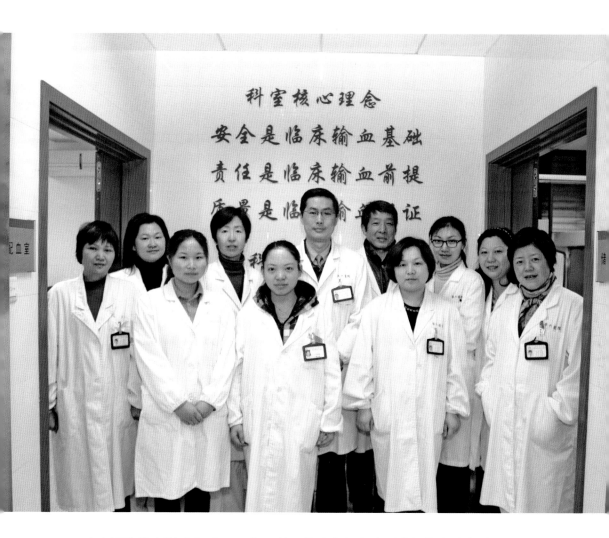

　　市六医院输血科成立于 1997 年，是上海市各级各类医疗机构中首家具有独立建制科室。现有正式职工 14 名，高级职称 2 名，中级职称 3 名，硕导 1 名，其中本科及以上学历占 80%。临床年平均红细胞用量 6.0 吨，血浆用量 2.8 吨，成分输血率达 99.99%。该科现使用面积 520m²，实验仪器设备齐全先进，具有全自动血型及配血分析系统，血液出入库管理与血液储存设备温度监控等均实现电脑化。该科自成立以来，一直致力于临床输血医学学科的建设与发展，建立了一套完整科学的临床输血管理体系，在临床输血血型血清学及分子生物学

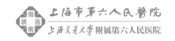

检测方面积累了丰富的经验，尤其是在输血不良反应与相关性疾病的诊治与预防系列研究取得了一定得成绩，分别在 2002 年、2004 年与 2006 年获上海市科技成果各 1 项，获上海医学科技奖 1 项。承担上海市公共卫生重点学科建设项目 1 项和上海市卫生局科技发展基金项目 2 项，青年科技发展基金项目 1 项，上海交通大学医学院精品课程 1 项，院级课题多项。承担上海交通大学医学院五、七年制医疗专业的教学工作，承担国家级继续医学教育项目 2 项，承担临床输血相关国家标准起草 3 项等。已独编并出版专著 4 部，主编 1 部，主译 1 部，参编专著 5 部；累计发表论文（著）百余篇；培养硕士生多名。

专科特色

特色治疗项目

1. 血液与输血疾病门诊

适用于各类疾病需择期手术病人与孕产妇的贫血、血小板减少等，非输血治疗（药物治疗），输注血液制剂咨询与治疗；输血不良反应诊断、治疗与预防等。

2. 血浆置换术

适用于各种原因引起的中毒、肺出血肾炎综合征、狼疮性肾炎、紫癜性肾炎、IgA 肾病、膜增殖性肾炎及移植肾的急性排斥反应、系统性红斑狼疮、结节性多动脉炎、皮肌炎、类风湿性关节炎、自身免疫性溶血性贫血、溶血性尿毒症综合征、血栓性血小板减少性紫癜、高黏血综合征、重症肌无力、多发性神经根炎、多发性硬化、家族性高胆固醇血症、甲状腺危象等。

3. 疑难疾病临床输血会诊

适用于各类疾病病人与孕产妇的贫血、血小板减少等，非输血治疗（药物治疗），输注血液制剂咨询与治疗；输血不良反应（尤其是急性和慢性溶血性输血反应、血液制剂无效输注）诊断、治疗与预防等。

4. 辐照血液制品应用

适用于先天性或继发性免疫功能缺陷或低下患者，可避免输注异体血液制品所致的致命性的输血相关性移植物抗宿主病。

5. 去白细胞血液制品应用

适用于任何疾病需输血患者，可避免输注异体血液制品所致非溶血性发热反应。

6. 储存式自身输血

适用于任何疾病择期手术需输血患者，可避免输注异体血液制品所致输血不良反应与相关性疾病，尤其是输血病毒性传染病。

特色检测项目

1. 血小板无效输注病因实验诊断
适用于任何疾病输注血小板制剂后血小板计数不增高患者。

2. 血小板减少症实验诊断
适用于原发性与继发性血小板减少症患者鉴别诊断。

3. 强直性脊柱炎实验诊断
适用于疑诊强直性脊柱炎患者鉴别诊断。

4. 难治性自身免疫性溶血性贫血实验诊断
适用于难治性自身免疫性溶血性贫血患者，区分 IgG 亚型，以便于对症治疗与预后的评价。

5. 疑难红细胞 ABO 血型分子生物学鉴定
适用于血型血清学方法无法鉴定患者。避免输注异体血液制剂所致急性溶血反应。

6. RhD 血型阴性鉴定与分子生物学分型
适用于血型血清学方法无法鉴定患者。避免输注异体血液制剂所致亚急性或慢性溶血反应。

7. 血小板特异性抗原分子生物学鉴定
适用于需要血小板配合性输注患者。

8. 产前免疫血液学实验诊断
适用于红细胞 ABO 血型或 Rh（D）血型不相合夫妇。可预测与确诊胎儿或新生儿是否患有母婴血型不合所致的胎儿或新生儿免疫性溶血性疾病。

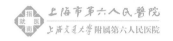

专家介绍

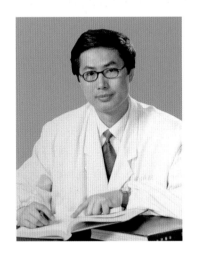

李志强 输血科行政主任，临床输血研究室主任。主任医师，教授，硕士研究生导师。1985年毕业于上海第二医科大学医疗系。兼任中国输血协会常务理事、中国输血协会临床输血委员会副主任委员、中国医师协会输血科医师分会副会长、卫生部血液标准化技术委员会委员、国家医药管理局医用输液器具标准化技术委员会委员、中华医学会上海分会输血学会副主任委员、上海市卫生局血液质量管理专家小组成员、上海市卫生局应急专家组成员、上海市人民政府采购咨询专家组成员、上海市临床输血质控专家组成员、上海献血促进会理事、《中华医学遗传学杂志》、《中国输血杂志》、《临床血液学杂志》、《临床输血与检验》等杂志编委等。

从事血液病诊治、临床输血研究与管理近30年，具有丰富血液病诊治与临床输血医学理论与实践经验。尤其是在临床输血不良反应与相关性疾病诊治、血液制品无效输注研究项目中取得一定成绩。2007年荣获上海市第五届医学科技奖1项，2002、2004与2006年荣获上海市科技成果各1项。承担上海市公共卫生重点学科建设项目《输血医学》1项；承担上海市卫生局科技发展基金项目3项，青年科技发展基金项目1项；承担上海交通大学医学院精品课程与课题各1项，院级课题多项。承担上海交通大学医学院五、七年制医疗专业教学工作，承担国家级继续医学教育项目2项，承担临床输血相关国家标准起草3项等。已独立编写并出版专著3部，主编1部，主译1部，参编专著5部；累计发表论文（著）近80篇；培养硕士生7名。

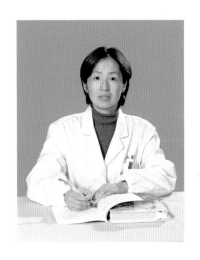

徐文皓 副主任医师，医学硕士。1993年毕业于上海第二医科大学，从事内科尤其是血液学和输血学的临床、教学、科研工作。1997年协助科主任创建输血科，使科室处于全国的前列。2006年协助科主任创建上海交通大学输血选修课的精品课程，2007年这一学科被列入上海交通大学精品课程行列。承担上海交通大学医学院《临床输血学》的教学工作。曾承担上海市卫生局级课题1项，参与局级课题研究工作3项，发表论文10余篇。

在医学临床、教学、科研工作中耕耘近20年，积累了丰富的临床实践经验，特别擅长自身免疫溶血性贫血的诊治，指导临床合理、有效、安全用血，减少输血相关性不良反应的发生，应用分子生物学技术鉴定疑难血型等。

输血科

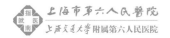
临床营养科

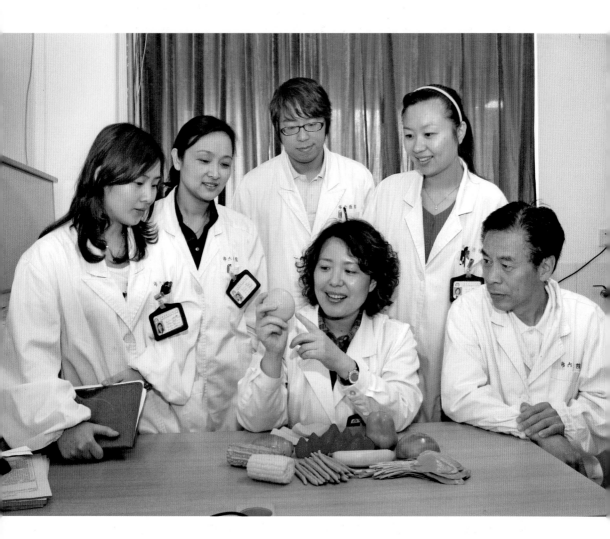

　　临床营养科主要从事临床营养治疗和科研教学工作，现有医学营养专业技术人员 10 名，其中博士 2 人，硕士 1 人，本科 5 人，大专 2 人，高级职称 1 名，中级职称 3 名，初级职称 6 名。临床营养科负责全院住院患者的营养风险筛查、营养评价、营养治疗、营养会诊及营养宣教。开展了各种治疗饮食、试验膳食、代谢膳食及管饲饮食等 25 种治疗饮食，满足了住院患者营养治疗的需要。

　　2004 年该科开始接收来自全国各地医院营养师以及营养医师的进修学习，同时成为多所医学院及大专院校营养专业实习生的实习带教基地，每年培养医学营养专业进修生、实习生 20 余名。2008 年临床营养科成为硕士研究生培养点,现有硕导 1 名。自 2007 年开始临床营养科承担国家级继续医学教育项目《糖尿病及其并发症营养治疗新进展》学习班,目前已经成功举办五期。

临床营养科坚持走学科发展的道路,注重医教研全面发展。承担了上海市卫生局科研项目 2 项,横向合作联合科研课题 3 项,参与了多中心临床药物试验 2 项。

临床营养科在上海市较早开设营养门诊,与内分泌代谢科联合开设了糖尿病饮食专题门诊、与内分泌代谢科及肾脏风湿科联合开设了糖尿病肾病专题门诊、与妇产科联合开设了妊娠期糖尿病营养门诊。

专科特色

糖尿病肾病饮食专题门诊

饮食治疗是糖尿病治疗的基础。合理的饮食治疗不但能够配合药物治疗使患者的血糖得以控制,还能改善患者的营养状况,预防并发症的发生,降低医疗费用,提高患者的生活质量。糖尿病合并肾病后饮食治疗应该更为严格,也更为重要。糖尿病肾病患者应采取优质低蛋白麦淀粉饮食,应该结合患者的病情以及肾功能受损伤的程度决定每天应摄入多少热量、蛋白质及各种营养素的量。设计合理的优质低蛋白饮食可以减轻受损肾脏的负担,减少尿蛋白的排出,改善肾脏的功能。每一位糖尿病肾病的患者都应该接受营养医师的指导,设计个体化的饮食治疗方案。

孕妇营养咨询门诊

生一个健康聪明的宝宝是所有父母的最大心愿。孕期营养对胎儿的大脑发育非常重要。但是,很多准妈妈们的饮食结构并不合理。想吃好,却不知道该怎样吃。吃得太少,营养不均衡,会影响胎儿的发育。吃得过多,活动减少,孕期发胖,也会导致代谢问题,出现血糖异常,影响母亲及胎儿的健康。营养咨询门诊针对孕妇的不同孕期,进行合理的营养指导,让准妈妈们吃出一个健康的宝宝,平稳度过妊娠期。

临床营养科

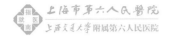
专家介绍

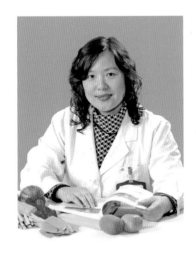

葛声 临床营养科行政主任。主任医师，硕士研究生导师，临床营养学博士。

上海营养学会理事、中国医师协会营养医师专业委员会常委、上海市卫生局临床营养质控中心专家组成员、上海市烹饪协会美食营养专业委员会专家组成员。有丰富的临床营养治疗工作及治疗饮食管理经验。主持上海市卫生局科研项目 2 项，与企业联合横向课题 3 项。主编《吃对就健康》，参编多本营养学书籍，发表学术论文、科普文章多篇。

擅长各种疾病的饮食调理和营养治疗，尤其是糖尿病肾病、痛风、高脂血症、胰腺炎、肝脏疾病、肾脏疾病、孕期营养、老年营养、学生营养以及减肥等饮食治疗和饮食指导。

上海市第六人民医院专家门诊一览表（下午）

就医指南 ｜ 上海交通大学附属第六人民医院

附注：
1、专家门诊与专病门诊时间可以当日挂牌为准。
2、专家门诊咨询电话：64369181-58639/58590/56089
3、特需门诊咨询电话：6436918l-58613
4、院址：上海市宜山路600号
邮编：200233
电话：24058088/24058526
交通：93、89、224、205、909、927、830公交车直达医院
修订日期：2013年7月10日

门急诊部

星期一下午

诊区	科别	应诊医生	职称
A区	呼吸内科	徐 凌	副主任医师
	呼吸内科	杨敬业	副主任医师
	老年病科	孙宜华	主任医师
	神经内科	冯缨缨	副主任医师
	肾脏风湿科	封启明	主任医师
	肾脏风湿科	傅剑完	副主任医师
	消化内科	任今鹏	副主任医师
	血液内科	汪年松	副主任医师
	中医内科	金 湧	主任医师
	中医内科	瞿清萍	主任医师
	放射科	赵俊功	主任医师
	核医学科	陆汉魁	副主任医师
	泌尿外科	陈 忠	副主任医师
	皮肤科	郭跃武	副主任医师
B区	骨科	陈云丰	副主任医师
	骨科	高 欣	副主任医师
	骨科	何耀华	副主任医师
	骨科	孔维清	副主任医师
	骨科	沈 灏	主任医师
	普外科	张宝云	主任医师
	普外科	毛明华	副主任医师
	普外科	汪 昱	主任医师
	普外科	袁 周	副主任医师
	普外科	邹 扬	副主任医师
C区	病理科	蒋智铭	副主任医师
	超声医学科	沈国芳	主任医师
	超声医学科	应 涛	副主任医师
	儿科	陈永昌	副主任医师
	耳鼻咽喉科	马家安	副主任医师
	耳鼻咽喉科	叶建萍	副主任医师
	妇产科	张维天	副主任医师
	妇产科	蒋荣珍	副主任医师
	妇产科	陆丽华	副主任医师
	肾病肾松	汪 纯	副主任医师
	口腔科	李嘉佑	主任医师
	内分泌科	王从容	副主任医师
	内分泌科	周 健	副主任医师
	心内科	刘铭焊	副主任医师
	心胸外科	邵进	主任医师
其他	眼科	赵 清	主任医师
	眼科	吴 强	主任医师
	针推伤科	汪璐琳	副主任医师

星期二下午

科别	应诊医生	职称
呼吸内科	郭 忠	副主任医师
呼吸内科	张文梅	副主任医师
老年病科	钟 远	主任医师
神经内科	赵玉武	主任医师
肾脏风湿科	盛晓华	副主任医师
肾脏风湿科	薛 勤	副主任医师
消化内科	陈尼维	主任医师
血液内科	李 晓	副主任医师
中医内科	霍清萍	主任医师
放射科	吴春根	主任医师
泌尿外科	陈心如	副主任医师
皮肤科	徐佩红	副主任医师
神经外科	高文伟	副主任医师
肿瘤放疗科	袁克利	副主任医师
骨科	陈云丰	副主任医师
骨科	韩 培	副主任医师
骨科	皇甫小桥	主任医师
骨科	夏荣刚	副主任医师
骨科	赵必增	副主任医师
普外科	郑莹友	副主任医师
普外科	陈 巍	主任医师
普外科	樊友本	主任医师
普外科	金志明	副主任医师
普外科	王志刚	主任医师
病理科	陶爱其	主任医师
超声医学科	胡 滨	副主任医师
儿科	刘 引	副主任医师
耳鼻咽喉科	吴雅琴	副主任医师
耳鼻咽喉科	易红良	副主任医师
妇产科	艾志宏	副主任医师
心内科	顾家红	副主任医师
心胸外科	成少飞	主任医师
眼科	胡 萍	主任医师
眼科	贾丽丽	副主任医师
针推伤科	孙德斌	副主任医师

星期三下午

科别	应诊医生	职称
呼吸内科	唐 洁	副主任医师
呼吸内科	杨丹榕	副主任医师
老年病科	燕 虹	副主任医师
神经内科	项蜜燕	主任医师
肾脏风湿科	王 锋	主任医师
肾脏风湿科	薛 勤	副主任医师
消化内科	孙 群	副主任医师
血液内科	赵丽群	副主任医师
中医内科	金能革	副主任医师
泌尿外科	俞建军	主任医师
皮肤科	邓 辉	副主任医师
神经外科	陈世文	副主任医师
心理咨询	叶建林	副主任医师
肿瘤放疗科	林 峰	副主任医师
骨科	陈云苏	副主任医师
骨科	韩 培	副主任医师
骨科	皇甫小桥	主任医师
骨科	睢述平	副主任医师
普外科	赵必增	副主任医师
普外科	郑莹友	副主任医师
普外科	陈 巍	主任医师
普外科	樊友本	主任医师
病理科	金志明	副主任医师
超声医学科	王志刚	主任医师
儿科	刘 引	主任医师
耳鼻咽喉科	李 青	副主任医师
耳鼻咽喉科	陆志刚	副主任医师
妇产科	成少飞	副主任医师
心内科	胡 萍	副主任医师
心胸外科	贾丽丽	副主任医师
眼科	孙德斌	主任医师

星期四下午

科别	应诊医生	职称
呼吸内科	徐 凌	副主任医师
呼吸内科	艾 华	副主任医师
老年病科	李 蔚	副主任医师
神经内科	耿 直	主任医师
肾脏风湿科	高泽坪	副主任医师
肾脏风湿科	简桂花	副主任医师
消化内科	陈 玮	副主任医师
血液内科	吴 东	副主任医师
中医内科	金能革	副主任医师
中医内科	张家铭	主任医师
高压氧科	傅 敏	主任医师
核医学科	陈立波	副主任医师
临床营养科	葛 声	副主任医师
泌尿外科	傅 强	副主任医师
神经外科	郭 衍	副主任医师
肿瘤放疗科	彭莉华	副主任医师
骨科	陈云苏	副主任医师
骨科	傅一山	副主任医师
骨科	皇甫小桥	副主任医师
骨科	康庆林	主任医师
骨科	杨庆诚	副主任医师
普外科	仲 飙	副主任医师
普外科	梅家才	副主任医师
普外科	王 维	主任医师
普外科	杨 喆	主任医师
病理科	鲁文茑	主任医师
超声医学科	时海波	副主任医师
超声医学科	戴钟英	主任医师
妇产科	马 莉	副主任医师
妇产科	童钟杭	副主任医师
内分泌科	陈海冰	副主任医师
心内科	杨伟波	副主任医师
针推伤科	张沃勇	主任医师
针推伤科	王文清	主任医师
针推伤科	王健雄	副主任医师

星期五下午

科别	应诊医生	职称
泌尿外科	胡 弘	副主任医师
老年病科	郭懿峰	副主任医师
消化内镜室	常 英	副主任医师
血液内科	常春康	主任医师
骨科	周 蔚	副主任医师
普外科	冯昌宁	主任医师
普外科	郭明高	副主任医师
普外科	乐 涛	副主任医师
普外科	王 洪	副主任医师
病理科	张惠箴	主任医师
超声医学科	胡 滨	副主任医师
超声医学科	罗 兰	副主任医师
耳鼻咽喉科	张玉君	主任医师
妇产科	李华萍	副主任医师
心内科	潘晔生	副主任医师
心内科	邵谁鲁	副主任医师
针推伤科	凌昧群	主任医师

星期六下午

科别	应诊医生	职称
儿科	刘 引	副主任医师
妇产科	排 班	
普外科	排 班	
针推伤科	朱伟民	副主任医师

星期日下午

科别	应诊医生	职称

上海市第六人民医院专家门诊一览表（上午）

附注：
1、专家门诊与专病门诊时间以当日挂牌为准。
2、专家门诊咨询电话：64369181
　-58639/58590/56089
3、特需门诊咨询电话：
　64369181-58613
4、院址：上海市宜山路600号
　邮编：200233
　电话：24058088/24058526
　交通：93、89、224、205
　909、927、830公交车直达医院
修改日期：2013年4月11日

诊区	科别	星期一上午 应诊医生	职称	科别	星期二上午 应诊医生	职称	科别	星期三上午 应诊医生	职称	科别	星期四上午 应诊医生	职称	科别	星期五上午 应诊医生	职称	科别	星期六上午 应诊医生	职称	科别	星期日上午 应诊医生	职称
A区	呼吸内科	沈爱娟	主任医师	老年病科	谈世进	主任医师	呼吸内科	沈莫	主任医师	呼吸内科	咨朝辉	副主任医师	神经内科	孙晚江	主任医师						
	呼吸内科	陶晓辉	副主任医师	神经内科	陆骏	副主任医师	老年病科	黄美真	主任医师	呼吸内科	沈爱娟	主任医师	肾脏风湿科	简桂花	副主任医师						
	老年病科	王倍崇	副主任医师	神经内科	孙晓江	主任医师	普内科	栗会真	副主任医师	老年病科	孙宜华	主任医师	消化内镜室	王灼华	主任医师						
	神经内科	傅剑说	副主任医师	肾脏风湿科	王锋	副主任医师	普内科	李志强	主任医师	老年病科	夏瑞祥	副主任医师	中医内科	孙永宁	主任医师						
	神经内科	耿直	主任医师	消化内科	石金水	主任医师	普内科	郜晚明	主任医师	普内科	董薇红	主任医师									
		高许萍	副主任医师	血液内科	石军	副主任医师	神经内科	俞院萍	副主任医师	神经内科	施磊	副主任医师									
		达炜	副主任医师	中医内科	霍清萍	副主任医师	神经内科	任今鹏	副主任医师	神经内科	赵玉武	主任医师									
				中医内科	王兵	主任医师	神经内科	张进	主任医师	消化内镜室	乐伟松	副主任医师									
					余大强	主任医师	肾脏风湿科	汪年松	副主任医师	消化内科	王龙	主任医师									
							消化内镜室	许惠敏	主任医师	消化内科	金能革	主任医师									
							中医内科	金能革	副主任医师	中医内科	张家骆	主任医师									
	7			9			12			11			4								
B区	放射科	王建波	副主任医师	放射科	顾斌贤	副主任医师	放射科	王珏	主任医师	核医学科	曹双林	主任医师	核医学科	陆汉魁	主任医师	神经外科	刘引	副主任医师			
	放射科	杨世埝	主任医师	核医学科	陈立波	副主任医师	放射科	庄治国	主任医师	康复医学科	张炯	副主任医师	康复医学科	白跃宏	主任医师	眼科	冯艳梅	副主任医师			
	核医学科	罗全勇	副主任医师	康复医学科	程安玲	主任医师	核医学科	余永利	主任医师	泌尿外科	赵晖	主任医师	泌尿外科	金三宝	主任医师		排班	主任医师			
	康复医学科	马燕红	主任医师	泌尿外科	乔勇	副主任医师	康复医学科	白跃宏	主任医师	皮肤科			皮肤科	袁定芬	主任医师						
	临床营养科	葛声	副主任医师	皮肤科	徐佩红	主任医师	泌尿外科	撤应龙	副主任医师	神经外科			神经外科	王镇	副主任医师						
	泌尿外科	徐月敏	主任医师	心理咨询	叶建林	主任医师	皮肤科	邓辉	副主任医师	肿瘤放疗科			肿瘤放疗科	傅深	主任医师						
	皮肤科	袁定芬	主任医师	肿瘤放疗科	张修光	副主任医师	神经外科	徐涛	副主任医师												
	神经外科	田恒力	主任医师	肿瘤内科	沈赞	副主任医师	神经外科	姚阳	主任医师												
	心胸外科	杨异	副主任医师																		
	肿瘤内科	孙元珏	主任医师																		
	10			8			8			3			6								
C区	骨科	范存义	主任医师	骨科	安智全	主任医师	骨科	董扬	主任医师	骨科	柴益民	主任医师	骨科	蒋垚	主任医师	儿科	张惠茂	副主任医师			
	骨科	何鹏棠	副主任医师	骨科	陈博昌	主任医师	骨科	皇甫小桥	副主任医师	骨科	傅一山	主任医师	骨科	孙鲁源	副主任医师	耳鼻咽喉科	胡兵	主任医师			
	骨科	盛加根	副主任医师	骨科	张维天	主任医师	骨科	蒋华	主任医师	骨科	何耀华	副主任医师	骨科	徐建广	主任医师	妇产科	王燕	主任医师			
	骨科	孙玉强	主任医师	骨科	孔德清	主任医师	骨科	宋珉	主任医师	骨科	康庆林	副主任医师	骨科	于晓变	主任医师	骨科	薛晓培	主任医师			
	骨科	王琦	主任医师	骨科	施慧鹏	副主任医师	普外科	张涛	副主任医师	骨科	罗从风	主任医师	骨科	郑宪友	主任医师	康复医学科	张建华	副主任医师			
	骨科	赵必增	主任医师	骨科	杨庆铭	主任医师	普外科	高琦	主任医师	普外科	王桂英	主任医师	妇产科	周蔚	副主任医师	放疗科	苏开明	副主任医师			
	普外科	赵金忠	主任医师	普外科	张先龙	副主任医师	普外科	何萍青	主任医师	普外科	赵金忠	主任医师	妇产科	高琦	副主任医师	妇产科	冯洁	主任医师			
	普外科	戚大川	主任医师	普外科	艾开兴	副主任医师	普外科	黄新余	副主任医师	普外科	黄玉耀	副主任医师	普外科	郭明高	主任医师	感染科	陆丽萍	主任医师			
	普外科	王志刚	主任医师	普外科	何洋青	主任医师	普外科	金志明	主任医师	普外科	乐淳	主任医师	普外科	何萍青	主任医师	骨质疏松	孙永胜	主任医师			
	普外科	赵珺	副主任医师	普外科	汪昱	主任医师	普外科	宗济云	副主任医师	普外科	张频	副主任医师	普外科	何萍青	主任医师	口腔科	余鸿胜	主任医师			
		郑起	主任医师										普内科	杨俊	主任医师	神经外科	邹德荣	主任医师			
	12			10			10			10			11								
其他	儿科	吴良霞	主任医师	病理科	蒋智铭	主任医师	病理科	陶雯琪	主任医师	超声医学科	张跃力	副主任医师	病理科	张惠茂	主任医师	心胸外科	曹勇	副主任医师			
	耳鼻咽喉科	苏开明	副主任医师	儿科	方洁	副主任医师	超声医学科	申锷	副主任医师	儿科	王子才	主任医师	超声医学科	胡兵	主任医师	眼科	胡萍	主任医师			
	耳鼻咽喉科	易红良	副主任医师	耳鼻咽喉科	张维天	主任医师	超声医学科	王燕	主任医师	耳鼻咽喉科	吴琨	主任医师	超声医学科	王燕	主任医师	针推伤科	朱伟民	主任医师			
	妇产科	李芬	主任医师	耳鼻咽喉科	张玉君	副主任医师	儿科	帅海平	副主任医师	儿科	时海波	副主任医师	超声医学科	薛晓培	副主任医师	中医内科	王兵	主任医师			
	妇产科	滕银成	主任医师	妇产科	李敏芳	主任医师	耳鼻咽喉科	敏	主任医师	耳鼻咽喉科	苏开明	副主任医师	儿科	张建华	主任医师	肿瘤内科	郑国瑞	副主任医师			
	感染科	那朱英	副主任医师	妇产科	李芬	主任医师	妇产科	吴佩芬	副主任医师	放疗科	苏开明	副主任医师	耳鼻咽喉科	吴红敏	主任医师						
	骨质疏松	章振林	主任医师	妇产科	黄亚绒	副主任医师	妇产科	李萍	主任医师	妇产科	冯洁	主任医师	放疗科	冯炳	副主任医师						
	口腔科	俞律峰	副主任医师	感染科	奚敏	主任医师	妇产科	俞敏婷	副主任医师	妇产科	陆丽萍	副主任医师	妇产科	陆丽萍	副主任医师						
	内分泌科	贾伟平	主任医师	骨质疏松	林发雄	主任医师	感染科	朱浩翔	副主任医师	妇产科	吴氤凯	主任医师	感染科	余洁	主任医师						
	疼痛科	周瑾	主任医师	口腔科	杨柳	主任医师	骨质疏松	江红	主任医师	感染科	汤正好	主任医师	骨质疏松	汤琪好	主任医师						
	眼科	王文清	主任医师	口腔科	孙志英	主任医师	感染科	陆敏辉	副主任医师	骨质疏松	黄琪仁	副主任医师	口腔科	邹德荣	主任医师						
	心内科	陆志明	副主任医师	内分泌科	殷峻	副主任医师	口腔科	戴其高	主任医师	口腔科	黄其仁	主任医师	内分泌科	包玉倩	主任医师						
	心内科	张肮朐	主任医师	疼痛科	杜冬萍	主任医师	内分泌科	包玉倩	主任医师	内分泌科	王红	主任医师	疼痛科	刘芳	副主任医师						
	心内科	吴耀特	主任医师	心内科	金立仁	主任医师	心内科	潘静薇	副主任医师	疼痛科	刘付青	副主任医师	心内科	杜冬萍	主任医师						
	整形外科	杨松林	主任医师	心内科	李京波	主任医师	心内科	魏盟	主任医师	心内科	张松朐	主任医师	心内科	金立仁	主任医师						
	中医痔瘘科	朱漂	主任医师	眼科	赵婧	副主任医师	眼科	邹俊	主任医师	眼科	陈国瑞	副主任医师	心胸外科	吕志前	主任医师						
				针推伤科	吴强	主任医师	针推伤科	吴耀特	主任医师	眼科	陆斌	主任医师	眼科	贾丽朋	副主任医师						
				眼科	王健雄	主任医师	中医痔瘘科	朱漂	主任医师	针推伤科	汪崇淼	主任医师	针推伤科	吴耀特	主任医师						
										整形外科	沈麒麟	副主任医师	整形外科	郑江红	副主任医师						
	17			19			18			19			18			17			2		